解剖生理学:前沿进展

主　编　肖俊杰　杨力明
副主编　王　菲　陈付学　朱小玉

上海大学出版社
·上海·

图书在版编目(CIP)数据

解剖生理学：前沿进展 / 肖俊杰，杨力明主编；王菲，陈付学，朱小玉副主编. -- 上海：上海大学出版社，2024.12. -- ISBN 978-7-5671-5104-8

Ⅰ．R324

中国国家版本馆 CIP 数据核字第 20256D74H5 号

责任编辑　盛国营
封面设计　倪天辰
技术编辑　金　鑫　钱宇坤

解剖生理学：前沿进展

肖俊杰　杨力明　主编
王　菲　陈付学　朱小玉　副主编

上海大学出版社出版发行
(上海市上大路 99 号　邮政编码 200444)
(https://www.shupress.cn　发行热线 021-66135112)
出版人　余　洋

＊

南京展望文化发展有限公司排版
句容市排印厂印刷　各地新华书店经销
开本 710mm×1000mm　1/16　印张 19.75　字数 239 千字
2024 年 12 月第 1 版　2024 年 12 月第 1 次印刷
ISBN 978-7-5671-5104-8/R·86　定价　88.00 元

版权所有　侵权必究
如发现本书有印装质量问题请与印刷厂质量科联系
联系电话：0511-87871135

《解剖生理学:前沿进展》

主　编

肖俊杰　杨力明

副主编

王　菲　陈付学　朱小玉

编　委

冯诗妮　高　路　李　伟　马群飞
马欣然　邱　艳　宋美怡　王天慧
吴言为　于新凯　郑拥军

序

健康是人类最基本而普遍的需求，关乎社会的可持续发展和人民的福祉。党的十八大以来，国家将人民健康提升为优先发展的战略目标。这一宏伟愿景离不开对生命奥秘的探索，而解剖生理学正是揭示生命结构与功能关系的核心学科。它不仅奠定了现代医学的基础，也是理解疾病机制与促进健康的关键科学。通过解剖生理学，我们能够深入理解人体的生命活动规律，并将其应用于疾病预防、诊断治疗、健康教育以及个体化医疗等多领域，为维护人类生命健康提供强大的理论支撑和实践指导。

作为一门实验性科学，解剖生理学的发展深受科学技术进步的驱动。从X射线、电子计算机断层扫描、功能性核磁共振成像到基因编辑技术、分子生物学与生物信息学的研究，这些革新极大地拓展了对人体微观结构和分子机制的认知深度。同时，解剖生理学与其他学科的交叉融合不断涌现出新成果，例如人工智能助力复杂生理过程的建模与分析、工程学推动人工器官与精准药物递送系统的研发、神经科学深化对大脑功能与行为机制的研究。这些学科交叉融合的成果不仅推动了解剖生理学的学科发展，也为其他学科提供了新的研究视角和方法，共同推动了人类健康和医学的进步。

随着科学技术的不断进步，解剖生理学的研究方法、实验手段和理论知识也在不断提升和扩展。肖俊杰教授主编的本科生教材——《解剖生理学：前沿进展》从人体各组织系统的解剖结构出发，对组织系统的生理功能进行了系统阐述。该教材介绍了大脑、肌肉组织、血液、脂肪组织、心脏、肝脏、泌尿系统、生殖系统、免疫系统等组织系统的解剖学特征和生理功能，知识体系丰富，内容紧跟前沿。同时，该教材还特别关注了一些重要疾病的现状和病理机制，并对解剖生理学的前沿热点和难点领域进行了总结和写作。此外，该教材蕴含大量跨学科的研究内容，在介绍解剖生理基础知识的同时传递了跨学科研究的思想。这些内容不仅是生命科学相关专业学生的宝贵教材，也是从事相关领域研究的科研人员和临床医生的重要参考资料。

主编肖俊杰教授是上海大学生命科学学院执行院长，国家杰出青年基金获得者，教育部青年长江学者，上海市曙光学者，上海市课程思政教学名师，宝钢优秀教师奖获得者。主编杨力明教授是哈尔滨医科大学三级教授，星联教授，哈尔滨医科大学科研处处长，黑龙江省杰出青年科学基金获得者，龙江学者（青年学者）。两位主编及其团队历经两年精心编写，将多年的教学和科研经验凝结为本书。我相信该教材将为新时代生命科学相关专业的学习者提供深刻的理论基础和实践启发，也会为法医学专业的学习者提供宝贵的知识和见解。希望同学们除了掌握解剖生理学的基础知识外，还能够在此基础上发展出独立研究和创新的能力，关注国家重大需求，勇于创新，为人类健康贡献力量。

2024 年 12 月

目　录

第一章　肌肉组织 / 001
　本章学习目标 / 002
　一、肌肉组织概述 / 003
　二、肌肉组织的解剖学特征 / 004
　　1. 骨骼肌 / 004
　　2. 平滑肌 / 006
　　3. 心肌 / 007
　三、肌肉组织的生理功能 / 008
　　1. 肌肉收缩和放松的机制 / 008
　　2. 肌肉的代谢与肌肉减少症 / 011
　　3. 肌肉触发点与肌肉 / 013
　　4. 肌肉组织的其他功能及其研究 / 018
　思考与练习 / 022
　本章参考文献 / 022

第二章　探寻大脑的奥秘：解剖结构、生理与前沿探索 / 025
　本章学习目标 / 026
　一、大脑的解剖结构、生理概述 / 027
　二、脑的解剖结构 / 028
　　1. 大脑半球与大脑皮质 / 028
　　2. 脑膜的保护 / 028
　　3. 大脑皮质和分区 / 029
　　4. 间脑的多样功能 / 029

5. 脑干的关键角色 / 029

三、脑部相关疾病 / 030

1. 孤独症谱系障碍：来自星星的孩子 / 030
2. 癫痫：闪电之下的沉静之谜 / 034
3. 抑郁症：情绪的"杀手" / 040
4. 帕金森综合征：肢体的挣扎与神经的旋律 / 046
5. 阿尔茨海默病：脑海中的橡皮擦 / 053

思考与练习 / 058

本章参考文献 / 059

第三章　血液学解剖及生理学进展 / 061

本章学习目标 / 062

一、血液学解剖及生理学概述 / 063

二、骨髓及造血微环境的结构 / 064

1. 血管系统 / 064
2. 神经分布 / 065
3. 髓窦结构、非造血细胞组成和龛的形成 / 066
4. 淋巴细胞 / 068
5. 巨噬细胞 / 069
6. 细胞外基质 / 069
7. 造血细胞的组成 / 071

三、淋巴组织的组成及结构 / 072

1. 胸腺 / 072
2. 脾 / 073
3. 淋巴结 / 075
4. 黏膜相关淋巴组织 / 077

四、新生儿及婴儿期血液学特征 / 077

1. 红细胞生成特点 / 077
2. 白细胞的组成和功能 / 078

3. 血小板生成和血小板数值 / 079

4. 淋巴细胞功能 / 080

5. 新生儿凝血系统特点 / 080

五、妊娠期血液学特征 / 081

1. 贫血会对孕产妇和胎儿产生严重影响 / 081

2. 妊娠期血液系统恶性肿瘤 / 083

六、老年血液学特征 / 084

1. 贫血 / 084

2. 胸腺退化 / 085

思考与练习 / 085

本章参考文献 / 086

第四章 脂肪组织及其内分泌功能 / 089

本章学习目标 / 090

一、脂肪组织概述 / 091

二、脂肪组织的解剖学特征 / 092

1. 脂肪组织的基本结构 / 092

2. 脂肪组织中的细胞类型 / 093

3. 脂肪组织的分类与分布 / 095

三、脂肪组织的生理功能 / 100

1. 脂质贮存和脂肪动员 / 100

2. 产热效应 / 104

3. 内分泌功能 / 111

4. 其他功能 / 120

思考与练习 / 122

本章参考文献 / 123

第五章 循环系统及运动心肌保护研究进展 / 125

本章学习目标 / 126

一、循环系统及运动心肌保护研究概述 / 127
二、循环系统 / 127
三、心脏 / 128
 1. 心壁 / 129
 2. 心腔 / 129
 3. 心脏瓣膜 / 129
 4. 血管 / 129
 5. 心脏传导系统 / 130
 6. 心肌细胞 / 130
四、运动心肌保护研究进展 / 131
 1. 运动锻炼促进心肌细胞生长 / 132
 2. 运动锻炼促进心脏血管和淋巴管生成 / 133
 3. 运动锻炼诱导心脏线粒体重塑 / 134
 4. 运动锻炼引起心脏内表观遗传改变 / 135
 5. 运动锻炼可以增强心脏内皮细胞功能 / 137
 6. 运动锻炼引起心脏成纤维细胞静默 / 138
 7. 运动锻炼改善心脏代谢 / 140
思考与练习 / 142
本章参考文献 / 142

第六章 肝脏的解剖生理学 / 145

本章学习目标 / 146
一、肝脏的解剖生理学概述 / 147
二、肝脏的解剖学基础 / 147
 1. 肝脏的形态、位置及周围脏器毗邻 / 147
 2. 肝脏血管分布 / 148
 3. 肝脏的分段 / 150
三、肝脏的显微结构 / 151
四、肝脏的生理功能 / 154

1. 参与物质代谢 / 155
2. 生物转化功能 / 158
3. 免疫功能 / 159
4. 其他功能 / 160
5. 肝脏对于全身脏器的联系与沟通 / 162

五、肝脏的再生与修复 / 162

思考与练习 / 164

本章参考文献 / 164

第七章　运动解剖生理学进展 / 167

本章学习目标 / 168

一、运动解剖生理学概述 / 169

二、人体的运动结构及骨骼肌 / 170
1. 骨连结 / 170
2. 关节的基本构造 / 170
3. 关节的运动 / 171
4. 肌的形态 / 171
5. 肌的构造 / 172
6. 肌的辅助结构 / 172

三、骨骼肌肉的机能 / 173
1. 骨骼肌细胞的收缩机制 / 174
2. 肌肉的生理特性 / 175
3. 骨骼肌的收缩形式 / 175
4. 骨骼对运动产生的适应 / 177
5. 肌肉对运动产生的适应 / 179
6. 运动与骨质疏松症 / 180

四、运动与心脏形态结构和机能 / 181
1. 心脏的结构特征 / 181
2. 运动对心脏生理机能的影响 / 182

3. 运动与心脏 / 184
五、有氧、无氧工作能力 / 188
 1. 有氧工作能力 / 188
 2. 无氧工作能力 / 188
六、运动性疲劳发生和恢复 / 189
 1. 运动性疲劳的发生机制 / 189
 2. 运动性疲劳的恢复 / 190
七、延迟性肌肉酸痛 / 191
 1. 延迟性肌肉酸痛的概念 / 191
 2. 延迟性肌肉酸痛的临床表现及损伤机制 / 191
 3. 延迟性肌肉酸痛的治疗 / 192
八、运动与人体的免疫功能 / 195
 1. 运动对免疫系统的影响 / 196
 2. 运动相关免疫改变的机制 / 196
思考与练习 / 198
本章参考文献 / 198

第八章　泌尿系统 / 201

本章学习目标 / 202
一、泌尿系统概述 / 203
 1. 肾 / 203
 2. 输尿管 / 206
 3. 膀胱 / 206
 4. 尿道 / 207
二、泌尿系统的调节 / 207
 1. 神经调节 / 207
 2. 昼夜调节 / 208
三、泌尿系统疾病 / 208
 1. 尿路感染 / 208

2. 肾病 / 210
　　　3. 泌尿系统结石 / 215
　　　4. 肿瘤 / 217
　　思考与练习 / 222
　　本章参考文献 / 222

第九章　生殖系统解剖及生理 / 225
　　本章学习目标 / 226
　　一、男性生殖系统 / 227
　　　1. 内生殖器 / 227
　　　2. 外生殖器 / 231
　　二、女性生殖系统 / 231
　　　1. 内生殖器 / 232
　　　2. 外生殖器 / 238
　　　3. 乳房 / 240
　　三、男性生殖功能及调节 / 241
　　　1. 睾丸功能 / 241
　　　2. 下丘脑-垂体-性腺轴 / 244
　　　3. 性功能的内分泌方面 / 250
　　四、女性生殖功能及其调节 / 252
　　　1. 卵巢的功能及其调节 / 253
　　　2. 青春期 / 258
　　　3. 月经周期 / 261
　　　4. 妊娠 / 265
　　思考与练习 / 271
　　本章参考文献 / 271

第十章　免疫学研究前沿进展 / 273
　　本章学习目标 / 274

一、免疫学研究概述 / 275
二、免疫系统 / 276
  1. 免疫器官 / 276
  2. 免疫细胞 / 284
三、免疫学前沿进展 / 286
  1. 基础免疫学研究前沿进展 / 286
  2. 免疫学相关技术的发展 / 294
  3. 应用免疫学研究前沿进展 / 295
思考与练习 / 300
本章参考文献 / 300

第一章
肌肉组织

郑拥军

本章学习目标

1. 能够描述肌肉组织的基本结构、分类、分布；
2. 能够简要概述肌肉组织的主要生理功能；
3. 能够描述肌肉收缩和放松的基本过程；
4. 能够简要概述肌肉减少症的机制及调控因素；
5. 能够描述肌肉触发点的形成因素和作用机制。

随着"全民健身"国家战略的深入实施和各类大型运动赛事的举行，运动员们矫健而充满力量的身影引发了大众对"美"的定义的讨论。现在，人们逐渐打破了曾经"以瘦为美"的理念，发现锻炼与生俱来的肌肉与骨骼、发掘人类自身所具有的力量和生命力，本身就是一种"力量美"和"健康美"。

如何获得这种"穿衣显瘦，脱衣有肉"的身材呢？那就需要运动。而运动离不开人体肌肉骨骼系统。其中，肌肉是人类长期保持身体健康的关键。首先，肌肉具有支撑人体姿势和维持人体内脏器官的机械功能。其次,它是人体生理功能的重要一环,与能量代谢、蛋白质代谢、脂质代谢都息息相关。最后,肌肉也与人体免疫调节作用有关。衰老、缺乏运动都会导致肌肉的丧失,使机体的蛋白质和能量供应降低,从而可能引发肌肉减少症甚至残疾;但是肌肉的过度使用也会导致触发点的形成,引发疼痛等不良感受。因此,正确认识肌肉的相关知识,才能为人们的生活和运动以及身体健康打下基础。

一、肌肉组织概述

肌肉是人体最重要的组织之一,无论是迈步行走、提笔写字,还是心脏跳动、内脏器官运转,都离不开肌肉的协同作用。肌肉在人体中分布广泛,全身约有 639 块肌肉,占人体总质量的 40%—50%,承载着人体运动和生理功能的重要作用。组成肌肉的基本单位是肌纤维,当肌纤维收缩时,可以产生力量和动作,并通过维持关节稳定来保持身体姿势和平衡。肌肉也是人体重要的能量储存库之一,它可以储存肌糖原、脂肪和蛋白质,以满足身体不同时间和强度的能量需求。同时,肌肉能够促进机体内新陈代谢和维持体温,并参与免疫系统的工作中,抵抗病菌和外界的有害物质。

近年来的研究表明,肌肉组织释放的多种激素和因子,如肌肉生长因子和酮体,能够调节胰岛素敏感性、脂质代谢和血糖控制,为治疗和预防代谢性疾病提供了新的视角。同时,研究显示,慢性炎症会导致肌肉蛋白质分解与合成的异常,这可能是与年龄相关的肌肉萎缩的关键因素之一。代谢异常、结构损伤、神经-肌肉相互作用紊乱等因素可能会导致触发点的形成,引起慢性疼痛。

本章将重点从肌肉组织的基本结构与细胞类型、分类与分布来介绍肌肉组织的解剖特征,并从肌肉收缩的机制、肌肉代谢与肌肉减少症、肌肉触发点及其他功能等角度阐述肌肉组织的生理作用。

二、肌肉组织的解剖学特征

肌肉组织被认为是人体最重要的组织之一，主要由特殊分化的肌肉细胞组成。大量的肌肉细胞被周围的结缔组织包裹在一起共同形成具有丰富毛细血管和纤维分布的肌肉束。肌肉组织主要负责身体的运动、姿势的保持和身体各器官的功能活动。大量的肌细胞组成了机体内的肌肉组织。

根据肌肉组织所在的区域以及功能，可以将其划分为三种：骨骼肌、平滑肌和心肌。在胚胎早期发育时期，胚胎的中胚层是肌肉组织的发育起始。相对于其他组织，肌肉组织具有良好的伸展性。此外，肌肉组织收缩能帮助各关节良好地完成功能活动。肌肉收缩是由肌动蛋白和肌凝蛋白这两种蛋白相互配合产生的。机体的生命活动需要通过心肌和平滑肌的收缩来实现，但它们不受意识所控制，而骨骼肌则可以根据个体的意识实现自主收缩来精准控制身体的运动。骨骼肌纤维可以分为快慢两种，慢肌纤维可以维持较长时间的机体活动，但其产生的力量较小；快肌纤的收缩速度快，收缩时产生的力量比较大，但容易使人感到疲劳，无法维持较长时间。

1. 骨骼肌

骨骼肌(skeletal muscle)是最常见的肌肉组织类型，也是人体中最重要的肌肉组织类型之一。骨骼肌是由骨骼肌细胞构成，借肌腱附着在骨骼上的肌组织。其是机体机械运动的动力源。骨骼肌纤维呈长圆柱形，多核，有明暗相间的周期性横纹，由运动神经支配，可产生随意收缩。骨骼肌是人体中最大的肌肉组织，具有良好的重塑性和较好的活性。骨骼肌约占人体总质量的40%，占蛋白质总量的50%—75%，占体内蛋白质总周转量的30%—50%。骨骼肌的功能主要是通过肌肉收缩来产生力量和控制身体的运动。当肌肉收缩时，肌原纤维和肌肉纤维束会缩短，从而使骨骼运动。骨骼肌的收缩是由神经系统控制的，神经系统通过神经元向肌肉细胞发送信号，从而使肌肉收缩。

相对于其他细胞而言，骨骼肌细胞是一种极其特殊分化的共质体细胞，许多细胞核分布在肌膜下，更令人震惊的是在仅仅 1 μm 长的肌纤维里充满着几十个细胞核，一根完整的肌纤维更是有数百个细胞核。每根肌纤维都包含数束肌原纤维，而每一个肌原纤维可以视为一个肌肉细胞，人们常把它称为"肌节"。肌束通常由数条肌纤维束组成，肌肉组织又由若干条肌束汇合而成；需要注意的是骨骼肌具有丰富的血管，能提供高效的能量供应和维持机体内细胞新陈代谢的平衡。

从肌肉纤维来区分骨骼肌，广义上可将肌肉纤维分为两类，即 I 型和 II 型，I 型被称为慢肌纤维，II 型被称为快肌纤维。慢肌纤维呈红色，拥有丰富的肌红蛋白和微血管，起到运载氧气的功能。快肌纤维则可以进一步依照肌纤维收缩速度的快慢来划分为：IIA 纤维，具有丰富的氧气，与慢肌纤维的颜色一致，呈红色；IIB 纤维，是人体快速运动所需要的肌肉纤维，它的收缩速度更快，但缺点是不能维持长时间的运动。I 型纤维（慢肌纤维）用于低强度运动或耐力项目，比如长跑运动项目；II 型纤维（快肌纤维）用于短时间、高强度的活动，比如力量训练（IIx 纤维）。本质上，虽然 I 型纤维（慢肌纤维）产生的力较小，但它们比 II 型纤维（快肌纤维）具有更强大的耐受能力。

所有骨骼肌纤维都由运动神经元支配，一个运动单元只由一种类型的肌肉纤维组成。运动单元是指一个运动神经元和受其支配的肌纤维所组成的最基本的肌肉收缩单位。在每一个运动单元内的肌纤维都只会属于同一类型。此外，由Ⅱ型纤维（快肌纤维）组成的运动单元中每个运动神经元的纤维比Ⅰ型纤维（慢肌纤维）的多，神经元细胞体也比Ⅰ型纤维（慢肌纤维）的大。

2. 平滑肌

平滑肌（smooth muscle）是由排列较规则的平滑肌细胞构成的肌组织。平滑肌主要分布于消化管、呼吸道、血管等中空性器官的管壁内，主要负责内脏和血管的收缩和扩张。它的结构比骨骼肌简单，由许多肌肉细胞组成。平滑肌的肌纤维细胞呈长梭形，中央有一个杆状或椭圆形的核，无横纹结构，直径为 1—5 μm，与骨骼肌和心肌相比，其缺乏特有的发达肌管系统。

在结构上，平滑肌主要由三部分组成：肌肉细胞、肌肉纤维和肌肉小球。肌肉细胞是平滑肌的基本单位，每个肌肉细胞都由一个细胞体和许多细胞突起组成。肌肉纤维是肌肉细胞的一部分，是肌肉细胞内部的一些细胞突起。肌肉小球是平滑肌的最小结构单位，每个肌肉小球由一些肌肉纤维和一些肌肉细胞组成。

平滑肌往往分布于人们难以察觉的区域如食道、尿道、血管的内壁，更令人想不到的是它还分布于皮肤表面，起到支配发毛的作用。相对于骨骼肌受到神经意识控制，机体的平滑肌无法通过神经意识控制，其受到自主神经的支配，因而属于不随意肌。平滑肌在空间上呈并列排列，相邻之间通过结缔组织连接并形成肌层。需要注意的是平滑肌纤维的长短会因所在的器官而有所不同，比如血管壁的平滑肌纤维较短，横截面直径只有 20 μm，子宫的平滑肌纤维就较长，其直径可达到 500 μm。与其他肌肉纤维不同，平滑肌纤维可以独立存在,大多数成层或成束分布。

平滑肌细胞缺乏心肌和骨骼肌的条状横纹,它们只受到自主神经系统的支配。此外,激素和自分泌/旁分泌物质等局部化学信号也会影响平滑肌的收缩状态。当负荷或长度发生变化时,平滑肌细胞也会出现强直和时相收缩。除此之外,平滑肌的收缩是由神经系统和激素控制的,神经系统和激素可以通过影响平滑肌的细胞膜电位和离子通道来控制平滑肌的收缩。

3. 心肌

心肌(cardiac muscle)由心肌细胞构成,分布于心壁和邻近心脏的大血管壁上的肌组织。心肌是心脏收缩的动力结构。心肌纤维呈不规则的短圆柱状,有分支,互连成网。多数心肌细胞有一个核,少数有双核。心肌细胞呈明暗相间的周期性横纹。心肌和骨骼肌都属于横纹肌,但在结构上也有不同之处。区别主要表现在:心肌肌纤维会存在分支,相互缠绕形成网状合胞体;心肌有自己的独特结构——闰盘,其是相邻心肌纤维彼此交错连接的结构,有将心肌纤维连接在一起和传递收缩兴奋的作用;心肌拥有特殊的心肌浦肯野纤维(Purkinje's fiber)。心肌具有自律性和传导性,是心脏自主活动的功能基础。心肌也具有收缩功能,是心脏舒张活动的功能基础。此外,与平滑肌相似,心肌由众多心肌细胞组成,因此结构相对复杂。

心肌细胞短小,呈沟状,通常为单核细胞,与之相对应的是骨骼肌纤维则是多核细胞。相邻的心肌细胞之间有一层独有的结构被称为闰盘(intercalated disk)。该结构区域的细胞膜紧密交织,分化成桥粒状,并紧密相连,但心肌细胞之间没有原生质的连续性。以前,心肌组织被误认为是心肌间质,但随着科技的发展,电子显微镜研究显示心肌细胞之间存在一层透明膜,从而改变了这一观点。闰盘有利于在细胞间的传递兴奋。一方面,较低的电流阻力可使兴奋波轻松通过这一结构;另一方面,该区域存在 15—20 Å 的缝隙状连接和亲水性管道,可使钙离子渗透并传输到血浆中。

心肌的收缩效率较高,这源于处于正常状态的心房或心室基本可以同时兴奋或者收缩,在功能上,心肌细胞重现了合胞滋养细胞的特点,这种合胞通常被称为"功能性合胞体"。

三、肌肉组织的生理功能

1. 肌肉收缩和放松的机制

肌肉是人体内最主要的运动器官之一,可以通过收缩和舒张实现身体各部分的运动,也是人体能量消耗的主要来源。如前所述,根据结构和组织功能不同,肌组织可分为骨骼肌、心肌和平滑肌,前两者因有横纹,又统称为横纹肌。骨骼肌多数附着于骨骼,是运动系统的动力部分。心肌与平滑肌不直接受人的意志支配,但心肌和平滑肌的收缩也分别承担着心脏的泵血功能和胃、肠道、膀胱等器官的正常形态和运动功能。本节将分别探讨横纹肌和平滑肌收缩及舒张的机制。

(1)肌肉的收缩

横纹肌的肌原纤维由与其走向平行的粗肌丝和细肌丝构成,粗肌丝与细肌丝的规则排列,呈现出明暗交替的横纹,分别称为明带和暗带。明带中央有一条横向的线称为 Z 线。粗肌丝与细肌丝在肌节内的相互滑行导致肌肉的缩短和伸长,但不改变粗肌丝与细肌丝本身的长度。肌肉收缩和舒张的基本单位是肌节,即相邻两条 Z 线之间的区段。横纹肌的收缩机制一般用肌丝滑行理论来解释

（图 1.1）。运动神经末梢将神经冲动传递给肌膜，肌细胞产生动作电位。在胞质中 Ca^{2+} 浓度升高，触发横桥与肌动蛋白结合；横桥构象发生改变，拖动细肌丝向 M 线（由粗肌丝中段附着点形成的与肌原纤维长轴垂直的着色略深的线状结构）

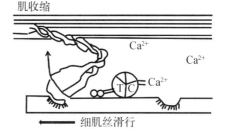

图 1.1　肌肉收缩的示意图

方向滑行，横桥结合的腺苷二磷酸（ADP）和无机磷酸被解离；横桥与腺苷三磷酸（ATP）结合，与肌动蛋白分离；舒张状态下，横桥结合的 ATP 分解使横桥复位，同时与 ADP 和磷酸结合。肌肉收缩通过横桥周期完成肌丝滑行来实现，即经过肌动蛋白与肌球蛋白的结合、扭动、解离和再结合、再扭动的过程，将 ATP 分解的化学能转变为机械能。肌肉收缩所能产生的张力取决于每一瞬间与肌动蛋白结合的横桥数，而肌肉缩短的速度由横桥周期的长短决定。近年来研究发现，肌联蛋白在肌肉收缩中也起到不可忽视的作用。肌联蛋白是肌肉中含量第三多的蛋白质，又被称为除粗肌丝、细肌丝外的"第三肌丝"。肌联蛋白的 I 带（仅由细肌丝组成的一段肌原纤维）的可扩展区域起着双向弹簧的作用，可产生两个相反方向的作用力以辅助肌肉收缩与放松，从而提高肌肉输出效率。

与横纹肌相同，平滑肌细胞收缩的触发因子也是 Ca^{2+}。平滑肌细胞中不含肌钙蛋白，而有钙调蛋白（calmodulin，CaM），胞质中浓度升高的 Ca^{2+} 与 CaM 结合，使横桥中一对 20 kDa 的肌球蛋白轻链磷酸化，使肌球蛋白和肌动蛋白结合，从而触发平滑肌细胞收缩。平滑肌纤维收缩的基础为粗肌丝与细肌丝之间的滑动，细肌丝以及细胞骨架的附着点密斑的分布呈螺旋状，当肌丝滑行时，肌纤维的扭动也呈螺旋状。

影响横纹肌收缩效能的因素包括负荷（前负荷与后负荷）、肌肉收缩能力等。前负荷决定肌肉在收缩前的长度，即初长度。肌肉收缩存在一个最适初长度，该长度最适合于横桥的活动，能产生最大的收缩张力。后负荷与肌肉在等张收缩时产生的收缩张力大小相等，方向相反。后负荷为零时肌肉缩短速度最大。此外，肌肉收缩的能力是肌肉的内在特性，其可受致病因素和药物等的影响。

（2）肌肉的舒张

当刺激停止后，横纹肌纤维中的终池对 Ca^{2+} 的通透性降低，Ca^{2+} 释放停止。肌浆膜上的钙泵迅速回收 Ca^{2+}，骨骼肌胞质内增加的 Ca^{2+} 几乎全部通过纵行肌质网（longitudinal sarcoplasmic reticulum，LSR）膜中的钙泵而被回摄进肌质网中，而心肌胞质内的 Ca^{2+} 大部分经 LSR 膜中的钙泵活动被回收，其余 10%—20% 的 Ca^{2+} 由肌膜中的 $Na^+ - Ca^{2+}$ 交换体和钙泵排至胞外。肌浆 Ca^{2+} 下降，钙与肌钙蛋白解离，肌钙蛋白恢复到原来的构型，继而肌动蛋白也恢复到原来的构型，肌动蛋白上的横桥结合的位点重新被掩盖，横桥与肌动蛋白分离，粗肌丝、细肌丝退回到原来的位置，肌节变长，肌肉产生舒张（图 1.2）。

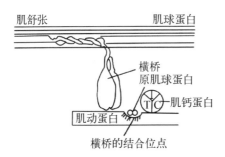

图 1.2 肌肉舒张的示意图

在平滑肌细胞中，胞质中 Ca^{2+} 浓度降低时，Ca^{2+} 与钙调素（CaM）解离。磷酸化的肌球蛋白轻链（MLC）在胞质中肌球蛋白轻链磷酸酶的作用下去磷酸化，肌球蛋白和肌动蛋白解离，平滑肌细胞舒张。

总的来说，肌肉收缩是肌肉组织的基本特性，了解肌肉的收缩和舒张机制可以帮助人们更好理解人体的运动和生理过程，同时也有助于研究和治疗相关疾病。

2. 肌肉的代谢与肌肉减少症

肌肉作为全身代谢的媒介，在调节全身能量稳态中起着关键作用。骨骼肌系统约占人体总质量的40%，是体内最大的器官之一。骨骼肌质量的调节主要由蛋白质合成和蛋白质降解之间的精细平衡控制，其具有通过改变自身大小、组成和代谢特性来适应各种生理和病理状况的惊人能力。它在代谢疾病中起主要作用，包括胰岛素抵抗、糖尿病、肥胖、衰老和肌肉减少症等。

肌肉减少症(sarcopenia)简称肌少症，是一种以骨骼肌质量、力量和功能逐渐丧失为主要表现的老年综合征。老年人群由于年龄进行性增长，伴随着骨骼肌的丧失和肌内脂肪的不断积累从而引起肌肉收缩功能受损和代谢异常（如胰岛素抵抗、脂肪沉积、线粒体功能障碍等），这些因素都与肌少症的发生机制密切相关。

（1）胰岛素抵抗与肌少症

骨骼肌是葡萄糖转运蛋白4(GLUT4)摄取葡萄糖的主要器官，负责大部分餐后葡萄糖的代谢循环，对葡萄糖的代谢至关重要。若肌肉对胰腺释放的胰岛素脱敏，则会发生胰岛素抵抗(insulin resistance, IR)。肌纤维（尤其是IIb纤维）可通过分泌蛋白质和肌因子来改善代谢异常。在IR引起的代偿性高胰岛素血症(hyperinsulinism)中，糖生成抑制效果差，蛋白质降解加速，从而引起蛋白质合成减少；此外，高胰岛素血症会增加肌肉生长抑制素，进一步抑制骨骼肌的生成，引发肌少症。

（2）线粒体功能障碍与肌少症

线粒体是一种不断经历裂变和融合的动态细胞器，是氧化脂肪酸和葡萄糖的细胞引擎，为细胞过程和生命提供能量。线粒体动力学是线粒体功能和完整性的核心，在维持骨骼肌功能和预防疾病等方面发挥着重要作用。骨骼肌具有高线粒体密度,其线粒体存在于与肌浆网和肌膜高度整合的网络中。

线粒体融合主要由相关蛋白 Mfn1、Mfn2 以及 OPA1 调节;骨骼肌中同时缺乏 Mfn1 和 Mfn2 将会表现出严重的线粒体功能障碍、线粒体 DNA 损伤的积累以及严重的生长缺陷,同时,成年人体的骨骼肌中 Mfn1 和 Mfn2 的缺乏会导致运动表现大幅下降。骨骼肌中 OPA1 的特异性缺失将导致线粒体功能障碍、氧化应激和炎症,此外,OPA1 缺乏还会促进骨骼肌分泌成纤维细胞生长因子 21(FGF21),从而导致脂质稳态改变、炎症和不同组织的衰老,促进肌少症的发生发展。

线粒体裂变主要由动力相关蛋白 1(Drp1)控制。Drp1 在骨骼肌中的缺失或表达不足会导致肌肉出现 40%—50% 的萎缩。当线粒体动力学受损时,线粒体裂变会过高,线粒体自噬增加,从而引起细胞凋亡。此外,骨骼肌中的线粒体功能障碍将会导致细胞丝氨酸和甘氨酸的产生增加以及还原型烟酰胺腺嘌呤二核苷酸磷酸(NADPH)生成途径和谷胱甘肽代谢的激活,导致肌肉减少症和胰岛素抵抗等疾病的发生。

(3)肌内脂肪沉积与肌少症

肌肉脂肪的增加会损害能量代谢以及葡萄糖稳态,当摄入的脂肪酸超过骨骼肌的氧化能力时便会引起肌内脂肪沉积。肌内脂肪沉积的主要成分是甘油三酯(triglyceride,TAG),也存在其他脂质中间体,例如甘油二脂(DAG)、长链乙酰辅酶 A、甾醇和鞘脂(包括神经酰胺)。这些脂质通过激活蛋白质激酶 C(Protein kinase C,PKC)并磷酸化胰岛素受体底物-1(IRS-1)的丝氨酸,干扰磷脂酰肌醇 3 激酶(Phosphatidyl inositol 3,PI3K)活化并阻断 GLUT4 异位。GLUT4 前文中提及,主要功能是将葡萄糖从血液中转运到肌细胞中,其功能障碍会导致葡萄糖利用率的降低和线粒体脂肪酸氧化的增加。脂肪酸流入的增加导致线粒体 ATP 与 ADP 比率的增加，以及电子转移链的减少。而这会使得线粒体呼吸受到抑制，活性氧（Reactive Oxygen Species，ROS）形成增加，产生肌细胞毒性，最后导致肌少症的发展。

肌肉的代谢与肌少症之间存在紧密的联系。了解肌肉的代谢过程以及肌少症的发生发展机制，对于发展治疗策略和改善肌少症患者生活质量具有重要意义。

3. 肌肉触发点与肌肉

在医学实践中，肌肉触发点常常与骨骼肌疼痛、关节功能受限、肌筋膜炎、肌损伤或疲劳等问题相关联。这些症状的发生是由于骨骼肌内部存在活跃的肌筋膜疼痛触发点。肌筋膜疼痛触发点是骨骼肌内一些局部化的高敏感性活化小点，可分为活化肌筋膜疼痛触发点和隐性肌筋膜疼痛触发点，针刺或深度按压这些触发点可产生肌肉自发性抽搐反应或远处牵涉性痛。当前，肌筋膜疼痛触发点的治疗可采用干针、湿针（以利多卡因等一些局部麻醉剂注射为主）、缺血性按压、推拿、肌肉牵张、红外线、激光、悬吊训练、口服药物等多种方式。在众多治疗方式中，针刺疗法作为肌筋膜疼痛触发点的主要治疗方式，在临床实践中已经得到广泛应用。2001 年，一项纳入 23 篇随机对照试验的系统评价表明，直接针刺肌筋膜疼痛触发点可能是一种有效的疼痛治疗方式。此后，另一项系统评价表明，与空白对照相比，干针在治疗后即刻和治疗后 4 周均可以显著降低肌筋膜疼痛综合征患者的颈肩部疼痛。目前通过干针针刺股四头肌等触发点可以在中长期（6 个月以内）取得显著的临床治疗效果。然而，迄今全球对于慢性肌筋膜疼痛的机制尚未进行全面深入的研究。起初,欧美对触发点性疼痛研究多集中在通过视觉模拟评分法(VAS)和关节活动度(range of motion)来评估各种治疗方式对触发点的治疗效果。这些指标的主观性较大,研究质量相对较低。近年来在相关研究中增加了对触发点的自发电活动(spontaneous electrical activity)和表面肌电图,因其指标相对客观和新颖,这些研究工具在自发电活动和组织形态学的研究中得到了普及。当前的研究,从针刺治疗触发点性疾病的临床研究(利用表面肌电图、等速肌力评定、针极肌电图、压痛阈值、疼痛评分、关节活动度、超声波成像等技术)、基础研究(依托电生理学、组织形态学、分子生物学及动物行为学等方法)多视角、综合剖析针刺肌筋膜触发点镇痛的临床机理,为临床预防、诊断和治疗该疾病提供了理论依据和科学的指导思路。

(1) 肌筋膜疼痛触发点临床流行病学研究

大量研究表明,肌筋膜疼痛触发点普遍存在于各种慢性疼痛中,如头痛、颈肩痛、腰腿痛、足底痛等。美国和德国的流行病学相关调查表明,因肌筋膜疼痛触发点造成的慢性疼痛人群分别占30%—85%和19%—85%。最近一项调查表明,72名肩部疼痛患者中均被检测出肌筋膜疼痛触发点,如果肌筋膜疼痛触发点在颈肩部持续存在并得不到有效治疗,最终将导致头痛、颈肩痛、眩晕、关节活动受限、感觉异常、自主神经紊乱和残疾等一系列症状。

(2) 肌筋膜疼痛触发点的临床针刺研究

在临床研究方面,大量研究已表明针刺慢性肌筋膜疼痛触发点可以治疗神经肌肉骨骼疼痛和运动障碍。研究发现,局部抽搐反应(LTR)的产生与自发性电活动或运动终板噪声有关,针刺可以减少持续性外周伤害感受器输入,减少或恢复身体结构和功能障碍并能减少许多伤害感受,降低炎症和免疫系统相关化学物质的浓度。反复在触发点不同的方向上穿刺有助于破坏或刺激触发点和张力带，从而灭活感觉神经元的疼痛感觉，取得较好的临床治疗效果。LTR是一种脊髓反射，其可以通过触诊或针刺引发。深部针刺可通过诱发 LTR，使触发点被中枢神经系统调制而失活。采用 LTR 与拉伸结合开展治疗，有助于肌肉肌球蛋白键的放松，缓解肌肉的紧绷状态。此外，肌筋膜疼痛触发点的针刺将有助于正常化肌肉紧张和神经界面，并改善乙酰胆碱酯酶的流动，从而纠正缓激肽、降钙素基因相关肽和 P 物质的水平。临床研究发现，肉毒毒素治疗也可改善触发点疾病的疼痛状态，推测肉毒毒素可以阻断乙酰胆碱在神经肌间隙的释放，使活动过度的肌肉放松，从而也使局部缺血状况得以缓解，对肌筋膜疼痛触发点的治疗产生良好的疗效。

（3）肌筋膜疼痛触发点的电生理研究

肌电信号是神经肌肉系统活动时产生的一种可测的生物电活动，通过表面肌电图记录的实时肌电信号不仅可以反映治疗前患者患侧肌肉功能的状况及与健侧的差异，也可定量作为针刺治疗后患侧肌肉功能改善的客观指标。早在 20 世纪 50 年代美国学者就预言了肌筋膜疼痛触发点的电诊断方法。其研究显示，静息的斜方肌内的触发点处表现出一系列高频尖峰状放电现象，而与此同时肌肉内相邻部位却未出现任何肌电活动。近年来的一项研究通过对 30 位非特异性颈背痛患者的骨骼肌肌筋膜疼痛触发点处进行表面肌电图和针极肌电图检测发现，触发点处骨骼肌静息时表面肌电图振幅增强，骨骼肌收缩时表面肌电图振幅减弱；而记录到的针极肌电图客观反映了肌筋膜疼痛触发点异常的自发性放电特征。随后，另一项通过对颈部分别存在活化肌筋膜触发点和隐性触发点的患者进行表面肌电图监测的研究发现，上斜方肌的肌筋膜疼痛触发点解剖位置靠近该肌肉的神经支配区域，但并不与神经支配区域重合（图 1.3）。然而,迄今国内外尚未开展针刺治疗肌筋膜疼痛触发点前后表面肌电图和针极肌电图信号变化的研究,针刺治疗肌筋膜触发点类疾病的生物学机制仍存在诸多临床疑惑。

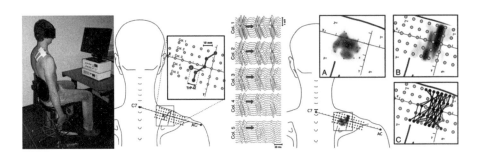

图1.3　表面肌电图信号的采集及肌筋膜触发点和神经支配区域的解剖定位

(图片来源:Barbero et al. BMC Musculoskelet Disord. 2013)

(4)肌筋膜疼痛触发点的组织形态学研究

大量的研究表明,挛缩结节是触发点特有的病理组织学特征。有人研究发现,触发点的病理组织切片在光镜下表现为挛缩结节,挛缩结节为一些孤立的、深染的、增大的圆形肌纤维。在此基础上,另一项研究假设出了触发点处肌肉纵切片的模拟图像,显示触发点处为一组挛缩结节,挛缩部分肌纤维直径增加,除挛缩肌纤维增厚外,两端肌纤维明显变细。病理组织学实验发现,光学显微镜下可以观察到与模拟图像类似的触发点纵切图。此外,还发现肌纤维的平均直径增大,形状变得更大且呈圆形且深染。电子显微镜下,触发点肌肉组织的肌小节显著缩短,并存在线粒体明显减少的供能障碍现象。但是针刺之后挛缩结节是否消失,目前还没有相关报道。因此,针刺是否可以消除肌筋膜疼痛触发点的挛缩结节及其机理仍待进一步研究。

(5)肌筋膜疼痛触发点的生化物质研究

肌筋膜疼痛触发点的自发电活动与运动终板有关,它是一种异常肌电波形模式,与来自运动终板的自发释放的乙酰胆碱(Ach)的速率增加相关。运动终板理论认为过量的 Ach 会导致触发点产生特征性的自发电活动。在肌筋膜疼痛触发点注射肉毒杆菌毒素可以通过阻止 Ach 释放到突触间隙来减少运动终板的电活动,从而支持运动终板理论。通常,在运动终板处产生的电流取决于 Ach‐Ach 受体结合的速率常数,而 Ach 受体增加,会使 Ach 受体与 Ach 的结合作用加强,其引起肌肉的电活动和持续的肌肉收缩。当乙酰胆碱酯酶的功能受到阻碍时,乙酰胆碱会过量积累并聚集,导致胆碱能神经过度激活,引起肌肉持续收缩。因此,可以推测:针刺疗法或能够减少 Ach 和 Ach 受体的过量释放;通过增加肌筋膜疼痛触发点终板中的乙酰胆碱酯酶或能够缓解自发电活动。

综上所述,以上研究临床研究和基础研究比较独立,没有通过基础研究对临床上的自发电活动和抽搐现象进行很好的解释。但在临床研究方面,其每一项独立的研究都为揭示肌筋膜疼痛触发点的发病机理提供了科学严谨的理论依据。但对于针刺治疗肌筋膜触发点前后的组织形态学变化、电生理学信号的改变及分子生物学指标的影响尚未进行深入开展,从而对全面揭示针刺肌筋膜触发点的镇痛机理产生了一定的局限。

为了更深入地探索肌筋膜疼痛触发点及其发病机制,必须建立一个符合临床发病特点且容易操作和实现的动物模型,通过其开展各种基础研究。为此,有学者利用创伤和过劳拉伸骨骼肌容易引发肌筋膜疼痛触发点的特点,通过离心运动结合局部打击的双重因素刺激骨骼肌,建立了大鼠股内侧肌群的肌筋膜疼痛触发点模型。通过反复实验,证明了该模型符合肌筋膜疼痛触发点的发病特点(病变组织存在紧张带、挛缩结节、自发性放电和特殊的病理组织学变化)且长时间存在。以慢性肌筋膜疼痛触发点开展临床研究,就针刺治疗慢性肌筋膜疼痛触发点的疼痛变化、电生理变化及肌肉功能状态进行评估。再以大鼠模型为基础,利用生化、病理组织学等技术,重点是确定自发性放电与 Ach、AchR、乙酰胆碱酯酶变化之间的关系,对针刺机理展开研究,既能对自发电活动进行监测与解释,亦能为临床针刺治疗的疗效提供理论依据,并能探索肌筋膜疼痛触发点的自发电活动与组织学、生物化学之间的关系,以及进一步分析肌筋膜疼痛触发点的发病机制,为临床治疗该疾病提供一定的指导和思路。

4. 肌肉组织的其他功能及其研究

除上文介绍的功能之外,肌肉还可以作为一个分泌"肌因子"的内分泌器官。"肌因子"被定义为由肌纤维产生、表达和释放并发挥自分泌、旁分泌或内分泌作用的细胞因子和其他肽。最近的研究表明,骨骼肌在对运动的反应中会产生"肌因子",其允许肌肉与大脑、脂肪组织、骨骼、肝脏、肠道以及肌肉本身进行交流。

(1) 肌肉与肌肉的交流

一些"肌因子"在骨骼肌内发挥作用,并参与肌肉质量的调节。肌肉生长抑制素是转化生长因子 β(TGF-β)超家族的成员,并以自分泌方式负调节肌生成。肌肉生长抑制素敲除小鼠、牛、羊和狗可见大量肌肉肥大,其纤维横截面积和纤维数量增加。白血病抑制因子(LIF)是白细胞介素-6(IL-6)细胞因子超家族的成员,具有多种生物学功能。LIF 蛋白已被证明可由人类培养的肌管中分泌。当电刺激时,LIF 能够刺激卫星细胞增殖。进一步表明,IL-6 和 LIF 都以时间和剂量依赖性的方式激活肌管 mTORC1 信号传导。许多其他"肌因子",包括白细胞介素-15(IL-15)和白细胞介素-7(IL-7)已被进一步证明在啮齿动物模型中具有合成代谢特征。

（2）肌肉-大脑的交流

运动对认知功能和大脑健康有积极的健康影响。身体活动和运动训练可降低痴呆的风险，并且或能够在治疗这类疾病中发挥作用。研究发现，运动能够改善健康人和神经系统退行性疾病患者在整个生命周期中的认知能力下降率。此外，运动对压力、焦虑和抑郁有积极影响。其他研究表明，积极的生活方式与学习、记忆、执行功能、语言、反应以及儿童的学习和青少年的智力有关。身体活动对食欲、睡眠和情绪也有有益的影响。

（3）肌肉-脂肪的交流

脂肪组织（AT）的过度堆积会导致游离脂肪酸（FFA）释放到异位组织，例如肌肉、肝脏和心脏。肌间脂肪组织和肌细胞内的脂质是肌肉组织中异位脂肪的存在形式，其内含有甘油三酯及其衍生物。

此外，除了脂质对肌细胞的局部影响外，脂肪组织还通过分泌炎症分子对肌肉稳态产生负面影响。脂肪组织产生独特的免疫系统，并显示出特征性的炎症细胞组成。肥胖是由脂肪组织巨噬细胞（ATM）形成的慢性低度炎症状态。肥胖患者巨噬细胞数量增加，表型从 M2 变为 M1。M2 巨噬细胞是瘦个体脂肪组织的主要表型。它们 M2 巨噬细胞可有效抑制脂肪细胞中 Ets1（一种具有转录激活活性的蛋白质）的表达，从而直接增加线粒体数量，促进脂肪细胞米色化过程，改善葡萄糖代谢，并根据转化生长因子-β维持胰岛素敏感性。相比之下，M1 是肥胖患者的主要脂肪组织巨噬细胞，过量的脂肪组织会使血流量降低并激活缺氧诱导因子（HIF-1α），从而诱导 M1 极化。

（4）肌肉-骨骼的交流

肌肉与骨骼之间的交流通过多种肌因子和分子信号进行，彼此在维持身体运动和骨骼健康中发挥重要作用。肌肉在活动过程中分泌的肌肉源性因子(如肌肉生成因子和成纤维细胞生长因子-23)能够直接作用于骨骼,促进骨形成。例如,肌肉收缩时,肌肉源性因子可以刺激骨钙素的分泌,增加骨密度,改善骨骼结构。此外,骨保护素(OPG)是一种由肌肉分泌的因子,它通过抑制破骨细胞的活动,减少骨吸收,有助于维持骨密度。运动还会激活一些细胞因子,如IL-6,它不仅调节免疫反应,还能促进成骨细胞的活性,从而促进骨骼健康。在机械加载的作用下,肌肉通过收缩产生的力量直接作用于骨骼,激活骨重塑过程,增强骨密度和强度。骨钙素作为骨骼的重要标志,不仅有助于骨骼矿化,还能通过血液影响肌肉的代谢和力量。此外,肌肉的健康和质量与骨骼密度密切相关,肌肉质量的下降通常伴随着骨密度的减少,尤其在老年人群体中,骨骼和肌肉之间的这种互动尤为重要。总之,肌肉和骨骼通过相互分泌的因子和生物学信号共同调节骨骼的适应性变化和健康,确保身体的运动能力和骨质的强度。

(5)肌肉-肝脏的交流

肌肉与肝脏之间的交流通过肌肉源性因子和代谢产物调节,两者共同维持身体的能量平衡和代谢稳定。肌肉在运动过程中分泌的肌肉源性因子(如IL-6、FGF21和骨钙素)对肝脏的代谢活动起着重要作用。例如,IL-6在运动时大量分泌,它不仅调节免疫反应,还促进肝脏的急性期蛋白生成,并影响脂肪和糖的代谢。骨钙素通过血液循环传递信号,促进肝脏对葡萄糖的代谢,并增强胰岛素的敏感性。肌肉和肝脏在葡萄糖代谢中也密切协作。运动时,肌肉消耗葡萄糖,而肝脏通过糖异生将乳酸转化为葡萄糖供肌肉使用。此外,肝脏还通过调节脂肪酸氧化和酮体生成,支持肌肉的能源需求。肌肉的活动通过分解脂肪释放脂肪酸,这些脂肪酸进入肝脏转化为酮体,供肌肉在长时间运动中使用。乳酸的代谢也体现了肌肉和肝脏的合作,乳酸通过血液进入肝脏,转化为葡萄糖,再供肌肉使用,这一过程被称为科尔曼循环。总的来说,肌肉和肝脏通过多种分子信号和代谢通路共同调节身体的能量供应,支持运动能力,并在身体的整体代谢平衡中发挥重要作用。

(6)肌肉-肠道的交流

IL-6的急性升高会刺激小肠远端、胰岛等分泌胰高血糖素样肽(GLP-1),从而改善胰岛素的分泌。这一发现表明IL-6与胰岛素分泌的有益调节有关,并表明IL-6参与内分泌循环并能够防止葡萄糖稳态受损。在IL-6对人类餐后血糖和胰岛素分泌的影响研究中发现,IL-6有效降低了胃排空的速度,这是餐后血糖最重要的调节因子。该研究确定了人类IL-6在餐后情况下参与胃排空和保留胰岛素的新作用。

(7)肌肉-免疫炎症的交流

在运动过程中,淋巴细胞和中性粒细胞被动员到血液中。在高强度的长期运动之后,淋巴细胞的浓度低于运动前的浓度,而中性粒细胞数量继续增加。

急性运动对淋巴细胞和中性粒细胞的影响是由肾上腺素介导,但运动后淋巴细胞数量的减少和中性粒细胞数量的持续增加则是由肾上腺素和皮质醇介导的。因此,通过运动训练具有减少腹部脂肪和促进长期抗炎的作用。事实上,在啮齿动物和人类中,缺乏身体活动和内脏脂肪之间已经建立了关联。内脏脂肪的积累比皮下脂肪更容易引发慢性或全身性炎症,易导致动脉粥样硬化、血脂升高、胰岛素抵抗、神经变性、肌肉萎缩和贫血,这些因素可能导致机体活动能力进一步下降。缺乏运动会引起更多内脏脂肪的堆积,从而进一步加剧炎症,最终形成慢性疾病网络并建立慢性炎症的恶性循环。

(8)其他交流

在"运动因子"中,当涉及介导肌肉和其他器官之间的运动诱导的交流时,重点仍然主要集中在"肌因子"和"肝因子"上。缺乏运动已被证实与庞大的疾病网络有关,这些疾病包括 2 型糖尿病、心血管疾病、癌症、痴呆和骨质疏松。缺乏运动所带来的有害影响可能在某种程度上是由缺乏"肌因子"释放和/或对"肌因子"作用的抵抗力介导的。新"肌因子"的鉴定及其特定作用可能会导致生活方式相关疾病的新治疗靶点。近年来,几种"肌因子"的生物学鉴定已将这些分子成功转化为有用的生物标志物,其可用于监测运动量、运动强度和运动模式,并通过其诱导癌症、糖尿病或神经退行性疾病等患者的特定生理和代谢反应。

思考与练习:

1. 肌肉组织对于机体生理健康有哪些重要意义?
2. 肌肉组织的主要分类有哪些?请简要概括它们的结构和功能。
3. 肌肉组织的收缩和舒张机制是什么?其分别受哪些因素影响?
4. 肌肉组织的减少受到哪些因素的影响?请选择简要概括其作用机制。
5. 肌筋膜疼痛触发点和肌肉有何关系?请简要概述其形成因素和作用机制。

本章参考文献

[1] Severinsen MCK, Pedersen BK. Muscle-Organ Crosstalk: The Emerging Roles of Myokines. *Endocr Rev*. 2020, 41(4): 594 - 609.

[2] Park MJ, Choi KM. Interplay of skeletal muscle and adipose tissue: sarcopenic obesity. *Metabolism*. 2023, 144: 155577.

[3] Eckel J. Myokines in metabolic homeostasis and diabetes. *Diabetologia*. 2019, 62(9): 1523 - 1528.

[4] Leardini-Tristao M, Charles AL, Lejay A, et al. Beneficial effect of exercise on cognitive function during peripheral arterial disease: potential involvement of

myokines and microglial anti-inflammatory phenotype enhancement. *J Clin Med*. 2019, 8(5): 653.

[5] Das DK, Graham ZA, Cardozo CP. Myokines in skeletal muscle physiology and metabolism: Recent advances and future perspectives. *Acta Physiol (Oxf)*. 2020, 228(2): e13367.

[6] Pan L, Xie W, Fu X, et al. Inflammation and sarcopenia: A focus on circulating inflammatory cytokines. *Exp Gerontol*. 2021, 154: 111544.

[7] Gerwin RD. A New Unified Theory of Trigger Point Formation: Failure of Pre-and Post-Synaptic Feedback Control Mechanisms. *Int J Mol Sci*. 2023, 24(9): 8142.

[8] Mukund K, Subramaniam S. Skeletal muscle: A review of molecular structure and function, in health and disease. *Wiley Interdiscip Rev Syst Biol Med*. 2020, 12(1): e1462.

[9] Frontera WR, Ochala J. Skeletal muscle: a brief review of structure and function. *Calcif Tissue Int*. 2015, 96(3): 183-195.

[10] Exeter D, Connell DA. Skeletal muscle: functional anatomy and pathophysiology. *Semin Musculoskelet Radiol*. 2010, 14(2): 97-105.

[11] Zhuge Y, Zhang J, Qian F, et al. Role of smooth muscle cells in Cardiovascular Disease. *Int J Biol Sci*. 2020, 16(14): 2741-2751.

[12] Shi J, Yang Y, Cheng A, et al. Metabolism of vascular smooth muscle cells in vascular diseases. *Am J Physiol Heart Circ Physiol*. 2020, 319(3): H613-H631.

[13] Sweeney HL, Hammers DW. Muscle Contraction. *Cold Spring HarbPerspect Biol*, 2018, 10(2): a023200.

[14] Eckels EC, Tapia-Rojo R, Rivas-Pardo JA, et al. The Work of Titin Protein Folding as a Major Driver in Muscle Contraction. *Annu Rev Physiol*, 2018, 80: 327-351.

[15] Webb RC. Smooth muscle contraction and relaxation. *Adv Physiol Educ*, 2003, 27(1-4): 201-206.

[16] Baskin KK, Winders BR, Olson EN. Muscle as a "mediator" of systemic metabolism. *Cell Metab*. 2015, 21(2): 237-248.

[17] Merz KE, Thurmond DC. Role of Skeletal Muscle in Insulin Resistance and Glucose Uptake. *Compr Physiol*. 2020, 10(3): 785-809.

[18] Nishikawa H, Asai A, Fukunishi S, et al. Metabolic Syndrome and Sarcopenia. *Nutrients*. 2021, 13(10): 3519.

[19] Larsson L, Degens H, Li M, et al. Sarcopenia: Aging-Related Loss of Muscle Mass and Function. *Physiol Rev*. 2019, 99(1): 427-511.

[20] Swalsingh G, Pani P, Bal NC. Structural functionality of skeletal muscle mitochondria and its correlation with metabolic diseases. *Clin Sci (Lond)*.

2022，136(24)：1851-1871.

[21] Leduc-Gaudet JP, Hussain SNA, Barreiro E, et al. Mitochondrial Dynamics and Mitophagy in Skeletal Muscle Health and Aging. *Int J Mol Sci*. 2021, 22(15)：8179.

[22] Kumar P, Liu C, Hsu JW, et al. Glycine and N-acetylcysteine (GlyNAC) supplementation in older adults improves glutathione deficiency, oxidative stress, mitochondrial dysfunction, inflammation, insulin resistance, endothelial dysfunction, genotoxicity, muscle strength, and cognition: Results of a pilot clinical trial. *Clin Transl Med*. 2021, 11(3)：e372.

[23] Sayer AA, Cruz-Jentoft A. Sarcopenia definition, diagnosis and treatment: consensus is growing. *Age Ageing*. 2022, 51(10)：afac220.

[24] Hong SH, Choi KM. Sarcopenic Obesity, Insulin Resistance, and Their Implications in Cardiovascular and Metabolic Consequences. *Int J Mol Sci*. 2020, 21(2)：494.

[25] Mohan V, Inbaraj LR, George CE, et al. Prevalence of complaints of arm, neck, and shoulders among computer professionals in Bangalore: A cross-sectional study. *J Family Med Prim Care*. 2019, 8(1)：171-177.

[26] Liu M, Liu Y, Li X, et al. Dexmedetomidine inhibits abnormal muscle hypertrophy of myofascial trigger points via TNF-α/NF-κB signaling pathway in rats. *Front Pharmacol*. 2022, 13：1031804.

[27] Cao L, Gao Y, Wu K, et al. Sympathetic hyperinnervation in myofascial trigger points. *Med Hypotheses*. 2020, 139：109633.

[28] Fernández-de-las-Peñas C, Dommerholt J. International consensus on diagnostic criteria and clinical considerations of myofascial trigger points: A delphi study. *Pain Med*. 2018, 19(1)：142-150.

[29] Ma YT, Huang QM, Zheng YJ. Dry needling on latent and active myofascial trigger points versus oral diclofenac in patients with knee osteoarthritis: a randomized controlled trial. *BMC Musculoskelet Disord*. 2023, 24(1)：36.

[30] 刘琳,黄强民,汤莉.肌筋膜疼痛触发点[J].中国组织工程研究,2014,18(46)：7520-7527.

[31] Barbero M, Cescon C, Tettamanti A, et al. Myofascial trigger points and innervation zone locations in upper trapezius muscles. *BMC Musculoskelet Disord*. 2013, 14：179.

第二章
探寻大脑的奥秘：
解剖结构、生理与前沿探索

陈付学　冯诗倪

本章学习目标

1. 掌握脑的解剖结构和生理功能;
2. 了解孤独症谱系障碍、癫痫和抑郁症的发病机制;
3. 理解帕金森综合征及阿尔茨海默病的生理学/病理学特点;
4. 了解这些疾病的治疗现状,并思考临床治疗方法的局限性。

  大脑,生命的指挥中心,亿万神经元交织成的奇迹之地。它如同一个未解之谜,隐藏着人类情感、思维、行为的密码。从古至今,科学家们深入研究,揭示出大脑的神奇结构与错综复杂的通信网络。这个微小的器官,却在其间创造出一个掌管我们意识和行动的"微缩宇宙"。然而,在这个"微缩宇宙"中,也孕育出了许多引发人类关切的疾病。孤独症,如同一扇关闭的门,让人难以窥探其内在的世界。癫痫,是一场电风暴的肆虐,揭示了大脑电活动的脆弱与复杂。抑郁症,如同灰色的阴霾,笼罩着内心的光明。帕金森综合征,如运行中的钟摆,揭露了神经系统控制运动的微妙平衡。而阿尔茨海默病,则将记忆的蜕变,化作无情的遗忘。这些疾病仿佛是大脑宇宙中的黑暗星云,促使科学家们不懈探索,引领人类医学不断进步。从神经递质的平衡到基因的微妙变异,从突触的重塑到脑区的连接,科学家们正努力在大脑的奥秘中找到线索。或许在这些看不见的细微之处,才埋藏着疾病的解谜之道。随着研究的不断深入,人们或许能够逐渐找到大脑与这些疾病之间的纽带,从而为人类健康与神秘的心灵世界带来新的曙光。

一、大脑的解剖结构、生理概述

大脑是人体中最为复杂的器官之一,其结构和功能的复杂程度使其成为人类行为、思维和感知的基础。通过研究大脑的结构和功能,可以更好地理解人类的认知、情感和行为。

大脑由左右两个半球组成,左半球主要负责语言、逻辑思维和分析能力,而右半球则负责空间感知、情绪和想象力。大脑皮层上有大约 200 亿个神经元,通过复杂的神经网络实现各种感知和认知功能。小脑位于大脑的后下方,主要负责协调运动、平衡和姿势。通过调节肌肉的张力和协调身体的各种运动,小脑帮助人们保持平衡和灵活地移动。脑干位于大脑和脊髓之间,负责呼吸、心跳、消化等自主神经系统的调节。脑干还参与基本生理功能的维持,如睡眠、清醒和意识的维持。边缘系统包括海马、杏仁核等区域,主宰情绪、动机和记忆等功能。这些区域对于理解人类情感和行为具有重要意义。

大脑解剖结构和生理的研究对于疾病的诊断与治疗有着重要的指导作用。通过研究大脑的神经网络活动,可以制定更为有效的治疗方案,特别是在心理学和神经科学领域,脑机接口技术的发展也为未来人类与机器的交互提供了新的方式。另一方面,大脑解剖结构和生理的研究推动了脑科学的发展,帮助我们更好地理解心理问题的根源，从而促进相关学科的发展和应用。

二、脑的解剖结构

脑是人类生物体最为复杂的器官之一，分为多个部分，每个部分都在不同程度上负责人类生命的各种活动。脑的解剖结构可以被划分为几个关键部位，每个部位都拥有独特的生理功能，共同构成了神经系统的复杂网络（图2.1）。

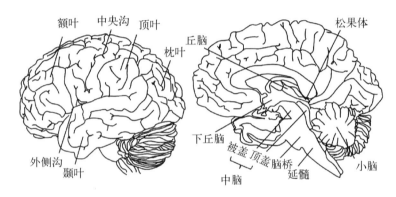

图 2.1 脑的外侧观（左）和矢状面（右）

1. 大脑半球与大脑皮质

大脑可被划分为两侧的大脑半球，它们通过胼胝体相互连接。每一侧的大脑半球被大脑纵裂分割成五个叶：额叶、顶叶、颞叶、枕叶和岛叶。这些叶的结构和功能各异，共同参与了人类的感知、思维、情感和行为。

2. 脑膜的保护

大脑被三层脑膜所包裹：硬脑膜、蛛网膜和软脑膜。这些脑膜不仅提供了保护,还通过分泌脑脊液、供应营养和维持大脑环境的稳定等方式,保障大脑正常运作。

3. 大脑皮质和分区

大脑皮质是大脑外部的灰质层,也被称为新皮质。目前常用Brodmann分区法将大脑划分为多个区域。这些区域在不同的功能上扮演着重要角色,包括运动、感觉、视觉、听觉以及与语言相关的中枢区域。

4. 间脑的多样功能

间脑位于中脑和大脑之间,包括了背侧丘脑、后丘脑、上丘脑、下丘脑和底丘脑。这些结构与许多基本功能相关,如情感掌控、温度调节、睡眠-觉醒循环等。

5. 脑干的关键角色

脑干被认为是大脑和脊髓之间的连接桥梁,包括了中脑、脑桥和延髓。其中脑干网状结构是一个弥散分布的区域,它在不同的脑区域之间形成了广泛的联系,如图2.2所示,脑干的结构及其神经系统非常复杂。

从大脑的解剖结构到生理功能,每个部位都在维持人类生命的方方面面发挥着关键作用。这些复杂的部位之间的相互作用和联系构成了一个庞大的网络,让身体和意识得以运作。

在深入探索大脑的结构和功能之际,这座神秘的器官展现出复杂的交织,将情感、思维和行为编织成和谐的旋律。然而,微小的失调也可能导致引人关注的问题。孤独症、癫痫、抑郁症、帕金森综合征以及阿尔茨海默病,这些疾病如同暗流,影响着生命的和弦。现

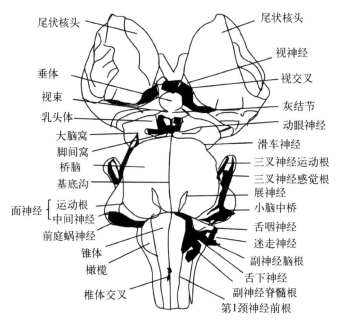

图2.2 脑干腹面观

在,让我们聚焦于这些神秘的疾病,探索它们如何揭示大脑微妙变奏,跟随科学家们寻找治疗的新途径,一起深入挖掘这些疾病的起源、发展和前沿研究。

三、脑部相关疾病

1. 孤独症谱系障碍:来自星星的孩子

孤独症谱系障碍(autism spectrum disorder,ASD)是一类在发育早期严重影响大脑功能的疾病,最早在1946年由美国医生发现并命名,主要在幼儿中出现。根据世界卫生组织的《国际疾病分类》(第10版)和美国精神病学协会发布的《精神障碍诊断与统计手册》(第5版)的定义,孤独症被归类为一种发育障碍。孤独症患者的核心特征是社交障碍,兴趣受限和重复刻板行为。在发育进程中,患有孤独症的个体存在不同程度的智力残疾、注意力缺陷多动症、运动异常和多样化的语言障碍，并伴有焦虑、抑郁等精神障碍和一些个性化的人格障碍。患病男性存在更多的外在症状，如攻击性、多动和刻板行为，患病女性则表现出焦虑、抑郁和更多的认知障碍。除此之外，孤独症患者还会表现出记忆缺陷、执行功能障碍等，且与癫痫、注意力缺陷多动障碍等多为共病。目前，孤独症的具体成因尚不明确，其由遗传因素、环境因素等诸多复杂因素共同影响。

（1）孤独症谱系障碍的病因

孤独症被认为是最具遗传性的神经发育障碍，同卵双胞胎的发病率几乎是异卵双胞胎的3倍，且在男性中的发病率是女性的4倍。导致孤独症的遗传因素大致可分为三类分别是单基因突变、大基因组拷贝数变异，以及共同从头开始单核苷酸变异的积累。

孤独症的成因异质性高，目前为止，大约有400—1 000个ASD被鉴定的风险基因，并与突触形成、转录调节和染色质重塑等途径有关。其中，神经蛋白3（*NLGN3*）、多锚蛋白重复结构域3（*SHANK3*）、甲基CpG结合蛋白2（*MeCP2*）、磷酸酶和张力蛋白同系物（*PTEN*）等基因已被证实与孤独症谱系障碍存在关联。近年来还发现了少量新的风险基因，包括电压门控钠离子通道α2亚基（*SCN2A*）、染色质域解旋酶DNA结合蛋白8（*CHD8*）和N甲基D天冬氨酸受体2B基因（*GRIN2B*）。由*Fmr1*导致的脆性X综合征、*MeCP2*导致的雷特综合征等精神发育障碍患者常表现出孤独症行为（症状性孤独症），并已在动物模型上得到证实。

除了遗传因素外，许多环境因素也牵涉其中。接触化学品，例如汞、辐射物和柴油废气等，还有晚育、病毒感染、妊娠期间使用丙戊酸和沙利度胺等药物会增加认知缺陷和孤独症的风险。

(2) 孤独症谱系障碍的发病机制

• 孤独症谱系障碍脑功能异常

孤独症患者涉及多个脑区的异常,包括大脑灰质和白质体积的异常,额叶、顶叶、枕叶和整个皮质的皮质变薄,海马、杏仁核、胼胝体大小异常。患病个体的小脑有所扩大,小脑蚓部发育不全,浦肯野细胞数量降低。杏仁核、脑干的神经元中都有不同程度的损伤。还发现脑中存在细小轴突与异常的髓鞘,以及树突棘修剪缺陷。

孤独症谱系障碍神经病理学研究表明,孤独症谱系障碍患者免疫通路异常,细胞免疫功能改变;也可见神经发生、增殖、凋亡、突触发生和突触修剪异常,伴随着持续活跃的神经炎症、血清和脑脊液中促炎症细胞因子浓度的增加;还伴有大脑连接异常、γ-氨基丁酸(γ-aminobuyric acid, GABA)能和谷氨酸能缺陷、线粒体功能障碍,以及小胶质细胞损伤。

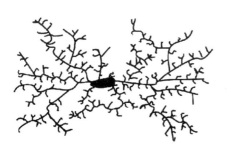

图 2.3 小胶质细胞

小胶质细胞(图 2.3)作为中枢神经系统的常驻巨噬细胞,参与个体发育和中枢神经系统 发育、稳态及可塑性,小胶质细胞功能障碍与神经元的结构和功能异常密切相关,与孤独症谱系障碍患者常见的炎症反应密切相关。小胶质细胞在程序性细胞死亡和凋亡新生神经元的清除中发挥作用,并参与修剪发育中的轴突和突触。在发育后期和成年期,小胶质细胞高度活跃,并不断监视其局部环境,接触神经元、轴突和树突棘,调节神经元和突触可塑性。有研究显示,小胶质细胞功能异常导致的突触修剪失调可能是孤独症患者神经元过度兴奋的原因。小胶质细胞的过度激活还可能通过释放促炎性细胞因子和分子(例如白细胞介素或肿瘤坏死因子)来损害神经元的成熟或功能。此外,小胶质细胞发育阶段也对遗传和环境扰动很敏感。

• 孤独症谱系障碍与肠道微生物组的联系

研究显示,23%—70%的孤独症谱系障碍患者中观察到胃肠道疾病,提示了肠道微生物组-脑轴在孤独症中发挥作用。研究发现,孤独症谱系障碍与肠道微生物多样性下降有关,主要表现为拟杆菌和双歧杆菌减少,梭状芽孢杆菌和乳杆菌增多。

用仅患有孤独症谱系障碍患者的粪便微生物群重建无菌小鼠肠道菌群,会导致其重复行为的发生、交流和运动减少。研究发现微生物组与脑内小胶质细胞的炎症反应和转录调控有关,且能够影响除孤独症谱系障碍外的其他形式的神经系统疾病,如阿尔茨海默病和帕金森综合征。

• 孤独症谱系障碍与信号通路

Wnt/β-连环蛋白信号通路、Hedgehog 刺猬信号通路和哺乳动物雷帕霉素靶蛋白(mTOR)信号通路等多个通路都被证明与孤独症谱系障碍相关。

研究发现,Wnt 蛋白在中枢神经系统正常生长和发育的重要作用。与孤独症谱系障碍相关的 *CHD8* 基因是 Wnt 通路的重要调节剂,*CHD8* 功能丧失可导致巨头畸形(在孤独症大脑发育的早期阶段)诱发孤独症谱系障碍的发生。Hedgehog 蛋白对胚胎发生过程中的神经发育,对成年期的神经元生成、神经元表型确定、细胞周期、干细胞维持和细胞凋亡起重要作用。大脑发育过程中,Hedgehog 通路与几种发育和细胞存活机制相互关联。非典型机制由多种激酶介导,如 PKA(蛋白激酶 A)、GSK3β(糖原合酶激酶 3β)、S6K(核糖体蛋白 S6 激酶)、DYRK1B(双特异性酪氨酸磷酸化调节激酶 1B),其中 DYRK1B 和 S6K 也被认为与 mTOR(哺乳动物雷帕霉素靶蛋白)/

Akt信号传导过程相关。mTOR通路参与神经元迁移、树突棘修剪、髓鞘形成和自噬等功能,目前已在多个孤独症谱系障碍模型中发现调控异常,这表明该通路可能是孤独症谱系障碍发展的潜在共同机制。

(3) 孤独症谱系障碍的干预治疗

目前对于孤独症谱系障碍的干预和治疗主要包括行为干预、感觉疗法和药物治疗等。孤独症的发病往往是在儿童时期,因此早期的干预是非常重要的。通过特定的针对广泛技能(认知、语言、感觉运动和适应行为)的长期强化训练,可以促进智力、沟通和适应功能的发展,并在较小程度上促进语言、日常生活技能和社会化。目前没有任何生物医学制剂被证明可以有效地改善孤独症谱系障碍患者的社会交流能力,针对不同作用靶点的药物(如催产素、胆碱能药物和谷氨酸能药物)试验正在进行中。抗精神病药已被证明可有效减少孤独症儿童的挑战性和重复性行为,但目前尚无足够证据表明其对青少年和成人有用。

最近的研究也表明,粪便移植、益生菌补充剂和抗生素治疗等微生物组调节疗法可以改善一部分孤独症谱系障碍患者的行为症状。

综上所述,人们还需要更深入探究孤独症谱系障碍的发病机制,以及针对不同发病原因患者的治疗策略,以期改善孤独症患者的生存质量。

2. 癫痫:闪电之下的沉静之谜

癫痫(epilepsy)是神经系统中最常见的疾病之一,表现为周期性、慢性的短暂脑功能紊乱。其核心特征在于异常的脑神经元放电导致的反复癫痫发作。据全球统计数据显示,癫痫的患病率约为1%,但不同地区存在一定差异,这可能受到环境和遗传等多种因素的影响。根据发作机制,癫痫可分为不同类型,包括局部性癫痫、全身性癫痫，以及局部性和全身性症状同时出现的癫痫，还有一些原因未明的癫痫。临床上许多癫痫综合征表现出多种不同类型的癫痫发作，其主要症状包括抽搐、肌肉痉挛、肌张力减弱，肌肉持续收缩时间延长以及短暂意识丧失等。

癫痫的遗传学机制可分为两大类，即单基因遗传和复杂遗传。在单基因遗传的情况下，通常某一具有显著影响的基因突变被认定为致病因素。而复杂遗传中，疾病的发病往往受多个易感基因组合作用的影响，从而构成了疾病的基础。

尽管大多数癫痫患者对抗癫痫药物有所反应，但仍有部分患者对目前的药物治疗和手术干预等疗法反应不佳，这些病例被归类为"难治性癫痫"。癫痫的发病机制极其复杂，需要更深入的研究，以寻求更为有效的治疗策略。

（1）癫痫的发病机制

癫痫的发病机制涵盖了多种因素，包括但不限于结构异常（如头部损伤、肿瘤等）、基因异常（包括编码离子通道基因突变等）、感染（如结核病、细菌性脑膜炎等）、免疫及代谢因素等。根据癫痫的病因，临床上将其分为特发性癫痫综合征和继发性全面性癫痫发作两类。特发性癫痫综合征（idiopathic epilepsy syndrome）是指无明显脑部器质性或代谢性疾病表现，其病因尚不完全明确，但与遗传因素密切相关。而继发性全面性癫痫发作（secondarily generalized epileptic seizure）则是由多种脑部器质性病变或代谢障碍引起，病因明确，例如脑部损伤、感染以及代谢性疾病等。

• 离子通道异常

离子通道在调节神经元的兴奋性和稳定性方面起着至关重要的作用。它们负责控制神经元膜上离子的流动，进而影响神经元的电活动和兴奋性。研究显示，多种离子通道基因参与了癫痫的发生和发展,其中包括钾离子通道、钠离子通道和钙离子通道等。

钠离子通道:钠离子通道在神经元的动作电位生成中起着关键作用。$Na_v1.1$、$Na_v1.2$、$Na_v1.6$ 等基因编码的钠通道亚单位在神经元兴奋性中发挥重要作用。一些基因突变可以引起钠通道功能异常,导致神经元兴奋性增加,易于触发癫痫发作。例如,$Na_v1.1$ 基因突变与一种遗传性癫痫疾病——临界性肌阵挛性癫痫相关。

钾离子通道:钾离子通道在调节神经元的复极过程中发挥作用。不同类型的钾通道参与神经元在动作电位之后的复极和膜电位稳定。一些基因突变可能导致钾通道功能异常,影响神经元兴奋性和稳定性。例如,*KCNQ2* 和 *KCNQ3* 基因突变与婴儿时期癫痫综合征相关。

钙离子通道:钙离子通道参与神经元的钙离子内流,影响神经递质释放和细胞内信号传导。在某些情况下,钙通道的异常活性可能导致神经元的过度兴奋和癫痫的发生。例如,某些低电压依赖性钙通道(T型钙通道)与癫痫的发生有关。

这些离子通道基因的突变可能会导致神经元的电活动异常,使神经元容易产生异常的放电活动,进而引发癫痫发作。

- 中枢神经系统兴奋性/抑制性神经递质失衡

中枢神经系统中兴奋性神经递质及抑制性神经递质的表达失衡与癫痫发作密切相关。神经递质可通过特定的受体蛋白在神经元细胞膜上传递信号,并将信息转化为细胞可以处理并进行传递的新信号。谷氨酸和γ-氨基丁酸(γ- aminobuyric acid,GABA)是中枢神经系统中主要的兴奋性和抑制性神经递质,它们共同维持着细胞膜的稳定性。GABA通过GABA-A型受体调节神经元(图2.4)的兴奋性,导致神经元膜超极化,从而产生抑制效应。GABA基因的突变可以削弱GABA的抑制作用,导致神经元兴奋性增加,进而引发癫痫发作。在神经元的突触部位（图2.5），离子型谷氨酸受体（ionotropic glutamate receptor，iGluR）在癫痫发作中发挥关键作用，包括AMPAR和NMDAR。AMPAR的GluA2亚基对钠离子选择性通透，同时阻止钙离子内流。因此，AMPAR阻断剂可抑制癫痫发作。相反，NMDAR主要对钙离子通透，其激活可增加突触可塑性和促进长时程增强等生理效应。因此，神经递质的分泌不平衡，特别是GABA和谷氨酸的作用异常，以及离子型谷氨酸受体的调节失调，可能是癫痫发作的重要机制之一。

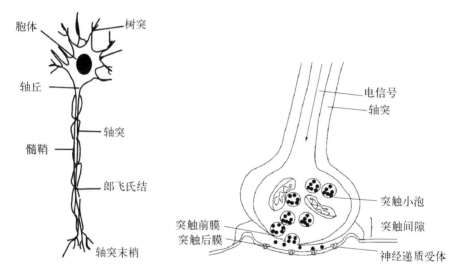

图2.4 神经元结构示意图　　图2.5 神经元突触的结构示意图

- 神经炎症和胶质系统异常

在神经系统正常功能下，神经胶质细胞通过调节神经递质的吸收，维持神经元的兴奋状态。然而，癫痫的发作往往伴随着星形胶质细胞（图2.6）的异常增生，暗示了神经胶质细胞功能的紊乱可能与癫痫的发作相关。此外，正常的星形胶质细胞在维持神经元周围的离子平衡方面发挥重要作用，特别是通过调节胞外钾离子的浓度以及

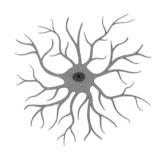

图 2.6 星形胶质细胞

参与谷氨酸和 GABA 等神经递质的代谢。然而,星形胶质细胞功能异常可能导致钾离子的缓冲能力下降,以及谷氨酸摄取和 GABA 合成功能的下降,进而引发神经元的过度兴奋,诱发癫痫发作。除此之外,癫痫发作后小胶质细胞的过度激活可能会导致炎症因子的释放,如 TNF-α、IL-1β 和 IL-6 等。这些炎症因子的增加可能诱导免疫细胞聚集,并导致自身免疫攻击血脑屏障,加剧血脑屏障通透性增加的情况。同时,炎症因子的上调也会对神经递质的吸收和释放产生影响,从而影响神经元的功能。这种情况可能导致癫痫发作阈值降低,进而加剧神经元的过度兴奋,促使癫痫的发生。这一现象表明免疫系统可能与癫痫的发生和发展密切相关。

总的来说,神经胶质细胞的异常功能、炎症因子的释放以及免疫系统的参与可能在癫痫的发病机制中发挥重要作用。这些研究为理解癫痫的复杂病理过程提供了新的视角,并可能为开发治疗"难治性癫痫"的方法提供新的策略。

- 神经环路异常

癫痫的发生与大脑神经元之间突触连接的异常以及病理性神经环路的建立息息相关,导致神经网络的兴奋性大幅增强。近期的研究揭示了多种因素参与了癫痫的发生和演变,同时也影响了神经元突触可塑性的过程。

长时程增强(long-term potentiation,LTP):LTP 是一种突触可塑性形式,它能够使神经元之间的突触连接变得更加强化。研究发现,癫痫发作可能诱导谷氨酸能突触产生 LTP,进一步加强神经网络中异常兴奋性的表现。

NF-κB基因调控蛋白：NF-κB是一个关键的基因调控蛋白，参与调节炎症和免疫反应。在癫痫发作中，NF-κB的激活可能会引发兴奋性神经元的异常放电。

苔藓纤维出芽（mossy fiber sprouting，MFS）：MFS是指在癫痫发作中，神经元中的苔藓纤维生成过多的突触连接。这可能导致神经元之间的过度兴奋，从而促使癫痫的发生。

神经肽Y（neuropeptide Y，NPY）：NPY是一种神经递质，它可能在癫痫过程中具有抑制兴奋性的作用。然而，在一些情况下，NPY的功能可能被破坏，导致神经元兴奋性增强。

神经细胞黏附分子（neural cell adhesion molecule，NCAM）：NCAM在神经元之间的突触连接和可塑性中发挥重要作用。它的异常表达可能与癫痫的发作有关。

代谢型谷氨酸受体（metabotropic glutamate receptor，mGluR）：mGluR是一类受体，参与调节神经元之间的信号传递。它们的异常活动可能影响神经元的兴奋性和抑制性平衡，从而促进癫痫的发生。

- 耐药性癫痫

目前，针对治疗难治性癫痫耐药性所面临的医学难题，可选用的药物十分稀少。为了应对这一挑战，研究人员提出了多种关于难治性癫痫耐药机制的假设，旨在更深入地探究这种耐药性的根源，并为开发相应的治疗方法提供更为明确的方向。

基因变异假说：该假说认为，某些患者可能在药物代谢途径中存在基因变异，导致药物的代谢速率异常，从而影响药物的疗效。这些基因变异可能使药物无法达到有效浓度或者使药物的代谢产物具有副作用。

多药耐药蛋白假说：该假说指出，耐药性可能与多药耐药蛋白的存在有关。这些蛋白在神经元中的作用是将药物排出，从而降低药物在脑内的浓度。这种情况下,即使合适剂量的药物进入脑内,也可能被迅速排出,导致疗效不佳。

脱靶假说:该假说认为,药物可能并未与其目标结合,而与其他非目标对象结合,从而脱靶,无法产生所期望的效应。这可能与癫痫发作相关的信号传导通路有关,导致药物无法有效干预。

神经网络异常假说:该假说认为,耐药性可能与癫痫发作的神经网络异常有关。慢性癫痫发作可能导致神经网络的变化,使药物难以在这些异常网络中发挥作用。

通过深入了解这些耐药机制,研究人员希望能够开发出更有效的治疗方法,以克服难治性癫痫耐药性。这些治疗方法可能包括开发新的药物、个体化治疗策略等,也可能是利用干预神经网络活动的方法来管理癫痫症状,旨在综合多种研究途径,为那些难以从现有药物中获益的患者提供更好的治疗选择。

3. 抑郁症:情绪的"杀手"

随着经济社会的高速发展,人们所面对的来自生活、工作和健康等方面的压力日益增加,抑郁症也逐渐被人们所重视。抑郁症又被称为重度抑郁障碍,是一种以持续的心境低落和快感缺失为主要症状的心境障碍,临床特征为抑郁情绪、悲观情绪和厌世情绪,严重者甚至有自伤、自杀风险。抑郁症致残率、复发率高,严重影响患者的日常生活和职业功能,加重个人、家庭及社会负担。目前,抑郁症的发病机制尚未完全阐明,加之其早期发作较为隐匿,相当一部分患者没有得到有效的治疗。尽管如此,随着科研人员的不断探索,针对抑郁症发病的机制研究已经取得较为可观的进展,形成了许多病机假说,其中最经典的是单胺类神经递质假说,其在抑郁症发病机制中占据重要地位。下丘脑-垂体-肾上腺轴功能失调假说指出,下丘脑、垂体和肾上腺之间的异常信号传导可能导致抑郁症的发生。神经营养因子假说则强调神经元生长因子等神经营养因子在抑郁症发病中的重要作用。神经可塑性假说认为抑郁症的发生与海马神经可塑性失调密切相关,这一理论为解释抑郁症的神经生物学基础提供了新的视角。炎症与细胞因子假说认为炎症介质的异常释放可能导致神经元活性改变,进而引发抑郁症的症状。此外,兴奋性氨基酸假说认为兴奋性氨基酸系统可能参与了抑郁症的发病进程。

(1)抑郁症的发病机制

• 单胺类神经递质假说

20世纪中叶,研究人员注意到一种降压药利血平可能导致严重抑郁症并减少单胺水平,这引发了人们对单胺神经递质(如血清素、去甲肾上腺素和多巴胺)在严重抑郁症发病机制中的潜在作用的兴趣。大脑中的数十亿神经元的突触前和突触后膜上存在和作用各种神经递质,这是大多数基本大脑功能的基础。有证据表明特定神经递质在抑郁症的发展和临床表现中扮演着重要角色。例如,血清素的合成、释放、运输和重新摄取紊乱可能会加重抑郁,大脑中血清素的减少和过剩可能在调节疾病的情绪状况中起着关键作用。多巴胺是下丘脑和垂体中的神经递质,其活性已被证明参与了抑郁的调节。此外,多巴胺神经元功能的异常可能导致抑郁症状,多巴胺受体功能不足可能导致从前额叶皮层到杏仁核的抑制失败,从而引发杏仁核的过度兴奋,导致恐惧和病理性焦虑的产生。"单胺假说"建立在这一基础上,假设神经元突触内单胺神经递质的耗尽是情绪变化的原因,认为这些主要单胺神经递质水平的降低可能导致抑郁症的发生。大脑中的化学平衡对于正常功能至关重要,尽管抑郁症不能简单地归结为大脑中的化学失衡,但该假说依旧占据重要地位,是目前大多数抗抑郁药开发的基础。

• 下丘脑-垂体-肾上腺轴功能失调假说

下丘脑-垂体-肾上腺轴(the hypothalamic-pituitary-adrenal axis, HPA)是神经内分泌系统的核心组成部分,负责协调应激反应并调节神经内分泌、自主神经和免疫反应,以适应不良的心理和生理刺激。该轴的主要构成包括下丘脑的脑室旁核、垂体前叶和肾上腺皮质。从解剖结构上来看,大脑的杏仁核、海马等核团与下丘脑存在着直接的联系,这种连接使得大脑核团能够对 HPA 轴进行刺激。各种生理和心理压力源通过增加下丘脑室旁核促肾上腺皮质激素释放激素(corticotropin releasing hormone, CRH)和精氨酸加压素(arginine vasopressin, AVP)的产生和释放来激活 HPA。如图 2.7 所示,通过门静脉系统,丘脑室旁核促肾上腺皮质激素释放激素和精氨酸加压素一起刺激垂体产生促肾上腺皮质激素(adrenocorticotropic hormone, ACTH),促肾上腺皮质激素进入血液并激活肾上腺释放糖

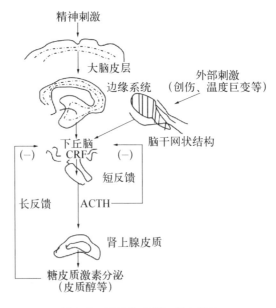

图 2.7 下丘脑-垂体-肾上腺轴

皮质激素（glucocorticoid）。反过来，糖皮质激素主要在下丘脑和垂体发挥抑制反馈作用，分别抑制促肾上腺皮质激素释放激素和促肾上腺皮质激素的合成和分泌。HPA异常是抑郁症中最一致的生物学标志物。激活HPA的慢性压力会在某些易感人群中产生中央单胺（monoamine）的变化，而单胺能受体（中枢神经元上的高水平糖皮质激素受体），则被认为能够介导这一变化。

• 神经可塑性与神经营养因子假说

21世纪最重要的发现之一是在成人大脑中鉴定出多能干细胞，从中可以产生新的神经元，这一过程称为神经发生。神经元水平的生长和适应性被更广泛地称为神经可塑性，由环境压力引起的炎症和HPA功能障碍可能改变细胞水平上的这种神经可塑性。神经可塑性假说是抑郁症研究中的重要突破之一，它指出神经可塑性的失调与抑郁症密切相关。这种失调可能涉及多个方面，包括海马结构的改变、神经元再生的减少或凋亡增加、信号转导通路的障碍以及突触可塑性的受损。例如，当HPA过度活跃时，高水平的糖皮质激素可能损伤海马组织，导致海马神经元发生退行性变化，进而导致海马体积缩小和突触可塑性下降。这种突触可塑性的降低可能导致神经环路的损伤，进而引发抑郁症，并可能导致记忆障碍等意识及认知功能障碍。

神经可塑性假说与神经营养因子假说密切相关。神经营养因子假说认为，抑郁症可能与脑源性神经营养因子（brain-derived neurotrophic factor，BDNF）的表达和功能下调有关。BDNF在中枢神经系统中发挥着关键的神经营养因子作用，对神经元的生长和存活至关重要。研究表明，存在自杀倾向的抑郁症患者海马内的BDNF水平显著下降，而接受抗抑郁治疗的患者则表现出显著增高的BDNF表达。抑郁症还会导致脑边缘区域神经元的萎缩和丧失，同时伴随着 BDNF 表达的降低。抗抑郁药物的使用有助于成年海马神经元的生成,并提升 BDNF 的表达。总之,BDNF 在抑郁症研究中扮演着重要角色,其作用机制涉及调节神经元的生长、分化、损伤修复和凋亡。此外,BDNF 还参与调节神经内分泌网络的功能。因此,BDNF 成为目前抑郁症研究中的一个重要靶点。

- 炎症与细胞因子假说

炎症假说最早由比利时的一个研究团队提出,他们观察到重度抑郁症患者体内普遍存在炎症状态。根据这一观察,他们推测抑郁症的发病可能与机体的炎症状态密切相关。炎症假说指出,当机体处于炎症状态时,促炎性细胞因子分泌增加,而抗炎性细胞因子水平则下降。这种失衡导致免疫系统过度激活,进而引起神经内分泌和免疫系统功能的紊乱,最终导致炎症的发生,进而引发抑郁症。临床研究也发现,抑郁症患者常伴有免疫系统失调,外周细胞免疫功能下降等症状,同时体内促炎性细胞因子如白细胞介素-1(IL-1)、白细胞介素-6(IL-6)和肿瘤坏死因子-α(TNF-α)等水平也明显升高。这些促炎细胞因子主要通过影响单胺类神经递质、HPA 以及减少 BDNF 的方式引发抑郁症。因此,促炎细胞因子水平的升高成为判断抑郁症发病的重要标志之一。

- 兴奋性氨基酸假说

抑郁症的发病与兴奋性氨基酸(excitatory amino acid,EAA)系统密切相关,特别是代谢型谷氨酸受体系统和 γ-氨基丁酸受体系统。谷氨酸在中枢神经系统中既是重要的兴奋性神经递质,也在关键区域如海马扮演着神经递质的角色。研究表明,抑郁症患者的血浆和脑脊液中代谢型谷氨酸水平显著升高,这可能是由于过量的代谢型谷氨酸刺激了 N-甲基-D-天冬氨酸受体,导致钙离子通道开放,大量钙离子内流,进而引发神经元的退行性变化甚至细胞死亡。相反,

γ-氨基丁酸作为重要的抑制性神经递质,在抑郁症中发挥着主导作用。抑郁症患者的脑脊液和血浆中γ-氨基丁酸水平普遍下降,可能进一步削弱了抑制性神经递质的作用。因此,兴奋性氨基酸系统在抑郁症的病程中扮演着重要角色,其与兴奋性神经递质和抑制性神经递质之间的平衡变化密切相关。

(2)压力、炎症和神经发生之间的相互作用

应激反应、炎症和神经发生之间存在密切的相互关系。炎症与应激反应之间的相互作用呈现双向性:炎症能够引发 HPA 的上调,从而增加糖皮质激素和交感神经系统的释放,反过来,糖皮质激素增强了肾上腺素的刺激作用,进一步促进炎症反应。糖皮质激素的增强作用表明,压力激素不仅仅直接增加炎症,还可能通过加强免疫反应来调节炎症程度。此外,炎性细胞因子还能够通过促进色氨酸代谢增加,降低抑郁症患者体内单胺水平,而色氨酸(tryptophan,Trp)则是合成血清素所必不可少的前体。鉴于色氨酸在血清素生成中的重要作用,其通过 IDO(一个色氨酸代谢酶)代谢途径的过度消耗,导致血清素水平下降,从而引发或加剧抑郁症症状。这些发现揭示了炎症和血清素损耗之间的重要联系,进一步证实了将炎症与抑郁症联系起来的可能机制。最后,细胞因子和糖皮质激素的作用还可抑制神经发生。与此相关的是,海马体中的 5-羟色胺能神经传递与神经可塑性之间存在内在联系。抑郁症患者的神经可塑性下降可能源于血清素水平的降低,而这或许会进一步加剧抑郁症症状。因此,抑郁症的病因并非单一,而是涉及神经系统、免疫系统和内分泌系统的复杂相互作用。神经系统的异常活动可能与免疫系统的炎症反应以及内分泌系统的失调密切相关。这种综合性的病因模型突显了抑郁症研究中跨学科合作的重要性,以便更全面地理解和有效地治疗这一疾病。

4. 帕金森综合征：肢体的挣扎与神经的旋律

广义上说，帕金森综合征（Parkinsonism，Parkinson syndrome）涵盖了帕金森病（Parkinson's disease，PD）、帕金森叠加综合征（Parkinson plus syndrome）、继发性帕金森综合征，以及与其遗传学相关的疾病。狭义的帕金森综合征仅指后三种病因。帕金森综合征患者多为帕金森病，它是一种常见于中老年人的慢性进行性的神经系统疾病，其主要特征是特定神经细胞的退化，导致了一系列运动和非运动症状。这一疾病以英国医生詹姆斯·帕金森的名字命名，于1817年首次被详细描述。帕金森病的病程因人而异，有些患者可能病程缓慢，而另一些可能会出现较快的进展。虽然目前尚无法根治该病，但早期诊断、合理的治疗以及积极的康复可以帮助患者更好地管理症状，维持相对较高的生活质量。

（1）帕金森综合征的临床现状

帕金森病（PD）的运动症状构成了该疾病的主要特征之一，包括运动迟缓、肌强直、静止性震颤以及姿势和步态障碍。这些症状在疾病的不同阶段可能会表现出不同的严重程度。此外，帕金森病还伴随着一系列非运动特征，如嗅觉障碍、认知障碍、精神症状等。

• 运动症状

运动迟缓（bradykinesia）：患者的运动变得缓慢，日常生活中的动作不再流畅，开始动作的时间也较长。

肌强直（muscle rigidity）：这是肌肉持续紧张的情况，使得肢体的活动变得受限，通常会导致肌肉疼痛和不适。

静止性震颤（resting tremor）：特定的静止时出现的颤抖，通常在手指、手部和下颌等部位发生，而在运动中通常减轻或消失。

姿势和步态障碍（postural and gait disturbances）：患者可能会

失去平衡，容易摔倒，尤其在行走或转弯时，步态会变得不稳定。

• 非运动特征

嗅觉障碍：在帕金森病的早期，患者可能会出现嗅觉减退或丧失的症状。

认知障碍：患者可能在思维、记忆和决策等认知功能方面出现问题，尤其是在疾病进展到晚期时。

精神症状：抑郁、焦虑和幻觉等精神症状也可能出现在帕金森病患者中。

睡眠障碍：失眠、多梦和快速眼动睡眠行为障碍是常见的帕金森病非运动特征。

自主神经功能障碍：这可能导致血压调节、心率控制和消化系统功能障碍。

疼痛和乏力：帕金森病患者可能会经历肌肉和关节疼痛，以及长期的乏力感。

需要注意的是，在经典的运动症状出现之前，帕金森病患者往往还会经历一系列的非运动特征，这被称为前运动期或前驱期。这些早期特征可以包括嗅觉障碍、便秘、抑郁、白天过度嗜睡和快速眼动睡眠行为障碍等。

（2）帕金森综合征的生理病理学

在帕金森病的神经病理学方面，主要特征之一是α突触核蛋白（α-synuclein，α-syn）的异常折叠和细胞内聚集，形成所谓的路易体（Lewy body）和神经突。根据朊病毒样假说，α-syn可能通过神经元之间的连接以及胶质细胞之间的传播，在帕金森病的发展过程中经历了六个阶段，这些阶段在一定程度上与临床症状相关。

• 朊病毒样假说的六个阶段

前驱期阶段：这是帕金森病的早期阶段，主要特征是非运动症状,如嗅觉障碍、抑郁等。这个阶段可能会持续很长时间。

前运动期阶段:在这个阶段,非运动特征逐渐加重,可能包括嗜睡、快速眼动睡眠行为障碍等。

黑质损伤阶段:运动症状(如静止性震颤、运动迟缓和肌强直等)开始显现,这是黑质神经元损伤的结果。

海马受累阶段:路易体病理学在海马出现,这可能导致认知障碍的发展。

皮层扩散阶段:路易体病理学扩散到皮层,进一步影响认知功能。

晚期痴呆阶段:患者可能出现智力下降和痴呆症状,严重影响日常生活。

这个假说提供了一种解释帕金森病发展过程的框架,但帕金森病的病因和机制仍然是一个复杂的课题,需要进一步的研究来深入理解其发展过程和相关机制。

- 多巴胺能缺陷

根据定义,所有帕金森病患者在黑质纹状体投射通路中都会经历中度至重度多巴胺能神经元的丧失。相较于没有认知障碍的帕金森病患者,患有认知障碍的患者的纹状体中多巴胺能末端的退化更为普遍,特别是与背尾核相关的多巴胺能末端的神经支配。然而,在伴有轻度认知障碍的患者中,大脑中其他多巴胺能系统相对得以保留,而患有帕金森病相关认知障碍的患者则在额叶、顶叶和颞叶皮质区域的外侧多巴胺能系统中明显失去。在健康个体中,皮质多巴胺调节的作用十分重要,它能够加强工作记忆功能,促进视觉空间和注意力处理,并在认知努力中发挥关键作用。这些认知功能对于日常生活中的任务执行、信息处理和决策制定至关重要。然而,在帕金森病的背景下,多巴胺能神经元的丧失可能会导致这些认知功能的受损,特别是在伴有认知障碍的患者中。这些观察结果突显了多巴胺在神经系统中的多重作用(从运动调节到认知功能的调控)。这些研究发现对于理解帕金森病及其伴随的认知障碍的机制具有重要的意义。

• 去甲肾上腺素能蓝斑和交感系统

蓝斑(locus ceruleus)是一个密集的去甲肾上腺素能神经元聚集区域,其神经纤维广泛投射到大脑的多个区域,包括额叶皮层和海马体,对认知行为的调节起着关键作用。在帕金森病的早期诊断中,通过神经黑色素敏感的磁共振成像(MRI)可以检测到蓝斑信号的减弱,这一变化与帕金森病相关的轻度认知障碍的发生密切相关。值得注意的是,与其他类型的神经元相比,去甲肾上腺素能神经元更容易受到氧化性DNA损伤的影响。基于这些数据,蓝斑位点磁共振成像以及血浆中去甲肾上腺素水平被认为可能是多种神经退行性疾病(包括帕金森病)中认知能力下降的潜在生物标志物。这些研究结果进一步强调了蓝斑及其去甲肾上腺素能神经元在认知功能调控中的关键作用,并展示了其在神经退行性疾病诊断和研究中的潜在应用价值。

• 基底前脑胆碱能系统

基底前脑的胆碱能神经元是大脑新皮层、海马和杏仁核等区域的主要胆碱能输入来源。这些神经元在调控认知处理的电路动态方面发挥着关键作用,特别是在注意力、执行功能和记忆等方面。在新被诊断出的帕金森病患者以及疾病进一步发展的患者中,基底前脑的胆碱能区域的体积和密度减少,以及这些区域与新皮层、海马和杏仁核等区域之间的投射关系,都被证实与在接下来的2年内出现的认知能力下降有关。这些变化还能预测患有帕金森病非认知障碍(PD‑NC)的患者在5年内可能出现的认知能力下降。在记忆功能方面,基底前脑胆碱能神经元投射至海马的丧失,被证实与记忆缺陷以及演变为帕金森病相关的认知障碍(PDD)有关。帕金森病相关认知障碍(PD-MCI)患者显示出海马内胆碱能纤维和活性的丧失,而随后帕金森病相关的认知障碍患者则表现出 α-syn 的沉积增加,这会影响基底前脑和海马系统的功能。

这些发现强调了基底前脑胆碱能神经元在认知功能方面的重要作用,尤其是在注意力、执行功能和记忆方面。此外,这些结果还揭示了这些神经元在帕金森病及其相关认知障碍的发展中所起的关键作用,为进一步的研究和治疗提供了有价值的信息。

• 5-羟色胺能功能障碍与认知能力下降没有直接关系

尽管脑干中的 5-羟色胺能神经元丧失在帕金森病的临床前阶段和多巴胺神经元丧失之前就会发生,但目前尚无明确的证据表明 5-羟色胺能神经元的退化与认知能力下降之间存在直接关系。疾病的进展以及年龄因素可能会影响 5-羟色胺能神经元退化的程度。在帕金森病中,血清素能神经元的退化与一些运动和非运动特征相关。例如,它可能与睡眠功能障碍、抑郁和焦虑等症状有关。有证据显示,帕金森病患者脑内 5-羟色胺能神经结构的丧失与 β-淀粉样蛋白的沉积之间存在直接关联。增加脑内 5-羟色胺神经传递的药物可能会减少 β-淀粉样蛋白肽的产生,从而降低认知能力下降的风险。然而,需要强调的是,目前对于 5-羟色胺神经元在帕金森病认知障碍中的确切作用还需要更深入的研究。这些研究有助于进一步理解帕金森病的发病机制,以及为制定可能的治疗策略提供支持(特别是在涉及认知障碍的情况下)。

(3) 帕金森综合征的致病机制

• 神经炎症

神经退行性变的发生主要受到神经元所处环境的影响。大量证据表明，神经退行性变是一系列影响神经元环境的事件的结果，这些事件被称为神经炎症。在帕金森病的发病机制中，神经炎症起着重要作用，包括小胶质细胞的激活、星形胶质细胞的增生以及淋巴细胞的浸润，同时还涉及胶质细胞形态的改变，这表明它们与环境内稳态的变化相互影响。帕金森病的神经退行性病变可能伴随着炎症反应，其中关键特征是小胶质细胞的激活。这一过程导致多种炎症介质（如 NF-κB、IL-1、IL-6、IL-1β、环氧化酶-2、肿瘤坏死因子-α、诱导型一氧化氮合酶、干扰素-γ 等）的产生，同时也促使胶质细胞增加表达不同的促炎细胞因子。此外，帕金森病患者的黑质和脑脊液中这些成分的水平升高，外周血和脑脊液中 γ/δ T 细胞（γ/δ T cell）数量增加。增高的促炎细胞因子水平可能会启动多种参与多巴胺神经元变性的凋亡途径。

总结上述，氧化应激、内源性细胞代谢产物的积累、兴奋性毒素（如谷氨酸）、有毒蛋白质以及营养因子的缺乏，均可能引发神经退行性变中的细胞凋亡事件。这些发现深化了人们对帕金森病发病机制的理解，强调了炎症在其中的重要作用，并为未来的研究和治疗提供了新的方向。

- 氧化应激和线粒体功能障碍

氧化应激在多巴胺能神经元中确实扮演着关键角色。这些神经元似乎通过多巴胺的代谢过程促进了活性氧（reactive oxygen species，ROS）的产生，产生的 ROS 包括超氧阴离子（·O_2^-）、羟基自由基（·OH）和过氧化氢（H_2O_2）。此外，多巴胺的自氧化还会产生多巴胺醌，这是一种可能会破坏蛋白质结构的分子。

对于帕金森病，已故患者人脑的组织学检查显示了线粒体功能障碍的迹象，而氧化应激（oxidative stress）在帕金森病的病理过程中扮演了重要角色。多巴胺能神经元对线粒体中的 ROS 敏感，因为在多巴胺能代谢过程中,复合物Ⅰ(complex Ⅰ)中的电子泄露会部分还原分子氧,从而产生超氧自由基。这超氧自由基随后会通过单电子吸收产生羟基自由基,而后者又通过铁催化的芬顿反应(Fenton reaction)进一步产生,然后超氧自由基也可以通过超氧化物歧化酶(superoxide dismutase,SOD)转化为过氧化氢,最终分解成水和氧气。

ROS的积累可能会引发细胞组分的广泛损伤,这在神经元中尤其明显,因为神经元对氧化应激的耐受性较低。这种氧化应激和自由基产生的过程被认为可能对多巴胺能神经元的损害和帕金森病的发展产生负面影响。因此,针对氧化应激的治疗策略可能有助于减缓帕金森病的进展。

• 异常的蛋白质处理

在帕金森病中,涉及蛋白质聚集的过程在疾病的发展中具有重要作用。在神经元变性的过程中,观察到了蛋白质α突触核蛋白(α-syn)和泛素(ubiquitin)的聚集,尤其在黑质致密部的多巴胺神经元中。这些聚集体被称为路易体(Lewy body),是帕金森病的病理标志物之一,其在约85%的已故帕金森病患者的体内都能够观察到。这些蛋白质聚集可能在神经元内积聚,干扰了正常的蛋白质降解和清除机制,从而导致细胞内蛋白质聚集和毒性积累。尽管其具体的作用机制还在研究中,但这些聚集体被认为可能干扰了神经元正常的功能和存活。在帕金森病患者的脑组织中可以看到这些蛋白质聚集的存在,尤其在受影响区域,如黑质致密部的多巴胺神经元。这些观察为诊断和研究帕金森病提供了重要的标志物,同时也启发了关于疾病发展机制以及潜在治疗方法的研究。

当前,帕金森综合征已成为一个亟须解决的社会问题。随着对帕金森综合征的研究不断发展,人们对其生理病理及致病机制的认知也在迅速扩展。研究者们逐渐认识到,帕金森综合征是一种复杂的神经系统退行性疾病,需要结合遗传学、生物信息学、神经生物学等多领域的研究方法,以全面理解其复杂性。

5. 阿尔茨海默病:脑海中的橡皮擦

阿尔茨海默病(Alzheimer's disease,AD)是全球老龄化人口痴呆症的主要原因,德国精神科的一位医生于1906年首次描述了这种疾病。阿尔茨海默病是一种与年龄相关的不可逆转的神经系统退行性疾病,具有特征性的神经病理和神经生化改变,包括伴有神经原纤维缠结和神经炎性嗜银斑的皮质萎缩,胆碱乙酰转移酶、乙酰胆碱及其他神经递质和神经调质明显减少。在65岁以上的人群中,约12%的人受其影响。世界卫生组织估计,全世界有4 860多万人患有阿尔茨海默病。阿尔茨海默病的患者人数在全球范围内呈上升趋势,其严重影响着老年人的健康和生活。

如图2.8所示,阿尔茨海默病的病因和风险因素被认为是一种与几个风险因素相关的多因素疾病,如年龄增加、遗传因素、头部损伤、血管疾病、感染和环境因素(重金属、痕量金属等)。阿尔茨海默病典型的病理特征为大脑皮层和海马区域大量β-淀粉样蛋白(Amyloid beta-protein,Aβ)沉积、过度磷酸化的tau蛋白、星形胶质细胞增生、慢性神经炎症反应、氧化应激、显著的突触损伤与神经性营养不良等。斑块中发现的β-淀粉样肽和神经原纤维缠结(neurofibrillary tangles,NFT)中发现的过度磷酸化的tau蛋白是参与阿尔茨海默病发病机制的关键成分。

目前,全球阿尔茨海默病的病例已达2 400万例,阿尔茨海默病是导致痴呆的主要因素,预计到2050年,全球痴呆病例的数字将增加4倍。尽管阿尔茨海默病是一个公共卫生问题,但到目前为止,只有两类药物被批准用于治疗阿尔茨海默病,即胆碱酯酶抑制剂和N-甲

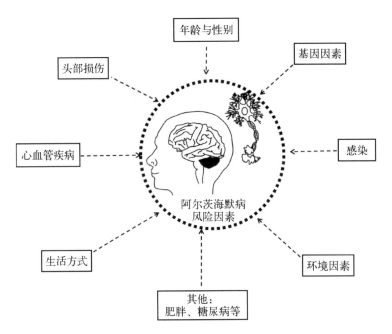

图 2.8　阿尔茨海默病的风险因素

基 D-天冬氨酸受体拮抗剂。

（1）阿尔茨海默病的发病机制

• 阿尔茨海默病与β淀粉样蛋白沉积

淀粉样蛋白级联假说认为，阿尔茨海默病（AD）的神经退行性变化是由于β淀粉样蛋白（Aβ）在大脑不同区域异常积聚所引起的。老年斑是 Aβ 的胞外沉积，表现为不同的形态，包括神经性斑块、弥散型斑块和致密型斑块。Aβ 斑块的主要成分是 β-淀粉样蛋白（Aβ）肽，这是一种由 38 至 43 个氨基酸残基组成的多肽，通过跨膜的淀粉样前体蛋白在连续酶促水解作用下生成。

β淀粉样蛋白聚集过程可分为成核阶段和延伸阶段。成核阶段包括单体构象变化和错误折叠；在延伸阶段，错误折叠的单体自缔合形成更丰富的二聚体 β-片状和低聚体。研究表明，β淀粉样蛋白沉积和弥漫斑块形成会导致局部小胶质细胞激活、细胞因子释放、反应性星形胶质细胞增多和多蛋白炎症反应。遗传学研究表明，阿尔茨海默病的神经退变过程是β多肽产生和清除失衡的结果。

- 阿尔茨海默病与 tau 蛋白过度磷酸化

神经病理学上，阿尔茨海默病定义为由 tau 蛋白组成的神经元内神经纤维病变。tau 蛋白主要存在于神经元中，属于微管相关蛋白家族。在生理条件下，修饰后的 tau 蛋白在微管组装和神经元微管网络的稳定中起着重要作用，是维持细胞完整性的重要因素之一。tau 蛋白以 6 种异构体的形式存在，含有 84 个磷酸化位点。研究表明，激酶过度激活和磷酸酶失活会诱导 tau 蛋白过度磷酸化成为不溶性的神经原纤维缠结，从而破坏神经元可塑性并导致神经退化。

- 阿尔茨海默病与神经炎症

越来越多的研究表明，仅淀粉样蛋白级联假说不能解释阿尔茨海默病的大部分发病机制，这表明其他病理过程也参与其中。随着阿尔茨海默病患者炎症标志物水平的升高以及与先天免疫功能相关的阿尔茨海默病风险基因的发现，炎症已成为一个至关重要的角色。在生理条件下，分枝小胶质细胞探测大脑微环境，感知损伤信号，并与神经元网络结构（包括突触和轴突）进行短暂接触。星形胶质细胞的生理作用包括调节脑血流量，维持突触稳态并为神经元提供营养和结构支持。在病理状态下，活化的小胶质细胞、星形胶质细胞和巨噬细胞通过受损的血脑屏障迁移，激活神经炎症反应。这些被激活的细胞失去了稳态功能，减少了神经营养因子的分泌，并产生了大量的促炎细胞因子和趋化因子，这可能有助于病原体或毒素的清除，但也导致了神经元功能障碍和损伤，进一步诱导阿尔茨海默病的恶化。

神经炎症研究表明，小胶质细胞、星形胶质细胞和神经元以同步的方式促进神经退变。β淀粉样蛋白可激活星形胶质细胞中的 NF-κB 通路，导致补体 C3（一种关键转化酶）释放增加，补体 C3 作用于神经元和小胶质细胞上的 C3a 受体，导致神经元功能障碍和小胶质细胞激活。相反，被激活的小胶质细胞通过释放 IL-1α、C1q 和 TNF 诱导 A1 神经毒性星形胶质细胞。在阿尔茨海默病背景的炎症环境下，小胶质细胞与星形胶质细胞之间的细胞串扰可形成正反馈回路，导致炎症反应的失调和自我放大。

- 阿尔茨海默病与胆碱能假说

胆碱能假说是关于阿尔茨海默病发病机制最早的理论，对阿尔茨海默病的发病机制具有重要意义。阿尔茨海默病占全球 5 000 万痴呆病例的 60%—70%，近年来的临床资料显示，阿尔茨海默病患者的大脑表现为严重的神经退变。胆碱能神经元减少、乙酰胆碱严重缺乏、乙酰胆碱转移酶活性明显下降等也进一步说明阿尔茨海默病造成胆碱能系统严重受损。

乙酰胆碱是一种重要的兴奋性神经递质，参与学习、记忆等高级行为。中枢胆碱能神经系统可通过调节乙酰胆碱的合成和释放来影响其水平。前脑胆碱能神经元在学习、记忆和认知功能中具有重要作用，其生存和分化依赖于神经生长因子，支配与记忆和学习相关的皮层和海马区域。乙酰胆碱酯酶可与 β 淀粉样蛋白生成过程中的关键酶——早老蛋白 1 结合并增强其表达，从而增加 β 淀粉样蛋白水平，加速认知功能障碍。此外，中枢胆碱能异常还可诱导 tau 蛋白磷酸化异常、神经炎症、细胞凋亡、神经递质和神经激素系统失衡等病理现象，但其作用机制尚不完全清楚。

- 其他学说

新皮质和边缘系统的突触损伤会导致记忆障碍，这种现象通常可以在阿尔茨海默病的早期观察到。突触丢失机制涉及轴突运输缺陷、线粒体损伤、氧化应激以及 β 淀粉样蛋白和 tau 蛋白在突触部位的积累。这些过程最终导致树突棘、突触前终末的丧失和轴突营养不良。突触蛋白可作为检测突触丢失和严重程度的生物标志物,如神经颗粒素(一种新发现的脑特异性神经元突触后蛋白)、突触黏附蛋白-1(synaptic cell adhesion molecule-1,SynCAM-1)和突触素-1。

(2)阿尔茨海默病的治疗方法

· 胆碱酯酶抑制剂

根据胆碱能假说,阿尔茨海默病是由于乙酰胆碱生物合成减少所致。通过抑制乙酰胆碱酯酶(AChE)来提高胆碱能水平被认为是提高认知和神经细胞功能的治疗策略之一。乙酰胆碱酯酶抑制剂(AChEIs)用于抑制突触中的乙酰胆碱降解,从而导致乙酰胆碱的持续积累和胆碱能受体的激活,改善认知障碍。加兰他敏(Galantamine)、多奈哌齐(Donepezil)、卡巴拉汀(Rivastigmine)和他克林(Tacrine)是美国食品药品管理局(FDA)批准的缓解阿尔茨海默病症状的药物,可抑制乙酰胆碱酯酶对胆碱的水解作用并增强胆碱能系统功能。

· N-甲基 D-天冬氨酸受体的拮抗剂

N-甲基 D-天冬氨酸受体(N-methyl-D-aspartate receptor,NMDAR)被认为在阿尔茨海默病的病理生理学中起主导作用。刺激 NMDAR 可导致钙离子内流,激活信号转导,从而触发对形成长时程增强(LTP)至关重要的基因转录,长时程增强对突触神经传递、可塑性和记忆形成至关重要。NMDAR 的过度激活导致钙信号的异常和谷氨酸的过度刺激,谷氨酸是中枢神经系统的主要兴奋性氨基酸,过度刺激将导致兴奋性毒性、突触功能障碍、神经细胞死亡和认知功能下降。一些 NMDAR 非竞争性拮抗剂已被开发并进入临床试验,但大多数因疗效不佳和副作用而失败。盐酸美金刚(memantine)是这一类别中唯一被批准用于治疗中到重度阿尔茨海默病的药物。此外,其他正在开发的 NMDAR 非竞争性拮抗剂化合物,可能在与年龄相关的认知问题和阿尔茨海默病中具有良好的治疗效果。上述药物只对阿尔茨海默病的症状有效，并不能治愈或预防阿尔茨海默病。近年来的研究热点已转向阿尔茨海默病的病理特征，如β淀粉样蛋白、p-tau蛋白等。未来的治疗方法，如疾病修饰治疗，可以通过靶向β淀粉样蛋白途径来改变阿尔茨海默病的进展，许多药物已经进入临床试验，如 AN-1792、Solanezumab、bapineuzumab、Semagacestat、Avagacestat 和 Tarenflurbil，但未能在最终临床阶段证明疗效。伴侣蛋白（chaperonin）是直接帮助新生肽链和解折叠的蛋白质肽链折叠成具有生物功能构象的蛋白质，如热休克蛋白和空泡分类蛋白35，其功能是帮助其他蛋白质正常发挥功能，并安全地到达细胞内的目的地，因此可用于治疗神经退行性疾病，在阿尔茨海默病的治疗研究中具有良好的前景。此外，中药中的天然提取物通过作用于多种机制也显示出了巨大的治疗潜力。

思考与练习：

1. 孤独症、癫痫、抑郁症和帕金森综合征及阿尔茨海默病虽然影响着不同的大脑功能，但它们都涉及神经元之间的通讯或调节。你认为这些疾病之间是否可能存在某种共通的神经生物学基础？
2. 当今科技使人们能够更深入地了解大脑的结构和功能，如成像技术和分子生物学方法。这些技术对于研究与大脑相关的疾病有何重要作用？
3. 现代医学研究不断揭示出与孤独症、抑郁症等疾病相关的遗传因素。然而，环境因素在这些疾病中也扮演着重要角色。你认为基于遗传学和环境学的综合方法对于这些疾病的研究会有什么优势？
4. 随着对大脑及神经系统疾病的研究不断深入，人们或许能够开发出更好的治疗方法。但是，治疗神经系统疾病通常面临着诸多挑战。你认为这些挑战是什么，解决这些挑战的关键又是什么？

本章参考文献

[1] Schmunk G, Gargus J J. Channelopathy pathogenesis in autism spectrum disorders. *Front Genet*, 2013, 4: 222.

[2] Genovese A, Butler MG. Clinical Assessment, Genetics, and Treatment Approaches in Autism Spectrum Disorder (ASD). *Int J Mol Sci*, 2020, 21(3): 4726.

[3] Lord C, Elsabbagh M, Baird G, et al. Autism spectrum disorder. *Lancet*, 2018, 392: 508-520.

[4] Bhat S, Acharya U R, Adeli H, et al. Autism: cause factors, early diagnosis and therapies. *Rev Neurosci*, 2014, 25(6): 841-850.

[5] Jeste SS, Geschwind DH. Disentangling the heterogeneity of autism spectrum disorder through genetic findings. *Nat Rev Neurol*, 2014, 10(2): 74-81.

[6] Thapar A, Cooper M, Rutter M. Neurodevelopmental disorders. *Lancet Psychiatry*, 2017, 4(4): 339-346.

[7] Fetit R, Hillary R F, Price D J, et al. The neuropathology of autism: A systematic review of post-mortem studies of autism and related disorders. *Neurosci Biobehav Rev*, 2021, 129: 35-62.

[8] Manoli D S, State M W. Autism Spectrum Disorder Genetics and the Search for Pathological Mechanisms. *Am J Psychiatry*, 2021, 178(1): 30-38.

[9] Liu H, Tan M, Cheng B. Valproic Acid Induces Autism-Like Synaptic and Behavioral Deficits by Disrupting Histone Acetylation of Prefrontal Cortex ALDH1A1 in Rats. *Front Neurosci*, 2021, 15: 641284.

[10] Zielinski B A, Prigge M B, Nielsen JA. Longitudinal changes in cortical thickness in autism and typical development. *Brain*, 2014, 137: 1799-1812.

[11] He Q, Duan Y, Karsch K, et al. Detecting corpus callosum abnormalities in autism based on anatomical landmarks. *Psychiatry Res*, 2010, 183(2): 126-132.

[12] Tang G, Gudsnuk K, Kuo S H. Loss of mTOR-dependent macroautophagy causes autistic-like synaptic pruning deficits. *Neuron*, 2014, 83: 1131-1143.

[13] Upadhyay J, Patra J, Tiwari N, et al. Dysregulation of Multiple Signaling Neurodevelopmental Pathways during Embryogenesis: A Possible Cause of Autism Spectrum Disorder. *Cells*, 2021, 10(4): 958.

[14] Miller A H, Raison C L. The role of inflammation in depression: from evolutionary imperative to modern treatment target. *Nat Rev Immunol*, 2016, 16(1): 22-34.

[15] Maes M, Vandoolaeghe E, Ranjan R. Increased serum inter-leukin-1-receptor-antagonist concentrations in major depression. *J Affect Disord*, 1995, 36(1-2): 29-36.

[16] Schneider R B, Iourinets J, Richard I H. Parkinson's disease psychosis: presentation, diagnosis and management. *Neurodegener Dis Manag*, 2017, 7(6): 365-376.

[17] Jankovic J. Parkinson's disease: clinical features and diagnosis. *J Neurol Neurosurg Psychiatry*, 2008, 79(4): 368-376.

[18] Jokinen P, Bruck A, Aalto S, et al. Impaired cognitive performance in Parkinson's disease is related to caudate dopaminergic hypofunction and hippocampal atrophy. *Parkinsonism Relat Disord*, 2009, 15(2): 88-93.

[19] Aarsland D, Batzu L, Halliday G M, et al. Parkinson disease-associated cognitive impairment. *Nat Rev Dis Primers*. 2021, 7(1): 47.

[20] Barage S H, Sonawane K D. Amyloid cascade hypothesis: Pathogenesis and therapeutic strategies in Alzheimer's disease. *Neuropeptides*, 2015, 52: 1-18.

[21] Bondi M W, Edmonds E C, Salmon D P. Alzheimer's Disease: Past, Present, and Future. *J Int Neuropsychol Soc*, 2017, 23(9-10): 818-831.

[22] Breijyeh Z, Karaman R. Comprehensive Review on Alzheimer's Disease: Causes and Treatment. *Molecules*, 2020, 25(24): 5789.

[23] Chen Z R, Huang J B, Yang S L, et al. Role of Cholinergic Signaling in Alzheimer's Disease. *Molecules*, 2022, 27(6): 1816.

[24] Cummings J L, Tong G, Ballard C. Treatment Combinations for Alzheimer's Disease: Current and Future Pharmacotherapy Options. *J Alzheimers Dis*, 2019, 67(3): 779-794.

[25] Leng F, Edison P. Neuroinflammation and microglial activation in Alzheimer disease: where do we go from here. *Nat Rev Neurol*, 2021, 17(3): 157-172.

[26] Liu Z, Zhang B, Xia S, et al. ROS-responsive and multifunctional anti-Alzheimer prodrugs: Tacrine-ibuprofen hybrids via a phenyl boronate linker. *Eur J Med Chem*, 2021, 212: 112997.

[27] Sery O, Povova J, Misek I, et al. Molecular mechanisms of neuropathological changes in Alzheimer's disease: a review. *Folia Neuropathol*. 2013, 51(1): 1-9.

[28] Sharma P, Srivastava P, Seth A, et al. Comprehensive review of mechanisms of pathogenesis involved in Alzheimer's disease and potential therapeutic strategies. *Prog Neurobiol*, 2019, 174: 53-89.

[29] Soria Lopez J A, Gonzalez H M, Leger G C. Alzheimer's disease. *Handb Clin Neurol*, 2019, 167: 231-255.

[30] Tolar M, Abushakra S, Sabbagh M. The path forward in Alzheimer's disease therapeutics: Reevaluating the amyloid cascade hypothesis. *Alzheimers Dement*, 2020, 16(11): 1553-1560.

第三章
血液学解剖及生理学进展

朱小玉

本章学习目标
1. 了解人体骨髓和造血微环境以及外周淋巴组织的解剖学特征;
2. 掌握人体特殊时期造血功能的生理学特征。

在人体胚胎发生过程中,造血这一生命功能在不同的时间由不同的部位负责,从胚外的卵黄囊到胎儿肝脏,最终骨髓成为造血的最主要场所。造血活跃的红骨髓在出生后渐渐退化被黄骨髓替代,而起源于骨内膜皮质毛细血管网的窦状网络撑起骨髓腔形成骨髓基质。具有持续自我更新的造血干细胞(HSC)在骨髓中形成细胞池,并通过细胞-细胞、细胞-基质之间的相互作用以及外周靶组织的反馈调节不断增殖、分化,维持机体造血的动态平衡。那么,神秘的骨髓微环境是怎样的呢?骨髓中强大的干细胞、各种造血细胞以及非造血细胞都有哪些作用呢?

人体通过强大的免疫系统防御病原体入侵或抑制肿瘤细胞生成,淋巴细胞在骨髓、胸腺中逐渐成熟,在次级淋巴组织中发挥、协调各种防御功能。免疫系统是如何区分自身抗原和外来抗原,并发挥各种特异和非特异性免疫功能呢?

衰老是每一个人从出生开始即面对的过程,在生长发育和衰老的过程中,机体的实质脏器功能不断变化,人体造血系统的生理学特征也不断改变。新生儿的血红蛋白浓度明显高于成人,出生数周后又明显下降,这是生理性的还是病理性的?幼儿外周血中淋巴细胞比例明显高于成人,中性粒细胞比例下降,这是否影响幼儿的免疫功能?妊娠期妇女发生血小板减少较为常见,既往存在免疫性血小板减少性紫癜(ITP)病史的妇女,妊娠期血小板减少常常会加重,这是否是妊娠的禁忌证呢?老年血液学的一个重要特征为异质性,大约1/3的老年人可出现血红蛋白浓度下降,这与机体的生理学变化有何联系?

一、血液学解剖及生理学概述

骨髓是人类造血的主要场所。正常成人骨髓每天每千克体重产生25亿个红细胞、25亿个血小板和10亿个粒细胞。造血活跃的红骨髓在出生后渐渐退化,青春期后,红骨髓主要集中在下颌骨、脊椎骨、肩骨、骨盆带、肋骨和胸骨。随着年龄的增长,手、脚、四肢等部位中的红骨髓由脂肪细胞取代(称为黄骨髓)。起源于骨皮质毛细血管网的窦状网络撑起骨髓腔并形成骨髓基质。正常状态下,造血干细胞(HSC)可进出骨髓并且分化成各种血细胞和免疫细胞。在机体发生失血、溶血、炎症、免疫性细胞减少时,机体可迅速响应并满足额外造血的需求。人体淋巴组织分为一级淋巴器官和二级淋巴器官,一级淋巴器官包括骨髓和胸腺,骨髓是HSC分化为淋巴祖细胞的部位,胸腺则是淋巴祖细胞分化为成熟T细胞的部位。二级淋巴器官包括脾、淋巴结和黏膜相关淋巴组织(MALT),是淋巴细胞进一步成熟,抵御入侵病原体，协调各种特异性和非特异性防御的场所。

人体在生长发育的不同阶段，其血液系统的生理学特征也在不断变化。由于体内的红细胞为大红细胞，新生儿的血红蛋白浓度在出生后的几周内会明显下降，发生新生儿生理性贫血。胎儿出生时外周血以中性粒细胞为主，出生后3天，新生儿外周血中中性粒细胞比例开始缓慢下降，淋巴细胞成为数量最多的白细胞类型，并一直维持至出生后的第四年。新生儿血小板的生理数据则与成人相当。

妊娠期妇女外周血容量明显增加，而红细胞数量的增多少于血浆体积变化，因此妊娠期妇女血红蛋白（Hb）浓度会相对下降，在贫血的诊断标准中，孕妇诊断值低于非妊娠期女性。另外，妊娠期母体对铁和叶酸需求量较非妊娠期明显增加，孕妇出现缺铁性贫血或营养性贫血的概率升高，规律产检并在孕期常规补充叶酸可有效预防贫血发生。出血性疾病是妊娠期的严重并发症，孕妇出现血小板减少的情况并不少见，如合并子痫前期，而对于妊娠前存在免疫性血小板减少性紫癜（ITP）病史患者，孕期常病情加重，这可能与免疫功能紊乱相关。

老年血液学的一个重要特征为异质性，老年个体血液指标的变化范围比年轻个体要宽泛得多。大约1/3的老年贫血患者，无法明确病因，这种"不能解释的贫血"可能是多种因素导致的，包括促红细胞生成素（EPO）反应性减低、雄激素下降等。另外，由于胸腺功能逐渐减退，老年人免疫功能下降，同时机体呈现高凝状态，该状态在合并其他动脉粥样硬化性血管病的高危因素时具有重要临床意义。

二、骨髓及造血微环境的结构

1. 血管系统

骨髓的血液供应有两个来源：营养动脉和肌肉动脉。营养动脉是主要来源，其通过营养管穿透骨皮质。在骨髓腔内，营养动脉分岔为上升和下降的中央动脉或髓质动脉，辐射状分支从这些动脉进入皮质的内面。在穿过内骨后，放射状血管的口径缩小，成为毛细血管。另一来源为肌肉动脉，其向下分化为骨外膜毛细血管，与来自营养动脉的动脉血混合在一起，形成窦状网络，造血细胞分布在这些窦状网络间隙间。有些动脉有特异性的薄壁段，与壁厚正常的动脉直接相连。这些血管发出几乎垂直的分支，类似于脾脏和肾脏观察到的动脉分支，从而对骨髓内压力的变化进行容积补偿。在骨髓腔内，由流速较高、相对不渗透且不分支的微血管组成的过渡区与流速较低、渗透性强、高度分支的窦状血管相通，汇集为一条大的中心髓窦，通过静脉血管汇入全身静脉循环。

2. 神经分布

有髓鞘和无髓鞘的神经纤维存在于骨髓的动脉周围鞘中，它们可调节动脉张力。骨髓中的神经纤维主要沿小动脉分布，而毛细血管周围神经分布较少，主要通过神经激肽 A(NKA)和 P 物质(SP)介导血流量和血管生成。神经末梢分布在动脉周围固有层之间，或紧挨动脉平滑肌细胞旁。无髓鞘纤维终止于造血部位，表明游离的神经末梢产生的神经体液因子可影响骨髓造血。少数神经末梢在造血实质内或窦壁上存在细胞间的接触，这种解剖结构被称为神经网状复合体，由传出神经（自主神经）和骨髓基质细胞通过间隙连接组成。

自主神经元支配血管周围的网状细胞，这些网状细胞可通过表达或者分泌细胞因子来维持造血干细胞龛，这些细胞因子主要包括白细胞介素-7(IL-7)和血管细胞黏附分子-1(VCAM-1)，另外还有干细胞因子(SCF)和基质细胞衍生因子(SDF1/CXCL12)。交感神经系统通过对骨髓中 CXCL12 表达的影响，控制循环中造血干细胞数量的昼夜波动。光照和黑暗同样调节造血干细胞的分化及数量,光照可诱导去甲肾上腺素和肿瘤坏死因子(TNF)增加,通过增加氧化应激(ROS)促进干细胞分化,而黑暗可诱导 TNF 以及褪黑素的生成,减少 ROS 从而促进干细胞的自我更新。胆碱能神经系统间接作用于骨髓,通过下丘脑-垂体-肾上腺轴(HPA)调节糖皮质激素分泌从而影响粒细胞集落刺激因子(G-CSF)对造血干细胞的增殖作用。

3. 髓窦结构、非造血细胞组成和龛的形成

造血发生在骨髓窦间的血管外空间。骨髓窦壁由腔内的内皮细胞层和腔外的网状细胞层组成,形成一个不完整的外壁。细胞层之间有一层薄的、间断的基底层。循环中的造血干细胞穿过静脉窦内皮进入血管外空间,在那里增殖并分化为成熟的细胞后回到血液循环中。血管外空间的非造血细胞和细胞外基质形成骨髓基质。造血龛的概念最初是针对小鼠脾脏中多能祖细胞而定义的,现在已经扩展到多种骨髓造血亚群,包括造血干细胞、淋巴细胞、红细胞和髓系祖细胞。骨髓龛中细胞成分包括多种非造血细胞:内皮细胞;间充质干细胞(MSC)及其分化而来的软骨细胞、成骨细胞、成纤维细胞和脂肪细胞;造血干细胞终末分化的巨核细胞、巨噬细胞和淋巴细胞。研究表明宿主骨髓窦状内皮细胞和造血细胞在间充质干细胞及其后代提供的微环境中浸润和发育。

(1) 内皮细胞

靠近骨内膜的动脉微血管向骨髓中央的窦状血管过渡中,无分支的微动脉血管壁上的内皮细胞与窦状血管上的内皮细胞直接连接。内皮细胞宽大而扁平,完全覆盖骨髓窦的内表面。它们是骨髓内外的主要屏障,控制化学物质和颗粒的进出。内皮细胞表面表达

血管性血友病因子(vWF)抗原、Ⅳ型胶原蛋白、层粘连蛋白以及多种黏附分子,调节造血干细胞的增殖。骨髓内皮细胞中糖蛋白gp130的缺失将引起外周白细胞增多,导致严重贫血,但患者的血小板数值正常。另外,窦状内皮细胞特异表达透明质酸和唾液酸酰化CD22配体,这是血液循环中干细胞和B淋巴细胞的归巢受体。

(2) 外膜网状细胞

血管窦的腔外由网状细胞组成。它们广泛的分支状细胞质突起包围着骨髓窦的外壁,覆盖约2/3的窦腔外表面。网状细胞可合成嗜银纤维,后者与网状细胞胞质一同延伸至造血区,形成一个网状结构,造血细胞栖身于其中。网状细胞的细胞体,宽大的细胞质突起和纤维形成了骨髓的网状结构。在人体中,具有分化为脂肪细胞或骨细胞潜能的外膜网状细胞属于间充质干细胞亚群,这些细胞主要分布在血管周围,但有些散布在整个骨髓中。富含CXCL12网状细胞(CAR细胞)的发育及其CXCL12和干细胞因子(SCF)的产生与转录因子*Foxc1*的表达有关。CAR细胞是造血干细胞、B淋巴细胞、自然杀伤细胞(NK细胞)等细胞正常发育所必需的。

(3) 脂肪细胞

来源于成纤维细胞或外膜网状细胞,在体外,人和小鼠的成纤维细胞可转化为脂肪细胞,脂肪细胞也可转化为成纤维细胞。脂肪细胞减少了造血空间,压迫血管,使血管变窄甚至呈丝状。一旦机体需要,脂肪细胞可以失去脂肪,使血窦重新形成,造血得以恢复。

(4) 成骨细胞、破骨细胞、骨细胞

成骨细胞、破骨细胞与具有纺锤形细胞核的扁平细胞共同构成骨髓内膜层。成骨细胞嵌入骨基质蛋白后称为骨细胞,是终末分化的细胞,具有分泌能力,可影响成骨细胞、破骨细胞和造血细胞的活动。成骨细胞、破骨细胞和骨内膜细胞均在造血中起一定作用。成骨细胞有三个主要功能：一是调节骨基质蛋白的分泌形成新骨质；二是调节破骨细胞活动影响骨吸收；三是释放细胞因子调节造血微环境。成熟的破骨细胞是由造血干细胞的单核/巨噬细胞系祖细胞融合而成的多核巨细胞。成熟的破骨细胞吸收、重塑骨质，控制造血干细胞进出骨髓。近年来的研究表明，分离得到的人成骨细胞可以持续合成多种生长因子的信使 RNA，如粒细胞集落刺激因子（G-CSF）、粒巨集落刺激因子（GM-CSF）等，同时，成骨细胞的免疫表型特征与基质细胞类似。因此，有研究者认为成骨细胞可能是造血微环境细胞成分的一员。

4. 淋巴细胞

淋巴细胞包括造血干细胞分化而来的 T 细胞、NK 细胞、B 细胞和浆细胞，在骨髓中部分分化，后进入血液循环并迁移到其他淋巴器官（如胸腺、脾脏或淋巴结）进一步分化，然后返回骨髓，在那里进行最终分化。当多能祖细胞失去分化为巨核细胞-红细胞祖细胞（MEP）和粒细胞-巨噬细胞（GM）祖细胞的潜能时，淋巴细胞即开始分化。这些早期淋巴样祖细胞（ELP）分化需要一个由间充质干细胞及其分化而来的成骨细胞提供的微环境，后进入血液并转运到胸腺，在那里分化为 T 细胞。另外，早期多潜能祖细胞可以在骨髓中分化为共同淋系祖细胞（CLP），产生 NK 祖细胞和前 B 细胞祖细胞，前 B 细胞祖细胞进一步分化为原 B 细胞，后迁移至脾脏或淋巴结，进一步分化成熟。骨髓间充质干细胞和成骨后代通过提供成骨细胞特异性转录因子 osterix 和半乳糖凝集素-1，为 CLP、前 B 细胞祖细胞、原 B 细胞和前 B 细胞的增殖和分化创造微环境。骨髓中成熟浆细胞与前 B 祖细胞争夺产 CXCL12 基质细胞的表面位点，形成负反馈调节。另外，约 85% 的发育中 B 细胞在自身抗原识别过程中凋亡。骨髓基质细胞促进了 NK 细胞的一系列分化成熟阶段,成熟的 NK 淋巴细胞进入血液,在其他组织中作为细胞毒性效应细胞($CD56^{dim}$/$CD16^+$)或调节性细胞($CD56^{bright}$/$CD16^-$)发挥作用。在胸腺和外周淋巴组织中发育的记忆性 $CD4^+$ 和 $CD8^+$ T 淋巴细胞暴露于抗原后经血液循环回到骨髓,并通过与骨髓基质细胞相互作用保留在骨髓龛中。大多数记忆性 T 淋巴细胞,包括 $CD4^+$ 细胞和 $CD8^+$ T 细胞在骨髓中是静止的,但它们可以自我更新,当存在免疫应激时被激活。

5. 巨噬细胞

骨髓中的巨噬细胞具有活跃的吞噬功能和防御功能。当异物、细菌、毒物侵入时,巨噬细胞可吞噬和清除病原体;巨噬细胞还能清除衰老的红细胞碎片,吞噬晚幼红细胞脱出的核,肿瘤坏死因子-α(TNF-α)和一氧化氮(NO)是巨噬细胞发挥杀伤作用的主要效应因子。骨髓中巨噬细胞是干细胞生长因子(如 IL-1)和抑制因子(如巨噬细胞炎症蛋白 1-α 和 TNF-α)的来源,巨噬细胞还可以调节细胞外基质的结构和成分,以及纤维粘连蛋白的含量。巨噬细胞常位于红细胞造血岛的中央,是给红细胞提供铁元素的保姆细胞。此外,巨噬细胞常位于血窦旁,它可以伸出突起穿越内皮细胞壁,清除血液循环中的无效红细胞。

6. 细胞外基质

细胞外基质(ECM)主要由三类大分子物质组成:糖蛋白、蛋白多糖和胶原,它不是被动无活力的结构支架,而是传递和接收信息的物质基础,造血细胞对细胞外基质的特异性识别是造血细胞增殖分化的第一步,造血细胞对基质的黏附决定它在基质微环境中的地位。

(1) 糖蛋白

目前已知的糖蛋白有纤维连接蛋白(fibronectin, FN)、血细胞粘连蛋白(hemonectin, HN)、层粘连蛋白(laminin, LN)等。纤维连接蛋白是一种黏附分子，主要由成纤维细胞产生，它是存在于多种细胞表面、基质及血浆中的一种糖蛋白，是骨髓基质中主要纤维成分，它可连接各种细胞、生长因子和其他细胞外基质分子，与细胞黏附、迁移、分化等的作用有关，与造血细胞的关系十分密切。血细胞粘连蛋白是从骨髓中分离出的一种 60 kDa 糖蛋白，它可促进造血细胞的增殖和分化，但人出生后在如乳腺、肾、脾等组织中均不含这种蛋白。层粘连蛋白是由内皮细胞产生的非胶原糖蛋白，与IV型胶原、硫酸肝素等共同组成血管内皮下基底膜，这是防止肿瘤细胞扩散的重要屏障。

(2) 蛋白多糖

蛋白多糖是由许多氨基葡聚糖(glycosaminoglycans, GAG)侧链共价连接核心蛋白而组成。近十年来蛋白多糖的研究飞速发展，它不仅是细胞间填充物，还具有活跃的生物学活性，可主动参与和影响细胞的各种行为，并对机体的多种生理和病理过程发生作用。在骨髓中蛋白多糖分布于外膜网状细胞的表面和细胞外基质，有调节造血细胞增殖的作用。

(3) 胶原

骨髓中胶原主要分为Ⅰ型、Ⅲ型、Ⅳ型、Ⅵ型和Ⅴ型。Ⅰ型胶原为粗大纤维素；Ⅲ型胶原为微细的原纤维，均由成纤维细胞产生；Ⅳ型胶原为网格状结构，是基底膜的主要成分，由内皮细胞产生；Ⅴ型胶原常存在于Ⅰ型胶原、Ⅲ型胶原的核心部，其含量甚微，但与纤维化过程的启动相关。近年来的研究表明，骨髓中粒细胞/巨噬细胞集落形成单位(CFU－GM)、红系爆式集落形成单位(CFU－E)可特异性地与Ⅰ型胶原结合。

7. 造血细胞的组成

（1）成红细胞

位于血窦及脂肪细胞之间，成群存在的幼稚红细胞称之为红细胞造血岛，是红细胞生成的功能和解剖单位，其中心为1—2个巨噬细胞。相差显微镜下可以看到巨噬细胞胞质围绕着有核红细胞快速运动并与之密切接触，造血岛外层的细胞较内层更成熟，中心的巨噬细胞伸出长长的突起包绕着幼稚红细胞，有核红细胞逐渐成熟，就离开巨噬细胞主体，贴近血窦，脱核后成为网织红细胞，通过内皮细胞进入血窦，脱下的核被巨噬细胞吞噬。在慢性缺氧或溶血性贫血环境下，由于受缺氧或红细胞生成的刺激，于外周血中也可以发现有核红细胞。

（2）巨核细胞

巨核细胞分布在骨髓内血窦的外侧，巨核细胞与血窦间的密切关系可能与其产生多种生长因子如白细胞介素-11、干细胞因子（KIT配体）、白细胞介素-6和白血病抑制因子（LIF）有关，这些都将影响巨核细胞的发育。

（3）粒细胞

骨髓中幼稚粒细胞与外膜网状细胞突起密切接触，通过凝集素（lectin）样黏附分子"锚"于外膜网状细胞表面，随着细胞成熟这些黏附分子会逐渐消失，便于粒细胞向血窦壁运动。当成熟的中性粒细胞进入窦腔时，首先部分胞质进入和穿过内皮细胞，细胞变形后进入窦腔，由于粒细胞的核呈多分叶，通过窦壁时细胞核不需要明显变形。

三、淋巴组织的组成及结构

淋巴组织是指体内以淋巴细胞为主要成分的组织。由淋巴组织构成的器官称为淋巴器官。淋巴组织常位于消化道及呼吸道黏膜中,淋巴器官则常长在淋巴通路或血液通路上,如胸腺、脾、淋巴结及扁桃体等。淋巴组织可分为初级淋巴组织和次级淋巴组织。初级淋巴组织是淋巴细胞从祖细胞发育成有功能的成熟淋巴细胞的场所,包括骨髓及胸腺。次级淋巴组织包括脾、淋巴结和黏膜相关淋巴组织等。淋巴组织作为免疫系统,主要功能为抵抗外来致病因子的侵袭。了解这些组织的结构,可以进一步认识免疫系统如何区分自我抗原和外来抗原,并形成对外来的病原体的各种特异性和非特异性防御的能力。

1. 胸腺

胸腺在胚胎第 8 周发育,其起源于第 3 及第 4 对咽囊。咽囊向腹侧出芽形成胸腺始基,为一上皮样囊腔,内有淋巴样细胞和胸腺细胞。人体胸腺的体积从出生后至青春期逐渐增大,质量可达 40 g。随着性成熟,胸腺开始退化,到约 60 岁时,胸腺质量降至 14—20 g。另一种退化称为意外性退化,可由疾病、肿瘤、急性移植物抗宿主病(aGVHD)、严重营养不良、大剂量放射线照射或性激素变化等引起。

胸腺表面由薄层结缔组织形成被膜。其主要解剖结构为胸腺小叶,胸腺小叶又分为皮质和髓质。皮质在小叶的周围部分,由大量密集的淋巴细胞组成;经毛细血管后静脉进入胸腺的干细胞先在这里分裂、分化,形成一些大、中、小淋巴细胞,它们分裂后向内皮质区移动;淋巴细胞在此区继续分裂、分化,由较幼稚分化发育到较成熟,逐渐获得胸腺特异性标记。胸腺髓质位于胸腺中央,稀疏分布着成熟的胸腺细胞和上皮细胞。髓质中还有一种特殊的胸腺小体,其由上皮细胞以同心圆排列而成,小体中央为角化的或透明变性的破碎细胞。胸腺小体被认为在调节性 T 细胞发育中发挥重要作用。在皮质、髓质连接处还含有骨髓来源的抗原递呈细胞,包括树突状细胞和巨噬细胞。

胸腺细胞的支架由结缔组织及上皮网状细胞组成。胸腺上皮网状细胞可分泌多种胸腺激素,形成培育 T 细胞的微环境。目前,已经纯化的胸腺激素有以下几种:胸腺素,可促进淋巴干细胞向 T 细胞分化和刺激细胞增殖;胸腺生成素,可诱发 T 细胞的分化;胸腺肽,为一种含锌的小分子肽,作用与胸腺素相似;胸腺体液因子;泛有素,低浓度时触发 B 细胞和 T 细胞的早期分化,高浓度时对 T 细胞的作用消失。

胸腺上皮细胞及树突状细胞、巨噬细胞通过细胞表面的两种 MHC 分子(MHCⅠ类及 MHCⅡ类)对胸腺细胞进行阴性及阳性选择,能与自身 MHC 抗原相适应的胸腺细胞(占 2% 左右)被选择性地保留下来,并继续发育,其余则通过启动 DNA 内切酶,使核内 DNA 断裂,引起细胞死亡。

2. 脾

脾发育于人胚胎第 5 周,造血干细胞从卵黄囊或肝脏经血液循环迁入此处发挥造血功能。至胚胎第 5 个月脾造血功能逐渐被骨髓代替,而变成一个淋巴器官。脾保存少量干细胞,在一定条件下可恢复造血。

脾的被膜由致密结缔组织构成,结缔组织向脾实质伸出索条状小梁,脾的一侧有一凹陷,即门部。有神经血管进出门部,门部也向实质伸出较粗的小梁。上述小梁互相连接,构成支架,网状组织填充其内,淋巴细胞、巨噬细胞、浆细胞位于网状组织空隙中。小梁中有动脉、静脉、淋巴管和神经。脾无传入淋巴管,传出淋巴管围绕动脉从门部伸出脾。脾实质由红髓、白髓及边缘区构成,大部分为红髓,白髓为灰白色小点,稀疏地分布于红髓中,边缘区则围绕着白髓,与红髓之间无明显界限。白髓由动脉周围淋巴鞘和脾小结构成,围绕着脾动脉及其分支而分布。脾动脉逐渐形成分支称为中央动脉,而中央动脉周围是动脉周围淋巴鞘,主要以 T 淋巴细胞为主,称胸腺依赖区,同时有散在的树突状细胞和巨噬细胞,在近边缘区处可有少量 B 细胞、浆细胞前体和浆细胞。在淋巴鞘中分布的淋巴小结以 B 淋巴细胞为主,称非胸腺依赖区。当抗原刺激引起免疫反应时,淋巴小结增多或增大,生发中心明显,随后红髓中的浆细胞增多。红髓在白髓和边缘区周围,由脾索和脾窦组成。脾索由网状细胞和网状纤维构成网架,网状细胞来源于覆盖动脉和静脉的外膜。在脾索的网状结构中有淋巴细胞、各种血细胞及巨噬细胞、鞘毛细血管等。多数毛细血管开放于脾索。血液进入脾索后,流动缓慢,血浆常先渗入血窦内,巨噬细胞可吞噬衰老的红细胞和血小板,因此将发生吞噬的区域称为滤过区。脾索是 B 淋巴细胞区,有较多的小淋巴细胞、中淋巴细胞及浆细胞,称为非滤过区。

  脾是高效的免疫反应器官,它可在白髓捕捉、处理、浓缩抗原。无论是在初级还是次级反应中,白髓中的 T 细胞和 B 细胞都可相互作用,产生免疫应答。外周血中抗原经开放式脾索循环到达红髓,经巨噬细胞处理并在边缘区浓缩后,转运到白髓,呈递给小淋巴细胞,后进入生发中心,引起 B 细胞向浆细胞转化,大量浆细胞进入红髓,特别是动脉周围,72 小时后抗体可在外周血中测出。另外,脾是调节性 T 细胞的重要来源,从前体细胞到效应细胞都在此分化发育。脾具有强大的过滤功能。髓索中弯曲、狭窄的网状结构及巨噬细胞构成了良好的过滤系统,可以清除血流中的颗粒、细菌和衰老细胞。正常情况下,衰老的粒细胞、血小板和红细胞都可被脾清除。脾还可清除红细胞中的包涵体,如海因茨小体、豪-乔小体等。脾肿大或功能亢进时会导致贫血。切除脾后,血中衰老的及异形红细胞增多。脾可选择性地保留和储存血小板、淋巴细胞、网织红细胞。脾中没有成熟红细胞储存池,但在某些情况下,脾可储存10%—45%的成熟红细胞。另外,脾具有部分造血功能。胎儿5个月以前脾为其主要造血器官,成人的脾在严重贫血或某些病理状态下可以恢复造血,其内含少量造血干细胞(约为骨髓的1/10)。

3. 淋巴结

淋巴结由致密的被膜包绕,被膜中有传入淋巴管。被膜多处向内延伸成小梁,并反复分支,基质由网状组织构成形成细胞支架。研究人员将网状细胞与各种淋巴细胞共培养,发现淋巴细胞与网状细胞间有一定亲和性,易互相靠近,淋巴细胞、巨噬细胞、浆细胞、树突状细胞以及肥大细胞等多种细胞游离于网状细胞突起之间,在非炎症状态下,一般很少见到粒细胞。淋巴结的皮质位于被膜下,由皮质淋巴窦、浅层皮质区、淋巴小结和深层皮质区组成。皮质淋巴窦包括被膜下淋巴窦、小梁周窦以及深层皮质区淋巴窦。浅层皮质区又叫周围皮质区,是位于被膜下淋巴窦的薄层淋巴组织,主要含B细胞。淋巴小结又称淋巴滤泡,呈圆形或椭圆形,由致密淋巴组织构成。尚无生发中心的小结称初级淋巴小结,主要由中心母细胞和中心细胞组成;有生发中心的小结称次级淋巴小结。淋巴小结的顶部有一半月形帽状区,主要由密集的小淋巴细胞构成,称为帽,它朝向抗原进入的方向。淋巴小结中部主要是中等大小的淋巴细胞,有丝分裂象多见,称生发中心。生发中心分为亮区和暗区,暗区的淋巴细胞较大，主要是中心母细胞，亮区的多为中心细胞，后经过多次分裂，变为帽的小淋巴细胞。生发中心还常见许多巨噬细胞，在产生大量淋巴细胞的同时，生发中心内巨噬细胞大量吞噬淋巴细胞，在胞质内常见残留的淋巴细胞核，称为易染体巨噬细胞（tingible body macrophage）。生发中心中还有滤泡树突状细胞，主要位于亮区，是由受抗原刺激后原位的幼稚网状细胞分化而成。滤泡树突状细胞有很多突起，表面有大量 Fc 受体和 C3 受体，可聚集大量抗原-抗体复合物于细胞表面，形成多个免疫复合物被复小体，可被 B 细胞内吞，经处理后呈递给 T 细胞。深层皮质区又称副皮质区，主要含 T 细胞、B 细胞、树突状细胞和巨噬细胞。淋巴结髓质位于淋巴结中央，由髓索及髓索淋巴窦组成。髓索以网状细胞为支架，内含淋巴细胞，以 B 淋巴细胞为主，还可见浆细胞、巨噬细胞、肥大细胞和嗜酸性粒细胞等。当抗原引起淋巴结体液免疫后，髓索内浆细胞大量增加。

淋巴结具有过滤功能。淋巴结的窦系统，特别是髓质窦是淋巴液的过滤器，淋巴液在窦内流速缓慢且道路迂回，便于巨噬细胞捕捉抗原物质、细菌等，淋巴结的清除率高达 99%。淋巴结具有体液及细胞免疫应答。单型多价异抗原不需要处理即可引起体液免疫应答，但多数抗原是多型多价的，必须经过处理和 T 细胞的辅助才能引起体液免疫应答。抗原经抗原递呈细胞处理，将抗原分解为短的段落，并保存其抗原决定簇，结合于细胞膜表面的 MHC 分子上，再呈递给 T 细胞及 B 细胞。B 细胞未受抗原刺激前长期处于 G0 期，受抗原刺激的 B 细胞激活辅助性 T 细胞，释放多种淋巴因子，同时由 G0 期进入 G1 期，进一步增殖分化，产生大量浆细胞前体和记忆性 B 细胞，后进入循环发挥体液免疫。细胞免疫应答是由辅助性 T 细胞（Th 细胞）和细胞毒性 T 细胞（Tc 细胞）共同完成的，抗原经处理后结合于 MHC Ⅱ类分子上，引起相应性 Th 细胞识别抗原，该抗原及巨噬细胞分泌的 IL-1 对 Th 细胞共同刺激,使 Th 细胞从 G0 期进入增殖期。另外,Th 细胞可分泌 IL-2,作用于邻近的 Tc 细胞或 B 细胞,共同发挥免疫效应。

4. 黏膜相关淋巴组织

黏膜相关淋巴组织(MALT)可保护机体呼吸道和胃肠道上皮,其中与肠道上皮细胞相关的淋巴组织也被称为肠道相关淋巴组织(GALT)。肠道相关淋巴组织中的淋巴细胞主要位于肠道上皮细胞层内,散在或聚集分布在肠道固有层中。聚集分布在固有层中的 GALT 结构包括扁桃体、增殖腺、阑尾和回肠中被称为派尔集合淋巴结(Peyer patch,PP)的特殊结构。大多数上皮内的淋巴细胞是 $CD8^+$ T 细胞,其中 10% 表达 T 细胞受体为 $\gamma\delta$ 型。肠道固有层中为混合的细胞群,包括活化的 $CD4^+$ T 细胞和先天淋巴样细胞(ILC)。先天淋巴样细胞是黏膜免疫的关键角色,其通过释放 IL-22 等因子维持肠道上皮的稳态。黏膜相关淋巴组织中富含浆细胞和嗜酸性粒细胞,支气管和肠道黏膜中的大多数浆细胞能够分泌免疫球蛋白 A(IgA),免疫球蛋白 A 与黏膜上皮内合成的分泌片结合,成为分泌性免疫球蛋白 A,然后穿过黏膜上皮的微绒毛分泌到腔内,防止病原体在黏膜上定植。

四、新生儿及婴儿期血液学特征

1. 红细胞生成特点

足月时脐带血的平均血红蛋白水平为 168 g/L,95% 的区间数值为 137—201 g/L。有研究显示,早期的脐带结扎似乎会增加 2 个月时婴儿的贫血发生率,并影响心肺的适应性。推迟脐带结扎可能会使婴儿的血容量和红细胞量增加超过55%。通常情况下，由于血浆从血管内向血管外移动，血红蛋白比容和血细胞比容在出生后的前几个小时内会上升。如果足月儿静脉血红蛋白浓度低于140 g/L，或者在出生第一天的血红蛋白比容或血细胞比容下降都属于异常情况。

新生儿的红细胞是巨红细胞，平均细胞容积（MCV）超过110 fl/细胞。出生一周后平均细胞容积开始下降，到第九周时达到成人值。新生儿的血涂片提示红细胞形态为大细胞正色素性，可见少数有核红细胞。即使在健康的婴儿中，也可能有轻度的红细胞大小不均和异形红细胞增多症。脐带血中存在大量的循环造血祖细胞。脐带血中红系爆式集落形成单位（BFU-E）和红系集落形成单位（CFU-E）的分化比成人更快。另外，脐带血中造血祖细胞处于有丝分裂周期的比例约为50%，介于胎儿和成人祖细胞的比例之间。部分研究表明早产儿出生时的血红蛋白水平较低，网织红细胞数值较高，有核红细胞数值较足月儿高。早产儿的网状细胞数量与胎龄成反比，孕32周时平均有8%的网织红细胞，足月时为4%至5%。

促红细胞生成素（EPO）是红细胞生成的主要调节剂。虽然脐带血中也存在促红细胞生成素，但在出生的健康婴儿外周血中，促红细胞生成素低于检测下限。红细胞、血红蛋白和血细胞比容在婴儿出生后第一周仅有轻微下降，但在随后的5—8周内快速下降，形成新生儿生理性贫血。足月婴儿血红蛋白的最低值大约发生在2月龄时，当血红蛋白浓度低于110 g/L时，红细胞生成活性增加，外周血中可检测到促红细胞生成素。当婴儿合并溶血性贫血或紫绀型心脏病时，可早于2月龄于外周血中检测到促红细胞生成素。

2. 白细胞的组成和功能

足月儿和早产儿外周血中中性粒细胞的绝对数量通常较年长儿

童的多。而早产儿的中性粒细胞数量一般低于足月儿,中幼粒细胞和杆状核粒细胞比例要高。足月儿和早产儿的中性粒细胞绝对值在出生 24 小时内都会上升。在出生后的前几天,健康婴儿的血液中可能会出现不成熟细胞,包括少量早幼粒细胞和原始细胞,这种情况早产儿比足月儿更多见。分叶核中性粒细胞在出生后前几天占多数,随着数量的减少,淋巴细胞成为优势细胞,并在出生后的前 4 年内一直如此。

细菌感染是新生儿期死亡的一个主要原因。感染常由对正常人体而言毒性较低的微生物引起,包括葡萄球菌和兰斯菲尔德 B 组 β 溶血性链球菌,但也包括假单胞菌属和其他革兰氏阴性杆菌。新生儿细胞免疫及体液免疫的特点,造成其对这些感染异常敏感。早产儿和足月儿的中性粒细胞对细菌和乳胶颗粒的吞噬作用正常,但新生儿的中性粒细胞存活时间不如成人。新生儿中性粒细胞初级颗粒中的细菌渗透性增加蛋白(BPI)明显减低。细菌渗透性增加蛋白是一种抗菌蛋白,可结合并中和内毒素。新生儿的单核细胞具有正常的硝基蓝四氮唑(NBT)还原性,正常的抗体依赖细胞毒反应,但对聚苯乙烯微球的吞噬作用较成人的单核细胞慢,腺苷三磷酸(ATP)的产生也相对减少,对血清源性因子的趋化性也会降低。这些特征可能导致新生儿对各种感染性因子易感。

3. 血小板生成和血小板数值

足月儿和早产儿的血小板数值介于 $150\times10^9/L$—$400\times10^9/L$ 之间,与成人相当。患有呼吸窘迫或败血症的高危婴儿和患有三体综合征的新生儿可能会出现血小板数值低于 $100\times10^9/L$。促血小板生成素(TPO)是成人血小板生成的主要调节因子。促血小板生成素转录物在孕 6 周就可被检测到,胎儿和新生儿促血小板生成素的主要来源是肝脏。早产儿和足月新生儿的血清促血小板生成素水平高于成人,但血小板减少的新生儿外周血清促血小板生成素水平增加不明显,这可能是造成患病婴儿血小板减少发生率增加的原因。

4. 淋巴细胞功能

新生儿淋巴细胞的绝对数量与 6 个月至 2 岁的幼儿相当,早产儿出生时的数值较低。胸腺衍生细胞(T 细胞)在妊娠早期即开始发育。新生儿外周血中主要淋巴细胞亚群的比例与较大年龄的儿童和成人相当。新生儿和儿童的 $CD4^+$ T 细胞随年龄不断增加,$CD8^+$ T 细胞减少,导致 $CD4^+$ 细胞和 $CD8^+$ T 细胞的比例增加。多数细胞免疫反应,如识别、结合抗原、抗体依赖性细胞毒性反应和移植物抗宿主反应在新生儿中都已存在,但与成人相比,有些反应会减轻。新生儿体中 T 细胞产生 γ 干扰素和其他淋巴因子的能力受损,可能与巨噬细胞不成熟有关。此外,脐带血中 T 细胞具有正常的 IL-2 受体,但在 IL-2 的作用下不会上调 γ 干扰素的合成。体液免疫也在妊娠早期发展,但直到出生后才具有充分的活性。新生儿 T 细胞非依赖性 B 细胞在出生后第一年反应受限,而 T 细胞依赖的 B 细胞则成熟得较早。或由于子宫的隔离环境,胎儿体内淋巴细胞合成的免疫球蛋白很少。出生后由于胎盘转运,足月婴儿的免疫球蛋白 G(IgG)水平与母体的相当,但由于免疫球蛋白 M(IgM)、免疫球蛋白 D(IgD)和免疫球蛋白 E(IgE)无法穿过胎盘,这些免疫球蛋白和免疫球蛋白 A(IgA)的水平在出生时基本测不出。母乳喂养可提供一些抗体,尤其是分泌型免疫球蛋白 A、溶菌酶和乳铁蛋白,可提供局部的胃肠道保护。虽然新生儿可以产生特异性免疫球蛋白 G 抗体,但通常量极少。

5. 新生儿凝血系统特点

足月儿血浆中(凝血)因子 Ⅱ、(凝血)因子 Ⅸ、(凝血)因子 Ⅹ、(凝血)因子 XI、(凝血)因子 XII、前激肽释放酶和高分子量激肽原的水平较成人低(低于成人水平的 60%),而血管性血友病因子(vWF)水平升高。由于(凝血)因子 II(凝血酶原)、(凝血)因子 VII、(凝血)因子 IX、(凝血)因子 X 合成过程中需要维生素 K 的参与,且在出生后的前 3—4 天,这些因子的水平普遍下降,因此,通过摄入维生素 K 可有效防止经典的早发性新生儿出血性疾病。由于缺乏维生素 K,新生儿可能在出生后的 2—12 周内出现出血性综合征,这种综合征被称为新生儿晚期出血性疾病或获得性凝血酶原复合物缺乏症。目前,美国儿科学会的建议是在新生儿出生时肌肉注射 0.5—1.0 mg 维生素 K1 以预防新生儿出血性疾病。

五、妊娠期血液学特征

1. 贫血会对孕产妇和胎儿产生严重影响

在发展中国家,高达 60% 的妇女在怀孕期间出现贫血,这一比例在北美和欧洲的妇女中约为 30%。对妊娠期妇女,孕期 1—3 个月,血红蛋白浓度小于 110 g/L,或孕期 4—6 个月小于 105 g/L 可被定义为贫血。其中,缺铁是导致孕妇贫血的第一常见原因。在正常怀孕期间,孕妇每天平均需要大约 1 g 铁:胎儿和胎盘需要 300 mg 铁,而孕妇红细胞生成需要 500 mg,还有 200 mg 铁会被排泄出人体。一项大规模随机临床试验比较了在妊娠期进行常规铁剂预防与仅在需要时补充铁剂的效果,结果表明不同方式对产妇或胎儿的不良结局无明显影响。除了铁缺乏,叶酸缺乏是导致孕妇贫血的第二常见原因。在美国,几乎所有针对孕妇的食品中都添加了叶酸,人们对叶酸缺乏与胚胎神经管缺陷之间的关系已有普遍认知,因此叶酸缺乏罕见。妊娠期的叶酸需求量(800 μg/天)大约是非妊娠期的两倍,如果饮食不足，则可能很快耗竭身体内储备的叶酸（5—10 mg）。叶酸缺乏可引起严重的全血细胞减少，甚至出现类似 HELLP 综合征（溶血，肝功能异常和血小板减少）的症状。与叶酸缺乏有关的贫血最常出现在孕期的第三个 3 个月，通过补充叶酸，网织红细胞水平可在 24—72 小时内升高。

妊娠期血小板减少亦比较常见，大约 10% 的孕妇会出现无症状血小板减少症。导致妊娠期血小板减少的多数原因与非妊娠期相同，而一些情况则是妊娠期所特有的，包括妊娠相关血小板减少症、子痫前期、HELLP 综合征（溶血，肝功能异常和血小板减少）和子痫，以及妊娠期急性脂肪肝。妊娠相关血小板减少和免疫性血小板减少性紫癜（ITP）很难区分，一般来说，妊娠相关血小板减少是无症状的，其严重程度低于免疫性血小板减少性紫癜。一项研究表明，妇女的血小板数值在怀孕的前三个月开始下降，在分娩时，接近 10% 妇女的血小板数量低于 $150 \times 10^9/L$。而妊娠相关血小板减少多发生在第二孕程和第三孕程，其血小板数量很少低于 $70 \times 10^9/L$，孕妇通常在孕前无血小板减少病史，分娩后血小板计数恢复正常，且与胎儿血小板减少没有关系。目前还不清楚妊娠相关血小板减少是否为免疫介导的血小板破坏的一个亚型。与妊娠相关血小板减少相反，免疫性血小板减少性紫癜可以发生在妊娠前及妊娠期的任何时候，而且血小板下降可以很严重。一般来说，无论处于哪个孕期，患者血小板数量小于 $10 \times 10^9/L$ 时应及时治疗；血小板数量为 $30 \times 10^9/L—50 \times 10^9/L$ 且无出血时不需要治疗；血小板数量为 $10 \times 10^9/L—30 \times 10^9/L$ 的孕后期或有出血时应及时需要治疗。目前认为糖皮质激素和静脉用丙种球蛋白（IVIg）在妊娠期使用是安全的，同时也有使用利妥昔单抗治疗妊娠期难治性免疫性血小板减少性紫癜的病例报告。国内一项多中心观察性研究发现，对妊娠期免疫性血小板减少性紫癜患者予以激素及静脉用丙种球蛋白联合用药较单药治疗而言,其起效时间及激素持续使用时间缩短,孕期血小板输注需求下降。目前,在妊娠期免疫性血小板减少性紫癜患者中应用重组人促血小板生成素(rhTPO)被认为是安全的,国内一项前瞻性临床试验中,31例激素或静脉用丙种球蛋白治疗无效的妊娠期妇女连续应用重组人促血小板生成素(300单位/千克体重)14天,总体有效率为74.2%,分娩的婴儿未见先天性疾病或发育延迟。促血小板生成素受体激动剂(TPO-RA)如艾曲泊帕和罗米司亭在孕妇中目前还没有大规模随机对照试验结果,两者都被认为是妊娠C类药物。在大多数情况下,如果血小板数量低于$75×10^9/L$,分娩时不应该采用脊髓麻醉。同时患有免疫性血小板减少性紫癜的母亲,其新生儿在分娩后应密切监测5—7天,以确保新生儿血小板数量无明显下降。

2. 妊娠期血液系统恶性肿瘤

妊娠期血液系统恶性肿瘤的情况虽然少见但的确会发生,其给患者诊断、分期和治疗带来诸多困难。有文献表明,霍奇金淋巴瘤(Hodgkin lymphoma,HL)在妊娠期的发病率为0.16‰—1‰,而非霍奇金淋巴瘤的发病率则更低,白血病更为罕见。

以下以霍奇金淋巴瘤为例,简述孕期血液系统恶性肿瘤的诊疗特点。

孕期霍奇金淋巴瘤常通过淋巴结活检诊断,但分期可能比较困难,可进一步开展腹部保护后-前胸部X线检查,在有B型症状、白细胞减少或血小板减少时应当进行骨髓活检。这些检查对胎儿的风险较低。同时应进行实验室检查,包括血细胞数量、肝功能和血沉检查,但需排除正常妊娠期间碱性磷酸酶和血沉的升高。腹部超声检查是安全的,如果有必要,可以进一步进行磁共振成像检查。需要仔细评估治疗毒性以及将治疗推迟到妊娠后期或产后的风险。化疗对胎儿的风险在孕期1—3月时最大,其中叶酸拮抗剂和抗代谢剂的风险最大,如果有必要进行化疗,应该推迟到孕期4—6月。在某些情况下,在孕期6—9月进行放疗可能是一个可行的选择。有研究报道了16名临床分期IA和IIA期霍奇金淋巴瘤妇女在怀孕期间接受放射治疗,使用铅屏蔽保护子宫,所有孕妇均足月顺产正常婴儿。然而,也有回顾性分析发现在妊娠期放射治疗后乳腺癌发病率明显升高。因此建议所有孕期接受放射治疗的患者警惕第二肿瘤,同时监测甲状腺功能变化,警惕甲状腺功能减退可能对母体和胎儿产生的不良影响。

六、老年血液学特征

衰老是一种自然现象,影响到所有正常的器官、组织。骨髓也会随着年龄增长而发生变化,骨髓中造血细胞数量下降,骨髓增殖性肿瘤和贫血的风险增加,适应性免疫力也会下降。

1. 贫血

贫血是老年人的重要健康问题之一。对于老年人,一般采用世界卫生组织(WHO)标准来定义贫血,男性为血红蛋白水平低于130 g/L,女性为血红蛋白水平低于120 g/L。有研究表明老年女性在130—150 g/L血红蛋白水平时比在120—129 g/L水平有更好的身体和功能表现,因此老年人,特别是老年女性,应该定期进行相关检查,关注血红蛋白水平。血液科临床医师通常能根据相关检查数据发现年轻人贫血的原因,然而,在老年人群中,约有三分之一的贫血患者无法通过常规检查确定具体原因。老年人的贫血多数情况下是轻度的(血红蛋白水平保持在 100—120 g/L),且具有正细胞性和低增殖性。有研究推测其与雄激素水平下降、隐性的机体炎症、肾功能受损伴血清红细胞生成素水平减低或隐性骨髓增生异常综合征等有关。

2. 胸腺退化

人体胸腺退化的发生远远早于年龄所导致的其他脏器功能变化,这可能导致初始 T 淋巴细胞产生减少。胸腺上皮细胞可产生各种集落刺激因子和造血细胞因子,如 IL-1、IL-3、IL-6、IL-7、转化生长因子-β、抑瘤素 M(OSM)和白血病抑制因子(LIF)等,它们可影响 T 细胞的发育。有研究认为胸腺萎缩是一个主动发生的过程,由胸腺抑制性细胞因子(LIF、IL-6 和 OSM)的上调所介导,从而导致外周 T 细胞功能随年龄增长而减退。除了胸腺内的变化外,次级淋巴组织(脾和淋巴结)的副皮质区和髓质区也发生类似的形态学变化,这种变化包括副皮质区和髓质区的缩小以及生发中心内脂肪沉积增加。目前还不清楚这些解剖学变化对免疫功能的影响程度。

简而言之,老年群体 T 细胞亚群向记忆性 T 细胞转变,记忆性 T 细胞在重复接触旧抗原的情况下发生复制性衰老。随着新生 T 细胞数量的减少以及功能减退的记忆性 T 细胞的增多,老年人群初级和次级免疫功能均减退。与 T 细胞亚群随年龄变化相一致的是循环中促炎细胞因子水平的增加,即使在没有明确的炎症性疾病状态下,一部分老年人群也可以测量到外周血中 IL-6 水平的升高。在年轻人中,IL-6 的表达受到严格的调控,血清水平在没有验证状态下通常无法测量,而随着年龄的增长,外周血清中 IL-6 水平明显增加。

思考与练习:

1. 骨髓微环境中主要的非造血细胞有哪些?

2. 骨髓中造血细胞的组成成分有哪些？
3. 人体初级和次级淋巴器官包括哪些？请简述其主要功能。
4. 新生儿早期经典的出血性疾病的发生原因及治疗方法是什么？
5. 妊娠相关血小板减少与免疫性血小板减少性紫癜的临床特点有哪些区别？
6. 当妊娠期合并恶性血液系统疾病时，其诊治有哪些特殊之处？
7. 老年性贫血与哪些因素有关？

本章参考文献

[1] Itkin T, Gur-Cohen S, Spencer JA, et al. Distinct bone marrow blood vessels differentially regulate haematopoiesis. *Nature*. 2016, 532(7599): 323-328.

[2] Golan K, Kumari A, Kollet O, et al. Daily onset of light and darkness differentially controls hematopoietic stem cell differentiation and maintenance. *Cell Stem Cell*. 2018, 23(4): 572-585.e7.

[3] Pierce H, Zhang D, Magnon C, et al. Cholinergic signals from the CNS regulate G-CSF-mediated HSC mobilization from bone marrow via a glucocorticoid signaling relay. *Cell Stem Cell*. 2017, 20(5): 648-658.e4.

[4] Calvi LM, Link DC. The hematopoietic stem cell niche in homeostasis and disease. *Blood*. 2015, 126(22): 2443-2451.

[5] Ding L, Saunders TL, Enikolopov G, et al. Endothelial and perivascular cells maintain haematopoietic stem cells. *Nature*. 2012, 481: 457-462.

[6] Greenbaum A, Hsu YS, Day RB, et al. CXCL12 in early mesenchymal progenitors is required for haematopoietic stem-cell maintenance. *Nature*. 2013, 495(7440): 227-230.

[7] Di Rosa F, Pabst R. The bone marrow: a nest for migratory memory T cells. *Trends Immunol*. 2005, 26(7): 360-366.

[8] Hirata Y, Furuhashi K, Ishii H, et al. CD150(high) bone marrow Tregs maintain hematopoietic stem cell quiescence and immune privilege via adenosine. *Cell Stem Cell*. 2018, 22(3): 445-453.e5.

[9] Domingues MJ, Cao H, Heazlewood SY, et al. Niche extracellular matrix components and their influence on HSC. *J Cell Biochem*. 2017, 118(8): 1984-1993.

[10] Kaushansky K. Historical review: megakaryopoiesis and thrombopoiesis. *Blood*. 2008, 111(3): 981-986.

[11] Watanabe N, Wang YH, Lee HK, et al. Hassall's corpuscles instruct dendritic cells to induce CD4 + CD25 + regulatory T cells in human thymus. *Nature*. 2005, 436(7054): 1181-1185.

[12] Starr TK, Jameson SC, Hogquist KA. Positive and negative selection of T cells. *Ann Rev Immunol*. 2003, 21(1): 139-176.

[13] Burton GF, Masuda A, Heath SL, et al. Follicular dendritic cells (FDC) in retroviral infection: host/pathogen perspectives. *Immunol Rev*. 1997, 156: 185-197.

[14] Mason KL, Huffnagle GB, Noverr MC, et al. Overview of gut immunology. *Adv Exp Med Biol*. 2008, 635: 1-14.

[15] Macpherson AJ, McCoy KD, Johansen FE, et al. The immune geography of IgA induction and function. *Mucosal Immunol*. 2008, 1(1): 11-22.

[16] Mercer JS. Current best evidence: a review of the literature on umbilical cord clamping. *J Midwifery Womens Health*. 2001, 46(6): 402-414.

[17] Matoth Y, Zaizov R, Varsano I. Postnatal changes in some red cell parameters. *Acta Paediatr Scand*. 1971, 60(3): 317-323.

[18] Holbrook SR, Christensen RD, Rothstein G. Erythroid colonies derived from fetal blood display different growth patterns from those derived from adult marrow. *Pediatr Res*. 1988, 24(5): 605-608.

[19] Lochridge S, Pass R, Cassidy G. Reticulocyte counts in intrauterine growth retardation. *Pediatrics*. 1971, 47(5): 919-923.

[20] Xanthou M. Leucocyte blood picture in healthy full-term and premature babies during neonatal period. *Arch Dis Child*. 1970, 45(240): 242-249.

[21] Koenig JM, Yoder MC. Neonatal neutrophils: the good, the bad and the ugly. *Clin Perinatol*. 2004, 31(1): 39-51.

[22] Levy O. Impaired innate immunity at birth: deficiency of bactericidal/permeability-increasing protein (BPI) in the neutrophils of newborns. *Pediatr Res*. 2002, 51(6): 667-669.

[23] Wilson CB, Kollmann TR. Induction of antigen-specific immunity in human neonates and infants. *Nestle Nutr Workshop Ser Pediatr Program*. 2008, 61: 183-195.

[24] Von Freeden U, Zessack N, Van Valen F, et al. Defective interferon gamma production in neonatal T cells is independent of interleukin-2 receptor binding. *Pediatr Res*. 1991, 30(3): 270-275.

[25] Newburg DS, Walker WA. Protection of the neonate by the innate immune system of developing gut and of human milk. *Pediatr Res*. 2007, 61(1): 2-8.

[26] American Academy of Pediatrics Commitee on Fetus and Newborn. Controversies concerning vitamin K and the newborn. *Pediatrics*. 2003, 112

(1): 191-192.
[27] Breymann C, Milman N, Mezzacasa A, et al. Ferric carboxymaltose vs. oral iron in the treatment of pregnant women with iron deficiency anemia: an international, open-label, randomized controlled trial (FER-ASAP). *J Perinat Med*. 2017, 45(4): 443-453.
[28] Reese JA, Peck JD, Deschamps DR, et al. Platelet counts during pregnancy. *N Engl J Med*. 2018, 379(1): 32-43.
[29] George JN, Woolf SH, Raskob GE, et al. Idiopathic thrombocytopenic purpura: a practice guideline developed by explicit methods for the American Society of Hematology. *Blood*. 1996, 88(1): 3-40.
[30] Zhu XL, Feng R, Huang QS, et al. Prednisone plus IVIg compared with prednisone or IVIg for immune thrombocytopenia in pregnancy: a national retrospective cohort study. *Ther Adv Hematol*. 2022, 13: 20406207221095226.
[31] Kong Z, Qin P, Xiao S, et al. A novel recombinant human thrombopoietin therapy for the management of immune thrombocytopenia in pregnancy. *Blood*. 2017, 130(9): 1097-1103.
[32] Woo SY, Fuller LM, Cundiff JH, et al. Radiotherapy during pregnancy for clinical stages IA-IIA Hodgkin's disease. *Int J Radiat Oncol Biol Phys*. 1992, 23(2): 407-412.
[33] Chen J, Lee RJ, Tsodikov A, et al. Does radiotherapy around the time of pregnancy for Hodgkin's disease modify the risk of breast cancer? *Int J Radiat Oncol Biol Phys*. 2004, 58(5): 1474-1479.
[34] Chaves PH, Xue QL, Guralnik JM, et al. What constitutes normal hemoglobin concentration in community-dwelling disabled older women? *J Am Geriatr Soc*. 2004, 52(11): 1811-1816.
[35] Stauder R, Valent P, Theurl I. Anemia at older age: etiologies, clinical implications, and management. *Blood*. 2018, 131(5): 505-514.
[36] Ferrucci L, Guralnik JM, Bandinelli S, et al. Unexplained anaemia in older persons is characterised by low erythropoietin and low levels of pro-inflammatory markers. *Br J Haematol*. 2007, 136(6): 849-855.
[37] Gruver AL, Hudson LL, Sempowski GD. Immunosenescence of ageing. *J Pathol*. 2007, 211(2): 144-156.
[38] Vallejo AN. Age-dependent alterations of the T cell repertoire and functional diversity of T cells of the aged. *Immunol Res*. 2006, 36(1-3): 221-228.
[39] Cakman I, Rohwer J, Schutz RM, et al. Dysregulation between TH1 and TH2 T cell subpopulations in the elderly. *Mech Ageing Dev*. 1996, 87(3): 197-209.

第四章
脂肪组织及其内分泌功能

马欣然

本章学习目标

1. 熟悉脂肪组织的基本结构和主要组成细胞类型；
2. 熟悉脂肪组织的基本分类、分布、形态结构；
3. 了解脂肪组织的主要生理功能；
4. 熟悉脂肪组织中脂质贮存和脂肪动员的基本过程；
5. 了解棕色、米色脂肪的产热机制及调控因素；
6. 熟悉脂肪分泌因子的生理功能和作用机制。

爱美之心，人皆有之。自古以来，人们对"美"的判断和定义一直都存在着争议。美是曹植《洛神赋》中"翩若惊鸿，婉若游龙"的纤细温婉之姿，同时也是屈原《楚辞》中"丰肉微骨，调以娱只""曾颊倚耳，曲眉规只"的丰满莹白之态。然而到了20世纪，随着大众传媒的迅速发展，"瘦"逐渐被赋予了自律、精致和美貌等含义，而"胖"则被认为是放纵、粗俗、丑陋，于是，"以瘦为美"逐渐成为主流。

"一白遮百丑，一胖毁所有。"在追求美的过程中，人们"谈胖色变",认为脂肪是"洪水猛兽",唯避之而不及。尽管脂肪的过度堆积确实会影响体态美观,危害身体健康,但万物都具有两面性,脂肪也绝不是越少越好。机体中既然存在脂肪组织,就说明脂肪组织对维持生理健康是必要的。事实上,机体中的脂肪组织类型众多,功能各异,在维持体温、代谢及内分泌稳态等过程中都发挥着不容忽视的作用。因此,需要正确认识体内的脂肪组织,为脂肪组织"正名"。

一、脂肪组织概述

在生物进化史上,以脂质的形式储存能量是单细胞和多细胞生物共有的一种适应环境的机制。原核生物和单细胞真核生物将脂质储存在细胞器(如脂滴)里,而多细胞生物则进化出一种储存脂质的细胞——脂肪细胞。脂肪细胞在无脊椎动物和脊椎动物中皆存在,尽管它们在进化上并不同源,但都具有从细胞外环境中摄取并储存脂质的功能。由于脂质具有储存能量和隔热缓冲的作用,主要由脂肪细胞构成的脂肪组织使一些生物在缺少食物和寒冷的环境中依然拥有强大的适应力。

尽管传统上脂肪组织被认为是被动的能量储存库,但近年来的研究表明:脂肪组织代谢活跃,在调节全身能量代谢中发挥重要作用。部分类型的脂肪细胞含有大量线粒体,能够消耗能量并产生热量,调节能量消耗,维持机体的体温稳态。同时,脂肪组织也是人体最大的内分泌器官之一,脂肪细胞通过释放内分泌因子对正常生理状态或代谢应激状态等做出不同反应,这些内分泌因子调控多种生理过程,如能量消耗、食欲调控、葡萄糖稳态、胰岛素敏感性等。

本章将重点从脂肪组织的分类与分布介绍脂肪组织的解剖特征，并从能量储存、产热效应、内分泌功能及其他功能等角度阐述脂肪组织的生理作用。

二、脂肪组织的解剖学特征

1. 脂肪组织的基本结构

脂肪组织（Adipose tissue，AT）主要分布在皮下、腹膜后、网膜和肠系膜等部位，由大量脂肪细胞（adipocyte）沿血管聚集而成，并由疏松结缔组织包绕分隔形成许多脂肪小叶。脂肪细胞体积较大，一般呈球形或多边形，其胞质内充满脂滴，因此其余胞质成分和核被挤到边缘成一薄层。哺乳动物中，根据脂肪细胞形态结构和功能的不同，可将脂肪组织分为三大类：白色脂肪组织（white adipose tissue，WAT）、棕色脂肪组织（brown adipose tissue，BAT）和米色脂肪组织（beige adipose tissue），它们分布在全身进而构成多个脂肪"仓库"。

在传统观念上，脂肪组织的功能主要体现在三个方面：一是储存和提供能量，脂肪组织会以甘油三酯（TAG）的形式储存多余的能量，在饥饿期间释放游离脂肪酸（FFA）来满足机体的能量需求。二是维持体温，棕色脂肪组织和米色脂肪组织能通过消耗营养物质进而产热，帮助机体抵御寒冷环境，维持正常体温。同时脂肪组织的导热性较差，皮下脂肪组织还能起到隔热保温的作用。三是保护支撑，脂肪组织还能对机体器官起到支撑和保护作用，防止其受到外力而造成损伤。然而，从20世纪90年代开始，一些脂肪因子（adipokine）及其功能的发现使人们对脂肪组织有了一个更全面且深入的认识，并开始关注脂肪组织的内分泌功能。

2. 脂肪组织中的细胞类型

成熟脂肪细胞是脂肪组织中的主要细胞亚群,它们的体积占脂肪组织体积的90%以上,但数量却不到细胞总数的50%,因此脂肪组织中还存在大量其他类型的细胞,称为脂肪组织的细胞异质性(cellular heterogeneity)。如图4.1所示,在白色脂肪组织中,细胞组成包括脂肪干细胞和祖细胞(adipose stem and progenitor cell,ASPC)、内皮细胞、血细胞、成纤维细胞、周细胞、巨噬细胞和其他免疫细胞等。这些细胞亚群可通过胶原酶消化分离,通常被称为血管基质组分(stromal vascular fraction,SVF)。这些细胞亚群发挥着独特功能,相互协调,共同维持脂肪组织的内稳态。例如,内皮细胞占脂肪组织血管基质组分的10%—20%,呈扁平状,在脂肪组织血管形成、稳定和重塑等方面起着重要作用;巨噬细胞是一种重要的免疫细胞,分布在人体各个组织器官中,占脂肪组织血管基质组分的5%—15%。它们可以极化成不同的功能亚型,在脂肪组织中发挥促炎或抑炎作用。

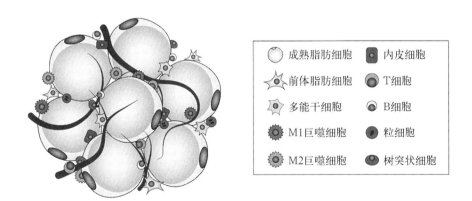

图4.1 白色脂肪组织的细胞组成

此外,在小鼠白色脂肪组织的血管基质组分中,脂肪干细胞和祖细胞被定义为一种不含免疫细胞(细胞表面标志物为CD45)、内皮细胞(细胞表面标志物为 CD31)和红细胞(细胞表面标志物为 TER119)的细胞类型,也称血管基质组分的谱系阴性组分(lineage negative fraction,Lin⁻)。在组成上,Lin⁻组分包含脂肪干细胞(adipose stem cell,ASC)、前体脂肪细胞(preadipocyte,PreA),脂肪发生调节细胞(adipogenesis regulator,Areg)。图 4.2 所示,从多能干细胞到脂肪细胞的发育可分为三个阶段:多能干细胞阶段;前体脂肪细胞阶段;成熟脂肪细胞阶段。在功能上,脂肪干细胞是脂肪组织中的一种多能干细胞,该类干细胞具有自我更新和多向分化的能力,如 DPP4⁺ 细胞亚群;前体脂肪细胞是一种特殊分化的前体脂肪细胞,如 ICAM1⁺ 细胞亚群,它是脂肪分化的第二阶段。脂肪发生调节细胞则是一种抑制其他脂肪干细胞和祖细胞成脂能力的特定细胞亚群,如 CD142⁺ 细胞亚群。

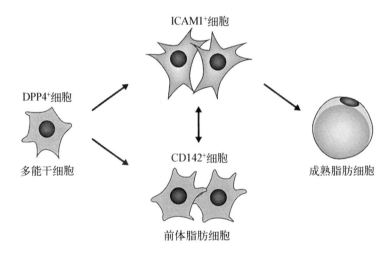

图 4.2 从多能干细胞到脂肪细胞的发育过程

然而,目前解析前体脂肪细胞异质性的研究多聚焦于白色脂肪组织,棕色脂肪组织和米色脂肪组织的前体脂肪细胞异质性尚未完全揭示。研究表明,棕色脂肪组织中的脂肪前体细胞主要分为两类,一类是表达血小板衍生生长因子受体 α（PDGFRα）的间充质干细胞（PDGFRα⁺ MSC），另外一类是表达 TRPV1 的平滑肌细胞（TRPV1⁺ SMC），TRPV1 是一种编码感知热和疼痛的受体，因此这类细胞亚群的存在也暗示着局部感觉网络可能在棕色脂肪组织产热和新生脂肪形成中发挥重要作用。

相比棕色脂肪组织，米色脂肪的前体细胞异质性则更为复杂。一方面，米色前体细胞中含有上述的 DPP4⁺、ICAM1⁺ 和 CD142⁺ 细胞亚群。另一方面，在冷诱导情况下，米色脂肪中的 CD81⁺ 细胞亚群和 PPARγ⁺/MYH11⁺ 成脂平滑肌细胞（SMC）亚群能够分化为米色脂肪细胞，因此以上两种亚群也可能代表米色脂肪前体细胞。总之，目前仍需要更多的体内谱系追踪研究来进一步明确棕色前体脂肪细胞和米色前体脂肪细胞的发育起源。随着技术的不断发展，解析脂肪组织的细胞异质性将帮助人们更好地了解脂肪组织的发育及肥胖的发生发展，为肥胖及其相关疾病的治疗提供新方向。

3. 脂肪组织的分类与分布

脂肪组织的起源、形态、位置和细胞组成的差异决定了它是一种异质性组织。如前所述，哺乳动物的脂肪组织主要分为三种类型——白色脂肪组织、棕色脂肪组织和米色脂肪组织。其中，白色脂肪组织主要负责脂质的储存和释放，而棕色脂肪组织和米色脂肪组织则是专门的产热脂肪，能够以产热的形式消耗营养物质。下面将针对这三种主要脂肪组织的主要分布、形态结构和发育起源进行介绍。

（1）白色脂肪组织

白色脂肪组织是机体内含量最为丰富的脂肪组织形式，几乎存在于身体的每个部位。根据解剖位置的不同，白色脂肪组织进一步分为皮下脂肪组织（subcutaneous adipose tissue, SAT）和内脏脂肪组织（visceral adipose tissue, VAT）。皮下脂肪组织占人体总脂肪的80%以上，而内脏脂肪组织在女性和男性中分别占人体总脂肪的10%和20%。虽然内脏脂肪组织占比较小，但它与代谢性疾病风险正相关，而占比较大的皮下脂肪组织则与能量稳态的保护作用有关，因此内脏脂肪细胞肥大后的危害性相对更大。在分布上，人体的皮下脂肪组织位于皮肤之下，集中在腹部和臀股；人体内脏脂肪组织位于腹腔内，一般分为网膜脂肪（omental fat）、肠系膜脂（mesenteric fat）和腹膜后脂肪（retroperitoneal fat）。在大鼠和小鼠中也存在类似的皮下脂肪组织和内脏脂肪组织，其中，皮下脂肪组织主要分布在腹股沟和腋窝，而内脏脂肪组织主要分布在肠系膜、肾周和性腺。除了以上主要的分布部位，白色脂肪组织还会存在于肌肉、乳房、骨髓、眼眶、面部、关节、足和真皮，其发挥着缓冲减震和调节组织再生等重要作用。

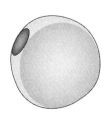

图4.3　白色脂肪细胞

白色脂肪细胞通常呈球形（图4.3），每个细胞都包含一个大单房脂滴，细胞器和细胞核被挤至细胞外围，仅含有少量线粒体，并且低表达解偶联蛋白1（UCP1），细胞体积可随着储存脂质增加，扩展到直径近 $100\ \mu m$ 的大小。白色脂肪细胞的主要功能是通过调控脂肪酸的合成和分解代谢来储存和释放能量，维持机体能量稳态。如果机体缺乏白色脂肪组织，则会导致本应储存在白色脂肪组织中的脂质异位积累到其他组织中，如血液、肝脏、胰腺和骨骼肌等，进而形成高甘油三酯血症、非酒精性脂肪性肝病（NAFLD）和糖尿病等代谢性疾病，因白色脂肪完全或部分缺失引发的这类疾病称为脂肪营养不良综合征（lipodystrophy syndrome），并可以分为遗传性和获得性两大类。总之，白色脂肪组织对维持机体能量稳态和代谢健康至关重要。

在发育起源上，白色脂肪细胞起源于间充质干细胞（mesenchymal stem cell，MSC）。在原肠胚形成（gastrulation）过程中，轴旁中胚层间充质干细胞表达肌源性转录因子 Myf5，而侧板中胚层间充质干细胞不表达 Myf5。这部分 Myf5 阴性（Myf5⁻）谱系间充质干细胞具有进一步分化形成白色脂肪细胞的潜能。如图 4.4 所示，白色脂肪细胞的形成过程大致可分为两步：第一步，Myf5 阴性（Myf5⁻）谱系间充质干细胞分化为前体脂肪细胞；第二步，前体脂肪细胞进一步分化为成熟脂肪细胞。PPARγ 是核受体超家族的一员，是白色脂肪细胞形成的主要调节因子，在促进脂肪细胞脂质代谢、糖代谢和胰岛素敏感性等方面发挥重要作用。具体而言，当分化起始时，cAMP 反应元件结合蛋白（CREB）被磷酸化，进而诱导 CCAAT/增强子结合蛋白 β（C/EBPβ）的表达，C/EBPβ 促进前体脂肪细胞重新进入细胞周期，并提高 PPARγ 和 C/EBPα 的表达水平，进一步促进其下游靶基因表达，推动前体脂肪细胞向成熟脂肪细胞分化。此外，转录因子 KLF 也能通过 PPARγ 依赖性方式调节白色脂肪细胞分化。

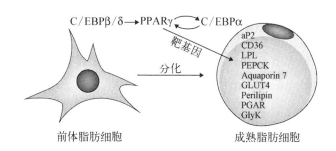

图 4.4　白色脂肪细胞的形成过程

（2）棕色脂肪组织和米色脂肪组织

棕色脂肪细胞和米色脂肪细胞在脂肪组织中含量占比较低，但它们具有较高的代谢活性，并同时具备产热能力，又被称为产热脂肪。当两者活跃时，它们可以提高小鼠近 100% 的全身能量消耗，对于人类则可以提高 40%—80%，进而产生大量热量，在维持机体体温稳态中发挥重要作用。此外，产热脂肪在代谢稳态调控中也扮演着众多角色，如清除体循环中多余代谢产物，维持稳态；改善组织内纤维化和炎症，促进血管形成；通过内分泌功能作用于中枢或外周器官调控整体代谢等。

在组织分布上，小鼠的棕色脂肪组织主要位于肩胛间区域，另外也存在于颈、腋窝、肾周和主动脉周围。在人类中，婴儿肩胛间存在棕色脂肪组织，但随着年龄的增长而逐渐退化，因此曾一度认为成年人体内不存在有活性的棕色脂肪组织。直到近年来有研究利用氟-18-去氧葡萄糖正子断层扫描（^{18}F-FDG PET）结合计算机断层扫描（CT）发现成人颈椎、锁骨和腋窝处均存在活跃的棕色脂肪组织，故而更新了这一认知。

小鼠的米色脂肪细胞主要分散存在于皮下白色脂肪组织中。而人体中的米色脂肪既存在于棕色脂肪组织中，也存在于皮下白色脂肪组织中。并且人类颈部棕色脂肪组织由浅到深依次表现出白色脂肪、米色脂肪和棕色脂肪的组织学和亚显微结构特征，说明成人棕色脂肪组织具有异质性，存在多种类型的产热脂肪细胞。

如图 4.5 所示，在形态结构上，棕色脂肪细胞呈椭圆状，含有多房小脂滴，高表达解偶联蛋白 1，线粒体含量丰富，使棕色脂肪细胞整体呈棕色。此外棕色脂肪细胞神经支配和血管化程度较高，在寒冷、摄食、去甲肾上腺素等因素的刺激下会被激活，可以有效地以热能的形式转化机体的能量。米色脂肪细胞具有两面性，在静息状态下表现出类似白色脂肪细胞的形态，但在受到冷刺激、运动或长期使用 PPARγ 激动剂后会被激活，其细胞形态及功能向棕色脂肪细胞发生转变，出现多房脂滴，解偶联蛋白 1 表达增加，线粒体功能增强，这一现象称为白色脂肪"棕色化"或褐变。然而,这一过程是可逆的,在热适应过程中,米色脂肪细胞将重新获得白色脂肪细胞的形态和功能。

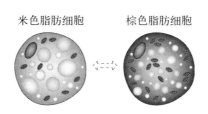

图 4.5 米色脂肪细胞和棕色脂肪细胞的可逆转化

在发育起源上,棕色脂肪细胞起源于轴旁中胚层的 Myf5$^+$ 间充质干细胞,同时骨骼肌肌纤维也起源于该类间充质干细胞,但是米色脂肪细胞的发育起源尚不清楚。既往研究表明,米色脂肪细胞来源于 Myf5$^-$ 祖细胞,并且该类脂肪细胞可能还存在其他来源:其一,由于米色脂肪细胞表达 MYH11 标志物,因此认为它与平滑肌细胞同源;其二,米色脂肪细胞由成熟的白色脂肪细胞转分化而来;其三米色脂肪细胞可能由特异的米色脂肪前体细胞分化而来。针对这一类脂肪细胞的起源仍存在争论,因此需要进一步的研究。在分化的转录调控上,棕色脂肪细胞和米色脂肪细胞的成脂作用则与白色脂肪细胞完全不同。骨形成蛋白7(BMP7)和PR结构域蛋白16(PRDM16)的激活都是促进两者形成的关键。PR结构域蛋白16通过与C/EBPβ形成转录复合体,一方面抑制白色脂肪细胞特异性基因的表达,另一方面上调棕色脂肪特异性基因的表达,如过氧化物酶体增殖物激活受体γ共激活因子-1α(*PGC1α*)和解偶联蛋白1。

白色脂肪细胞、米色脂肪细胞和棕色脂肪细胞三者的比较详见图 4.6。

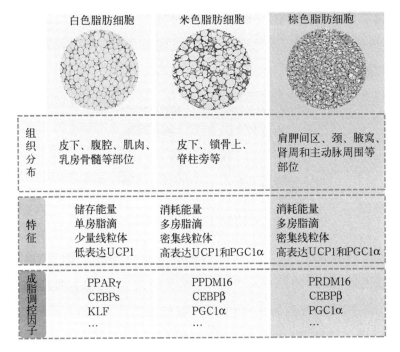

图 4.6 白色脂肪细胞、米色脂肪细胞和棕色脂肪细胞三者的比较

三、脂肪组织的生理功能

1. 脂质贮存和脂肪动员

机体的各种功能活动都需要能量,能量来源于各种营养物质中的化学能。三大营养物质——糖、脂肪、蛋白质中,脂肪的能量密度较高,储存时所需要的结合水较少,因此,脂肪积累是哺乳动物储存能量最有效也最重要的手段。

脂肪组织具有高度可塑性,可根据不同的生理刺激诱导脂肪组织代谢、结构和表型的显著改变,以满足机体的不同需要。脂肪组织有两个主要的代谢程序:脂质贮存和脂肪动员,分别在摄食等机体正能量平衡的状态下储存能量,以及在禁食或运动等其他负能量平衡的状态下释放能量供其他组织利用,从而保证机体始终有充足且不过量的能量供给。

(1) 脂质贮存

如图4.7所示,在正能量平衡状态下,脂肪细胞主要通过两种过程储存脂质:脂肪酸摄入和脂肪从头合成(de novo lipogenesis,DNL)。

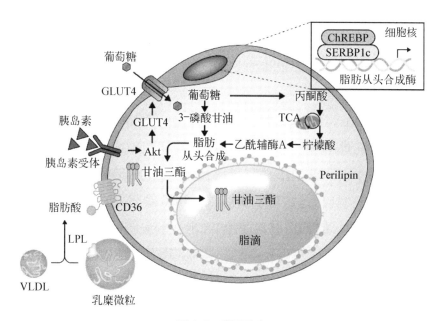

图 4.7 脂质贮存

在脂肪酸摄入过程中,脂肪细胞通过脂蛋白脂肪酶(LPL),从循环乳糜微粒和极低密度脂蛋白(VLDL)中吸收游离脂肪酸。脂肪细胞分泌的脂蛋白脂肪酶转运到脂肪组织中的毛细血管腔内,催化循环乳糜微粒和极低密度脂蛋白中的甘油三酯水解释放游离脂肪酸,随后脂肪细胞内的脂肪酸结合和转运蛋白(FATPs)(如 FATP1 和 CD36),负责将这些脂肪酸摄入细胞内。

在脂肪从头合成过程中,脂肪细胞通过从头合成将多余的非脂类营养物质如碳水化合物和蛋白质等转化为脂质进行储存。该过程利用三羧酸循环(TCA-cycle)循环产生的柠檬酸,柠檬酸在 ATP 柠檬酸裂解酶和乙酰辅酶 A 羧化酶作用下分别产生乙酰辅酶 A 和丙二酰辅酶 A,进而转化为游离脂肪酸。新生成的游离脂肪酸与糖酵解过程中生成的 3-磷酸甘油相结合,再酯化形成甘油三酯。

调控脂肪细胞脂质储存的主要激素是胰岛素,血液中葡萄糖和脂肪酸水平的增加会引起胰岛 β 细胞释放胰岛素。一方面,胰岛素通过激活脂蛋白脂肪酶,诱导脂肪酸转运蛋白易位,上调脂肪酸摄取相关基因表达等多种机制促进脂肪细胞摄取脂肪酸。另一方面,胰岛素刺激脂肪细胞摄取葡萄糖,激活糖酵解,上调脂肪固醇调节元件结合蛋白 1(SREBP1)表达,进一步促进脂肪生成相关基因表达。碳水化合物反应元件结合蛋白(ChREBP)是脂肪细胞中调节脂肪从头合成的另一个主要转录因子,可在响应葡萄糖刺激后被激活,促进脂肪从头合成相关基因表达,调节脂肪组织中的脂质和葡萄糖代谢。此外,脂肪组织产生的生长激素(GH)和酰化刺激蛋白(ASP)也在调控脂肪生成中发挥重要作用。生长激素通过调节胰岛素敏感性或 Stat5 信号通路抑制脂肪生成。酰化刺激蛋白则通过激活二酰甘油酰基转移酶增加甘油三酯的合成,从而增加皮下脂肪储存。

(2) 脂肪动员

在禁食、运动等负能量平衡状态下,机体会诱导脂肪细胞的脂解(lipolysis)途径。如图 4.8 所示,脂肪细胞通过脂解,使储存在细胞中的甘油三酯分解,释放出游离脂肪酸和甘油,供给肝脏糖异生、酮体生成或其他组织氧化代谢,这一过程称为脂肪动员。催化脂解的酶主要是三种中性脂肪酶:脂肪细胞甘油三酯脂肪酶(ATGL)、激素敏感性脂肪酶(HSL)和单酰甘油脂肪酶(MGL)。在这些酶的连续作用下,甘油三酯逐步被分解为二酰甘油和单酰甘油,最终产生甘油和游离脂肪酸。

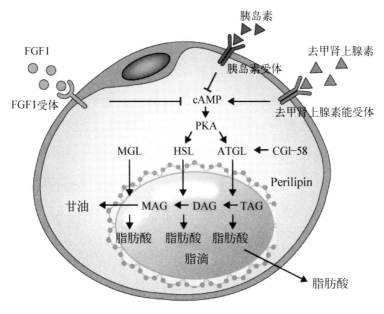

图 4.8 脂肪动员

脂解过程主要依赖于脂肪细胞中脂滴表面蛋白 PLIN1(perplin1) 的磷酸化。通常状态下, PLIN1 与 CGI-58 相结合, 在受到脂解信号刺激后, PLIN1 被磷酸化, 与 CGI-58 解离, 随后激活脂肪细胞甘油三酯脂肪酶。活化的脂肪细胞甘油三酯脂肪酶移动到脂滴表面水解甘油三酯生成二酰甘油。同时 PLIN1 也可以与激素敏感性脂肪酶直接结合, 增加激素敏感性脂肪酶活性, 催化二酰甘油水解生成单酰甘油。最后单酰甘油脂肪酶水解单酰甘油, 产生最终产物甘油和游离脂肪酸并将其释放进入血液中。最近的研究也表明, 除依赖于三种中性脂肪酶的经典脂解过程外, 还存在一些其他脂解途径, 如溶酶体酸性脂肪酶介导的脂解。

脂解主要受交感神经系统和多种激素调控。胰岛素是主要的抗脂解激素, 可通过激活磷酸二酯酶 3B(PDE3B) 降解 cAMP, 抑制脂解。近年也发现一些因子具有与胰岛素类似的功能, 如成纤维细胞生长因子 1(FGF1)作用于脂肪细胞成纤维细胞生长因子 1 受体,通过激活磷酸二酯酶 4D(PDE4D)抑制 cAMP/PKA 从而抑制脂解。禁食和运动状态下,脂肪组织则促进脂解过程。在禁食状态下,交感神经激活,释放儿茶酚胺刺激脂肪细胞去甲肾上腺素能受体,激活蛋白激酶 A(PKA),磷酸化 PLIN1 促进脂解。在运动后,血液中生长激素,去甲肾上腺素,肾上腺素和皮质醇水平随着运动强度的增加而增加,而胰岛素水平下降,最终导致整体脂解增加。此外,脂肪分解也受到其他几种内分泌因子的调节:如瘦素通过刺激神经-脂肪连接促进脂解,胰高血糖素也在脂肪分解中发挥促进作用。

总的来说,脂肪组织作为储存脂质的能量库,在维持机体能量供给,缓冲脂肪酸通量、调节血脂水平,防止脂肪沉积在其他组织中发挥着重要作用。

2. 产热效应

与主要作为能量储存库的白色脂肪组织相比,棕色脂肪组织和激活的米色脂肪组织富含多房脂滴和线粒体,具有较强的代谢活性,能够以热量的形式消耗能量,因此又称为产热脂肪,在非战栗产热过程中起关键作用。这一过程除在体温维持中发挥作用外,还能够消耗机体内的多余能量,维持机体能量平衡,从而调节全身能量稳态、糖脂代谢、胰岛素敏感性等,对于肥胖、糖尿病等代谢性疾病的预防和治疗有重要意义。以下将分别从产热机制和产热调控两方面介绍棕色脂肪组织和米色脂肪组织的产热效应。

(1)产热机制

脂肪的产热效应主要与其线粒体代谢相关。PGC1α 是细胞线粒体生物发生和氧化代谢的主要调节因子,在脂肪细胞中,PGC1α 也是产热过程的关键调节因子,对冷刺激诱导或 β 肾上腺素能受体激动剂诱导的产热相关基因表达都必不可少。其表达和活性受到β肾上腺素能受体信号调节,可响应cAMP-PKA-pCREB和cGMP-PKG-p38MAPK等信号通路激活。激活的PGC1α通过与PPARγ、PPARα、甲状腺受体和其他因子的相互作用调节产热基因表达。

解偶联蛋白1(UCP1)是脂肪发挥产热功能的关键蛋白,具有将电子传递链和腺苷三磷酸(ATP)生成解偶联的功能,以产热的形式引起能量耗散。

很久以来,人们认为解偶联蛋白1是脂肪产热所必需的,但近年来也发现非战栗产热并不完全由解偶联蛋白1介导,还有一些解偶联蛋白1非依赖性的产热途径存在(图4.9)。

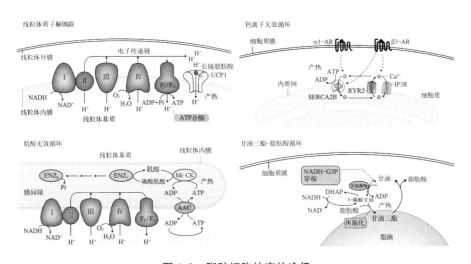

图4.9 脂肪细胞的产热途径

• 解偶联蛋白1依赖性产热

解偶联蛋白1是一种线粒体内膜蛋白,属于线粒体阴离子载体蛋白家族,以二聚体形式发挥作用,具有共转运脂肪酸阴离子和质子的功能,可消除膜两侧质子梯度。一般情况下,线粒体通过氧化磷酸化产生腺苷三磷酸。但在产热脂肪线粒体中,由于解偶联蛋白1耗散质子梯度，导致电子传递链与腺苷三磷酸合成解偶联，一方面产生热量，另一方面也缓解了腺苷三磷酸/腺苷二磷酸（ATP/ADP）比率上升导致的呼吸抑制。

解偶联蛋白 1 的活性受到多种因素调节。嘌呤核苷酸例如腺苷三磷酸（ATP）、腺苷二磷酸（ADP）、鸟苷三磷酸（GTP）、鸟苷二磷酸（GDP）等可以通过直接与解偶联蛋白 1 结合有效抑制线粒体解偶联活性。长链脂肪酸则可以与嘌呤核苷酸竞争性结合解偶联蛋白 1，解除嘌呤核苷酸对其的抑制作用，触发质子转运。此外，解偶联蛋白 1 蛋白上存在翻译后修饰位点，可调节解偶联蛋白 1 功能。其 Cys253 位点可受线粒体活性氧调节发生磺酰化修饰，激活解偶联蛋白 1，而线粒体基质侧的 Lys56 和 Lys151 可发生琥珀酰化修饰，抑制解偶联蛋白 1 的活性。

- 解偶联蛋白 1 非依赖性产热

长时间的冷刺激下，解偶联蛋白 1 缺失小鼠会表现出对寒冷的耐受，提示尽管解偶联蛋白 1 是非战栗产热的关键驱动力，但仍有其他途径提供热量。解偶联蛋白 1 非依赖性产热的基础是无效代谢循环，即腺苷三磷酸消耗反应与其反向反应同时进行，尽管该过程对整体没有造成影响，但其消耗了腺苷三磷酸并以热量形式释放能量。

目前研究发现，解偶联蛋白 1 非依赖性产热主要有以下方式：内质网-细胞质 Ca^{2+} 循环介导的产热，肌酸循环介导的产热以及甘油三酯和脂肪酸互相转化介导的产热。

内质网-细胞质 Ca^{2+} 循环介导的产热主要依赖于肌浆/内质网钙 Ca^{2+} 酶（SERCA）和兰尼碱受体（RYR2）介导的内质网 Ca^{2+} 摄取和释放。肌浆/内质网钙 Ca^{2+} 酶通过水解腺苷三磷酸，将 Ca^{2+} 从细胞质泵入内质网内并产生热量。在兰尼碱受体激活时，钙离子从内质网中进入细胞质，激活肌浆/内质网钙 Ca^{2+} 酶，激活 Ca^{2+} 循环产热。

肌酸循环介导的产热主要发生在腺苷二磷酸受限条件下,线粒体肌酸激酶介导的肌酸磷酸化与磷酸肌酸水解同时发生,产生肌酸驱动的无效循环并释放热量。

甘油三酯在经历脂解过程分解为脂肪酸后,可以被重新酯化形成甘油三酯,形成甘油三酯-脂肪酸无效循环,同时释放热量。

(2) 产热调控

图 4.10 所示为脂肪组织的产热调控因子及其作用机制,主要包括冷诱导产热与去甲肾上腺素(NE)、温热诱导产热与热休克因子1、饮食诱导产热、运动诱导产热、免疫调节产热和其他产热调节因子。

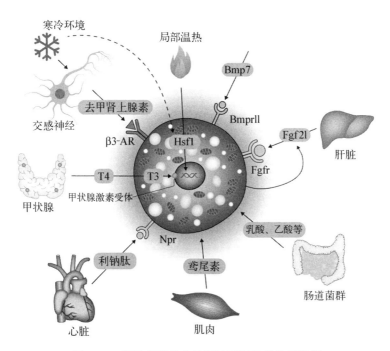

图 4.10 脂肪组织的产热调控因子及其作用机制

• 冷诱导产热与去甲肾上腺素(NE)

激活脂肪产热的最经典的方法是寒冷暴露。寒冷暴露主要通过肾上腺素能信号通路调控棕色脂肪组织/米色脂肪组织产热活性,其中起关键作用的激素是去甲肾上腺素(NE)。去甲肾上腺素属于儿茶酚胺家族,从激活的交感神经末梢释放。在寒冷暴露时,皮肤中的温度传感器会感知到寒冷,并将信息传递给中枢,增加棕色脂肪组织/米色脂肪组织中交感神经的活性,交感神经末梢释放 NE,作用于脂肪细胞 β 肾上腺素能受体,激活 AC-cAMP-PKA 通路,通过信号级联反应促进 *PGC1α*、*UCP1* 等基因表达,发生脂解、脂肪酸氧化、产热等,激活产热。

- 温热诱导产热与热休克因子 1

除寒冷暴露外,针对米色脂肪组织的局部温热也可诱导产热。在小鼠和人类中局部温热均促进了脂肪组织产热。在小鼠中米色脂肪组织长期局部温热可在不影响中枢交感神经系统和免疫系统的情况下以热休克因子 1(HSF1)依赖的方式促进产热,并对肥胖、胰岛素敏感性及脂肪肝等具有一定治疗效果。机制上,米色脂肪组织通过热休克因子 1 直接感应局部温热,激活产热。热休克因子 1 在被激活后,一方面直接促进线粒体关键基因 *PGC1α* 和产热关键基因 *UCP1* 转录;另一方面促进 RNA 结合蛋白 HNRNPA2B1 转录,HNRNPA2B1 进一步与 *PGC1α* 和 *UCP1* 的 mRNA 结合维持其稳定,从而促进米色脂肪组织"棕色化",激活产热。有意思的是,热休克因子 1 除了感应局部温热外,也可在寒冷暴露状态下被激活,其会在棕色脂肪组织或米色脂肪组织中增强线粒体功能,促进能量代谢。

- 饮食诱导产热

在摄入食物后,小鼠和人类都会表现出能量消耗和体温的增加,称为饮食诱导的产热。棕色脂肪组织在饮食诱导产热中起主要作用。一方面,进食会通过瘦素-肾上腺素髓质-脂肪组织轴促进产热:进食碳水化合物和蛋白质后,会增加血中瘦素浓度,瘦素作用于肾上腺素髓质,增加儿茶酚胺分泌,促进棕色脂肪组织产热。另一方面,进食会诱导一种肠道激素——促胰液素分泌,促胰液素直接作用于棕色脂肪细胞促进产热。同时,大脑在感受到棕色脂肪组织的产热信号后发出指令,停止进食。

• 运动诱导产热

有规律的体育活动和运动训练会导致白色脂肪组织的适应性反应,减小脂滴大小及脂肪含量,增加线粒体蛋白质,增强线粒体功能,促进解偶联蛋白 1 表达及产热。运动诱导脂肪组织产热的原因目前尚不明确,运动过程中骨骼肌释放的多种肌肉因子如鸢尾素、肌肉抑制素、β-氨基异丁酸等可能参与促进脂肪产热,此外,运动可能通过调控神经系统发挥产热调控作用,如增加皮下脂肪中的交感神经支配或促进脑源性神经营养分子分泌等。

• 免疫调节产热

脂肪组织中含有多种免疫细胞,它们在脂肪组织代谢稳态和产热调节中起重要作用。脂肪组织驻留免疫细胞主要通过分泌细胞因子发挥产热调控作用。一般而言,肥胖状态下免疫细胞产生的促炎因子如 TNFα、IL-1β 等抑制脂肪产热。同时,脂肪组织存在一类巨噬细胞亚群,称为交感神经相关巨噬细胞,可通过表达去甲肾上腺素降解酶单胺氧化酶(MAOA),清除去甲肾上腺素,降低局部去甲肾上腺素浓度,抑制棕色脂肪组织产热。除此之外,也有部分免疫细胞促进棕色脂肪组织/米色脂肪组织产热。如在棕色脂肪组织中,γδ T 细胞通过分泌 IL-17A,作用于脂肪细胞中的 IL-17RC 受体,促进交感神经支配,激活产热。米色脂肪组织中,M2 型巨噬细胞在寒冷暴露后促进脂肪前体细胞向米色脂肪细胞分化,嗜酸性粒细胞产生的 IL-4 和 II 型固有淋巴细胞产生的 IL-13 也同样促进脂肪前体细胞向米色脂肪细胞分化,激活的自然杀伤 T 细胞也可通过增加 FGF21 表达促进米色脂肪生成,正向调控产热。人白色脂肪组织中的肥大细胞产生组胺和 IL-4，也与寒冷诱导的白色脂肪组织"棕色化"相关。

• 其他产热调节因子

甲状腺激素：甲状腺激素有两种形式，分别是甲状腺素(T4)和三碘甲状腺原氨酸(T3)。棕色脂肪组织中表达Ⅱ型脱碘酶(D2)，可催化 T4 向 T3 转化，T3 可直接作用于棕色脂肪组织和米色脂肪组织中的甲状腺激素受体，促进 *PGC1α*、*UCP1* 等基因表达，激活产热。

利尿钠肽：心房利尿钠肽(ANP)和 b 型利尿钠肽(BNP)主要来源于心脏，由心肌细胞分泌，可结合脂肪细胞中利尿钠肽受体，激活 GC-cGMP-PKG-p38MAPK 信号通路，进一步激活 PGC1α，诱导下游包括 *UCP1* 在内的产热基因转录，促进棕色脂肪产热。

骨形态发生蛋白：骨形态发生蛋白(BMP)属于转化生长因子β(TGFβ)超家族，主要通过丝氨酸-苏氨酸激酶受体发挥作用。骨形态发生蛋白 7 可激活 MAPK 信号通路，通过 p38MAPK-PGC1α 途径促进产热和线粒体生物发生。BMP8b 主要由成熟的棕色脂肪细胞产生，可直接作用于棕色脂肪细胞，放大棕色脂肪细胞对肾上腺素能系统的产热反应；也可作用于下丘脑，增加棕色脂肪组织中交感神经的活性，正向调控产热。

纤维细胞生长因子 21(FGF21)：纤维细胞生长因子 21 由肝脏、脂肪组织、胰腺等多种器官分泌，通过结合纤维细胞生长因子受体(FGFR)或纤维细胞生长因子辅助受体 KLB 在外周组织和中枢神经系统中发挥功能。在寒冷刺激后，棕色脂肪组织中纤维细胞生长因子 21 表达增加，促进产热相关基因表达。在白色脂肪组织中，纤维细胞生长因子 21 也促进 PGC1α 表达，增强寒冷刺激后的适应性产热。在中枢神经系统中，纤维细胞生长因子 21 处理并增加了棕色脂肪组织和白色脂肪组织中交感神经系统的活性，进而增加了能量消耗及产热。

肠道菌群：肠道菌群在介导脂肪组织产热过程中也发挥重要作用。在寒冷暴露条件下，小鼠肠道菌群组成发生明显改变，而将寒冷暴露条件下的小鼠肠道菌群移植到受体小鼠中，会重现寒冷暴露小鼠的产热激活表型。肠道菌群可能通过其代谢产物发挥产热调控作用，如在间歇性饮食方式下，小鼠肠道菌群厚壁菌门/拟杆菌门组成发生变化，导致其代谢产物醋酸和乳酸水平增加，促进白色脂肪"棕色化"。

3. 内分泌功能

从发现瘦素开始，人们逐渐开始认识到脂肪组织能作为一种内分泌器官与邻近或远端组织器官进行交流。随着研究方法的不断进步和研究的不断深入，越来越多的脂肪分泌因子逐渐被鉴定并分离出来。在本节中，我们将重点从分泌来源、作用机制和生理功能三个方面来介绍两种经典的脂肪分泌因子，即瘦素和脂联素。

（1）瘦素

早在1950年，Ann M. Ingalls就发现了一种"肥胖基因"（*ob*），该基因的突变会导致肥胖和糖尿病。几年后，科学家们发现存在一种脂肪分泌的"饱感因子"，它能通过下丘脑控制动物摄食量，调节体重。1994年，Jeffrey M. Friedman通过定位克隆技术得到*ob*基因，并证实"饱感因子"由基因*ob*表达，这种"饱感因子"最终被命名为瘦素（leptin）。瘦素是由脂肪组织分泌的多肽，大小为16 kDa，存在于机体内的各个组织中，但主要由三种脂肪组织产生。瘦素的表达和分泌受多种因素影响。在正常状态下，循环瘦素水平与脂肪组织质量呈正相关。在长时间禁食状态下，交感神经作用于脂肪细胞β肾上腺素能受体，进而瘦素水平急剧下降。因此，低循环瘦素水平被认为是反映脂肪组织能量储备枯竭和高能量需求的内分泌信号。总之，瘦素的分泌状况与营养状态紧密耦合，共同调节机体对环境的适应过程。

瘦素受体（LEP‑R）是一种Ⅰ型细胞因子受体，属于JAK-Stat家族成员，在中枢神经系统和外周的众多细胞类型中表达。瘦素受体为单跨膜受体，包括胞外、跨膜和胞内三个结构域，并存在6种受体亚型，可分为长型受体和短型受体，其中最重要的是长型受体LEP‑Rb。LEP‑Rb主要分布于下丘脑调控摄食的神经元细胞膜上，起到信号转导作用。如图4.11所示，当瘦素结合瘦素受体时，瘦素受体信号会激活JAK2激酶磷酸化并激活下丘脑和免疫细胞中的Stat3转录因子，使其形成二聚体入核与特定的DNA结合，进而激活转录。同时，瘦素还会激活调节蛋白SOCS3和PTP1B，这两种蛋白均会减弱瘦素的信号。此外，科研工作者们也一直在致力于寻找瘦素穿过血

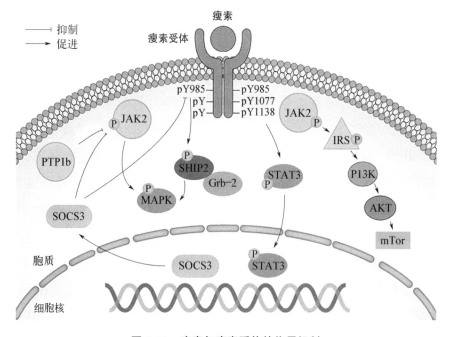

图4.11 瘦素与瘦素受体的作用机制

脑屏障的机制。近期研究表明,下丘脑第三脑室底部的正中隆起存在一个可渗透的血脑屏障,瘦素可能通过位于该部位的伸长细胞(tanycyte)进入脑脊液,进而发挥功能。

由于瘦素受体在中枢和外周中均有表达,因此其生理功能主要体现在两个方面:一是作用于中枢神经系统抑制摄食,控制能量摄入。具体而言,当机体摄入过多食物,导致肥胖时,脂肪组织分泌的瘦素便会通过体循环,到达下丘脑,并通过结合受体来激活调节摄食的神经元,进而抑制摄食,增加能量消耗,减轻体重。二是在外周组织中,作用于胰岛 β 细胞抑制胰岛素分泌,增加 β 细胞的存活能力。此外,瘦素对固有免疫和适应性免疫、骨形成、骨代谢、血管生成和伤口愈合等过程都具有调节作用。然而,如前所述,瘦素存在 6 种受体亚型,且瘦素的作用还存在多效性,因此,瘦素影响外周组织的机制仍需要进一步的研究。

(2) 脂联素

如图 4.12 所示,与瘦素类似,脂联素(adiponectin)也是一种脂肪分泌因子,其在机体内分布广泛,主要由三种脂肪细胞产生,但其他类型的细胞也可以产生这种脂肪细胞因子,如骨骼肌、心肌细胞和内皮细胞等。三项独立的研究小组分别在 1995 年和 1996 年通过研究脂肪形成过程中的调控基因时发现了脂联素。脂联素是一种 30 kDa 的单体糖蛋白。小鼠脂联素含有 247 个氨基酸,而人脂联素含有 244 个氨基酸,两者同源性达 83%。脂联素的显著特点是其循环水平非常高,其在人体血浆浓度达到 2—20 μg/ml,比其他大多数分泌因子高出 1 000 倍以上。与瘦素不同的是,脂联素水平随着脂肪量的增加而下降,因此,肥胖患者的脂联素循环水平比正常人要低。此外,在结构上,脂联素单体蛋白翻译后会被修饰成不同的多聚体,主要分为全长脂联素和经过蛋白水解的片段,即球状脂联素。其中,全长脂联素还可分为低分子量形式（LMW）、中等分子量形式（MMW）和高分子量形式（HMW）。在人体血浆中，中等分子量形式和高分子量形式占据了大部分，而低分子量形式只占总脂联素水平的30%。

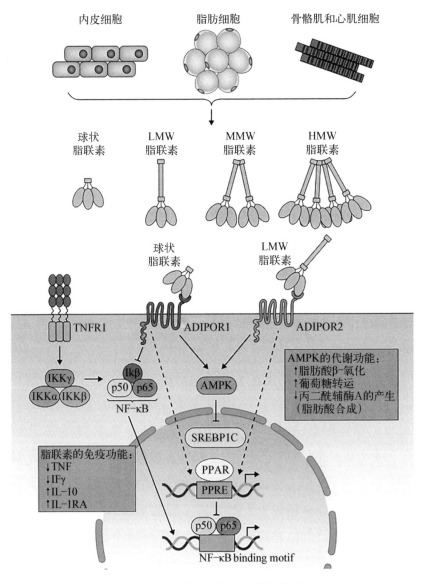

图 4.12　脂联素的形成及其作用机制

脂联素信号转导十分复杂，尚不完全清楚。现已鉴定出三种脂联素受体，分别是脂联素受体1(AdipoR1)、脂联素受体2(AdipoR2)和T-钙粘蛋白(T-cadherin)，其中脂联素受体1和脂联素受体2结合球状脂联素和低分子量形式，而T-钙粘蛋白与高分子量形式结合。当脂联素受体1和脂联素受体2被激活时，腺苷单磷酸蛋白激酶(AMPK)和p38丝裂原活化蛋白激酶(p38MAPK)的磷酸化增强，通过增强 $PPAR\alpha$ 转录活性，进而促进脂肪酸氧化和增加葡萄糖利用。同时腺苷单磷酸蛋白激酶也能抑制乙酰辅酶A羧化酶活性，进而减少丙二酰辅酶A的产生，进一步增强脂肪酸氧化，最终提高组织胰岛素敏感性。在抗炎功能上，$PPAR\alpha$ 激活后，一方面可抑制促炎基因的转录，如肿瘤坏死因子(TNF)和干扰素 γ($IFN\gamma$)；另一方面可促进抗炎基因的转录，如IL-10和IL-1受体拮抗剂($IL-1RA$)。此外，脂联素还具有保护血管、心脏和肾脏等器官的重要功能。

(3) 其他脂肪分泌因子

· 降脂蛋白

降脂蛋白(adipsin)本质上是一种分泌型丝氨酸蛋白酶，主要在脂肪组织中表达，并且随着肥胖发展其基因表达显著增加。在功能研究上，降脂蛋白具有人类补体因子D的活性，在补体旁路途径的激活上发挥着限速酶的功能。随后的研究发现小鼠和人体中的降脂蛋白与补体因子D为同一物质。降脂蛋白主要调节免疫和代谢等功能。在免疫上，降脂蛋白参与补体旁路途径的激活，而该途径与心血管疾病相关，提示降脂蛋白可能调节远端组织器官的炎症。具体而言，补体旁路途径可能通过产生趋化因子来促进炎症，也可能通过调理作用(又称调理素作用、调理化作用，是指抗体、补体与吞噬细胞表面结合，促进吞噬细胞吞噬细菌等颗粒性抗原的作用)和清除死细胞来抑制炎症。在代谢上，降脂蛋白有助于保护分泌胰岛素的胰腺β细胞，使其不受2型糖尿病（T2DM）的负面影响。具体而言，降脂蛋白催化形成补体因子C3a，该蛋白是一种有效的促胰岛素分泌因子，补体因子C3a通过结合胰岛β细胞上的C3a受体，进而提高β细胞的腺苷三磷酸水平、氧化呼吸并增强其Ca^{2+}信号，最终促进胰岛素分泌。总之，降脂蛋白/C3a通路促进了脂肪细胞与胰岛β细胞的跨组织交流，调节这一分子开关为治疗2型糖尿病提供了一种新方法。

• 脂肪酸结合蛋白4

脂肪酸结合蛋白4（FABP4）是一种结合长链脂肪酸或其他脂质的小胞质蛋白，是脂肪细胞分化晚期时上调的重要蛋白之一，在脂肪细胞中大量表达，同时在巨噬细胞和毛细血管内皮细胞中也有部分表达。在脂肪细胞中，脂肪酸结合蛋白4能够高亲和力地结合游离脂肪酸（FFA），在其他多种蛋白的帮助下，将游离脂肪酸转运到细胞的各个亚细胞结构，进而调节游离脂肪酸的氧化供能或进一步酯化过程。一些独立的研究表明，在脂解过程中，脂肪酸结合蛋白4也能以非经典途径（即蛋白不具备典型的信号肽序列，因此不依赖于内质网-高尔基体途径分泌到细胞外，而是直接以跨质膜转位和细胞内囊泡结构介导的方式分泌）从脂肪细胞分泌出来，发挥内分泌功能，促进肥胖相关性疾病如糖尿病和动脉粥样硬化等发生发展。首先，在小鼠中，脂肪酸结合蛋白4的循环水平随着肥胖水平增高而提升；在人类中，脂肪酸结合蛋白4的循环水平也在肥胖、胰岛素抵抗、2型糖尿病和心血管疾病风险人群中显著升高。其次，敲除*ob/ob*小鼠的脂肪酸结合蛋白4能显著改善其糖脂代谢能力，进而提高胰岛素敏感性。并且在脂肪酸结合蛋白4敲除小鼠中再注射脂肪酸结合蛋白4重组蛋白会促进小鼠的肝脏糖异生，加剧小鼠胰岛素抵抗。总之，这些研究提示脂肪酸结合蛋白4可能是肥胖和其诱导的胰岛素抵抗之间的纽带。然而,脂肪酸结合蛋白4的作用机制尚不清楚。它可能通过自身直接与细胞表面受体结合,发挥直接作用,也可能通过脂质转运产生间接作用,其具体机制仍需进一步研究。

• 神经调节蛋白4

神经调节蛋白4(NRG4)是一种新型脂肪分泌因子,在棕色脂肪组织中含量丰富。神经调节蛋白4是含有细胞外配体的表皮生长因子(EGF)家族成员之一,该家族共包括四种蛋白,神经调节蛋白1、神经调节蛋白2、神经调节蛋白3和神经调节蛋白4,具有调节细胞增殖和凋亡、抗炎、改善细胞能量代谢的生物学功能。其中,在脂肪组织中,特别是在棕色脂肪组织中,寒冷暴露或肾上腺素处理会促进该组织表达并分泌神经调节蛋白4,但肥胖小鼠和肥胖人体中神经调节蛋白4表达会显著减少。神经调节蛋白4在棕色脂肪细胞中生成,经蛋白酶水解切割后,释放的细胞外表皮生长因子样结构域通过自分泌、旁分泌和内分泌机制作用于靶细胞。在作用机制上,神经调节蛋白4能够特异性和表皮生长因子受体同源物ErbB3和ErbB4结合,激活靶细胞的PI3K和Stat等信号通路,进而发挥抑制肝细胞脂质从头合成、抑制肝细胞死亡和肝脏炎症、改善胰岛素抵抗、提高脂肪组织血管生成和神经支配等生理功能。因此,神经调节蛋白4一直被认为是调控肥胖相关代谢紊乱的有益因子。

表4.1汇总并对比了上述五种脂肪分泌因子,它们虽然都是由脂肪分泌到血液中的蛋白质,发挥着众多内分泌功能,但仍各有特点。第一,这五种脂肪分泌因子在分泌来源上存在些许差异,瘦素、脂联素、降脂蛋白、脂肪酸结合蛋白4可以同时来源于白色脂肪组织和棕色脂肪组织(包含米色脂肪组织),但是神经调节蛋白4大部分都来源于棕色脂肪组织和米色脂肪组织。第二,在分泌的调节方式上,瘦素

和脂肪酸结合蛋白4随着脂肪重量的增加而增加,但是脂联素、降脂蛋白和神经调节蛋白4是随着肥胖的发展而降低。第三,在生理功能上,由于瘦素可以通过血脑屏障,因此它既可以作用于中枢神经系统,又可以作用于外周组织器官。但是对于其他四种脂肪分泌因子,尚未有研究证明它们可以作用于中枢,并且它们的靶器官也并非完全一致。

表4.1 五种脂肪分泌因子的汇总对比

脂肪分泌因子	来源	分泌调控方式(√促进分泌,×抑制分泌)	受体或作用方式	生理功能
瘦素(leptin)	白色、米色和棕色脂肪细胞	• 肥胖 √ • β-肾上腺素能信号 × • 长时间禁食 ×	LEP-R的配体	中枢功能 • 增强饱腹感、抑制食欲 • 增加能量消耗 • 改善胰岛素抵抗 外周功能 • 减少胰岛素分泌 • 改善动脉粥样硬化
脂联素(adiponectin)	白色、米色和棕色脂肪细胞	• β-肾上腺素能信号 √ • 内质网应激 × • 氧化应激 × • 肥胖 ×	AdipoR1/AdipoR2的配体	• 抑制炎症 • 提高胰岛素敏感性 • 增强脂肪酸分解代谢 • 抑制糖异生
降脂蛋白(adipsin)	白色、米色和棕色脂肪细胞	• 胰岛素 × • 肥胖(小鼠) ×	作为补体因子D,生成补体因子C3a	• 通过清除死细胞来抑制炎症 • 通过产生趋化因子来促进炎症 • 通过C3a受体增加胰岛素分泌
脂肪酸结合蛋白4(FABP4)	白色、米色和棕色脂肪细胞	• 肥胖 √	结合细胞质脂肪酸	• 促进糖异生 • 促进胰岛素抵抗 • 促进动脉粥样硬化

续 表

脂肪分泌因子	来源	分泌调控方式（√促进分泌，×抑制分泌）		受体或作用方式	生理功能
神经调节蛋白4（NRG4）	米色和棕色脂肪细胞	・产热增加 ・肥胖	√ ×	ErbB3/ErbB4 的配体	・抑制肝脏脂质从头合成过程 ・减少肝细胞死亡 ・改善胰岛素抵抗 ・改善脂肪肝 ・促进脂肪组织的血管生成 ・增加脂肪组织的神经支配

事实上，与其他器官相互作用的脂肪组织分泌因子远不止这五种，还有一些特殊的脂肪酸也得到了人们的关注。除了在脂肪组织中作为能量来源或生物合成前体发挥特定的生理功能之外，这些特殊的脂肪酸还能被脂肪组织分泌到细胞外，通过内分泌的方式发挥调节代谢的功能，因此其被称为脂质因子（Lipokines）。例如，在寒冷暴露下，棕色脂肪组织和米色脂肪组织中会产生亚油酸的一种氧化代谢物——12,13-diHOME，它一方面通过增加脂肪细胞对脂肪酸的吸收来促进机体产热，另一方面还能促进骨骼肌的脂肪酸氧化过程。此外，白色脂肪组织的从头合成过程中会形成一种名为羟基脂肪酸支链脂肪酸酯（FAHFA）的"有益脂质"，它们能够降低小鼠血糖，促进胰岛素分泌，并能抑制巨噬细胞中炎性因子的分泌，具有抗炎和改善糖代谢稳态的作用。

总之，随着越来越多的脂肪因子被识别和鉴定出来，脂肪组织调节代谢平衡的内分泌功能得到进一步的明确。研究脂肪组织与其他组织器官的交流方式有助于为治疗脂肪代谢紊乱导致的相关疾病提供新的思路和手段。

4. 其他功能

除上文介绍的主要脂肪组织库外，还有一些离散脂肪组织储存库广泛分布于全身。这些储存库通常规模小，显微解剖复杂，并与其他解剖结构密切相关，执行组织和器官特有的功能。

（1）真皮脂肪组织

皮肤由层状表皮、富含成纤维细胞的真皮和含有成熟单房脂肪细胞的真皮白色脂肪组织（dWAT）组成。真皮白色脂肪组织位于皮肤网状真皮内，与毛囊具有密切联系。真皮白色脂肪组织在毛囊生长初期包裹住毛囊，并在毛发生长周期中经历重塑，其间通过分泌外泌体或分泌因子与毛囊相互交流，调控毛发生长。同时，作为皮肤的重要组成部分，真皮白色脂肪组织可通过分泌抗菌肽、脂联素等因子，在维持皮肤完整性、抗菌防御、伤口愈合等方面也发挥重要作用。此外，在冷刺激后，真皮白色脂肪组织会经历扩张过程，提示真皮白色脂肪组织同样参与体温调节过程。

（2）乳腺脂肪组织

乳腺主要由上皮组织和周围基质组成，而脂肪组织是基质的主要组成部分，正常生理状态下占其组织体积的近 90%。在乳腺中，乳腺脂肪组织（mgWAT）与上皮组织紧密结合，在乳腺的不同阶段中经历重塑，发生形态与功能的改变。乳腺上皮经历由怀孕期、哺乳期和退化期组成的周期性重塑。在怀孕期，乳腺脂肪组织体积增大，成脂能力增加；在哺乳期，乳腺脂肪组织的体积缩小，成脂能力下降，并出现多房脂肪细胞；在退化期，乳腺脂肪组织重新扩张重建。乳腺脂肪组织与泌乳过程有密切联系。在哺乳期间，乳腺脂肪组织通过脂肪上皮转分化的过程转化为分泌型乳腺上皮细胞，表现出具有区室化的脂滴和各种细胞器,包括线粒体、过氧化物酶体和糙面内质网,同时细胞质突起。因为形成了能够分泌乳汁的腺泡结构,故而组织呈现粉红色。在功能上,乳腺脂肪组织通过将脂肪输送到邻近的上皮细胞,供给乳汁合成。此外,乳腺脂肪组织在乳腺发育中起重要作用,乳腺脂肪组织发挥结构支持功能,并分泌催乳素、脂联素、瘦素等因子与乳腺上皮组织相互作用,调节其生长和功能性分化。

(3) 关节内脂肪组织

关节内也有白色脂肪库存在,如髋关节的髋臼窝和膝关节的膝盖骨下脂肪等。关节内脂肪组织对全身性的代谢反应较为保守,在饥饿、肥胖等情况下仍然保持稳定。关节内脂肪组织除起结构性支撑和缓冲作用外,主要参与关节病理相关过程,如通过分泌炎症因子IL-6等以旁分泌作用驱动关节炎等疾病发展。

(4) 骨髓脂肪组织

骨髓脂肪组织(bmAT)由脂肪细胞在骨髓腔内累积而成,可分为组成型骨髓脂肪组织和调节型骨髓脂肪组织。组成型骨髓脂肪组织在出生后早期形成,含有较大的脂肪细胞,一般位于尾椎等骨骼远端区域中。调节型骨髓脂肪组织则形成较晚,主要位于骨骼近端区域,富含造血的红骨髓。骨髓脂肪组织在调节能量代谢和骨骼动态平衡中发挥重要作用。骨髓脂肪组织代谢活跃,且具有内分泌功能,可响应机体的代谢需求进行扩张,参与全身能量代谢调控。此外,由于骨髓脂肪组织的独特位置,骨髓脂肪组织可通过释放脂肪因子、细胞因子、信号分子和脂肪酸等调控骨细胞分化、骨稳态和造血功能。

(5) 心血管脂肪组织

心脏周围存在两个主要的脂肪库:心外膜脂肪和心包脂肪。其中,心外膜脂肪在正常心脏生理和心血管疾病的发病机制中发挥功能。心外膜脂肪位于心肌和心包内脏层之间,覆盖大部分心脏。心外膜脂肪细胞特征与其他脂肪库中的白色脂肪细胞类似,但高表达UCP1,说明心外膜脂肪除起机械保护作用外,可能还为心脏提供热量。同时,心外膜脂肪可释放高水平的游离脂肪酸,支持心脏的能量供给。此外,心外膜脂肪可分泌多种脂肪因子及促炎、抗炎细胞因子,通过旁分泌作用向附近的心肌和冠状动脉发出信号并调控其功能。

(6) 肠系膜脂肪组织

肠系膜脂肪组织(mWAT)是位于腹膜双层的白色脂肪储存库,一般情况下与肠系膜附着部位的肠道接触,在炎症性肠病如克罗恩病(Crohn's disease)的发病机制中发挥作用。在克罗恩病中,肠道外出现"爬行脂肪"(creeping fat),即发炎和纤维化的肠周围肠系膜脂肪组织扩张。"爬行脂肪"的出现是一种保护性反应,肠系膜脂肪组织迁移到肠屏障功能障碍的部位,以阻止潜在的有害病菌通过肠腔在宿主体内发生系统性传播。限制了全身性抗原暴露的附带损害;然而,这种反应继而导致肠系膜脂肪组织及其包裹的回肠段发生明显纤维化,虽然试图使炎症保持局部性,但"爬行脂肪"侵入肠壁带来的这些后果对患者也产生了严重的负面影响。

(7) 其他

此外,机体的面部、足底和掌侧也存在脂肪组织库。这些脂肪主要发挥生物力学和结构支撑功能,如面部脂肪维持面部结构;足底脂肪帮助机体承受高压,调节体重压力分布。

思考与练习:

1. 脂肪组织对于机体生理健康的意义是什么?
2. 脂肪组织的主要分类有哪些?请简要概括它们的结构和功能。
3. 脂肪组织可以通过哪些机制进行产热?产热过程受哪些因素

调控？

4. 脂肪组织可以分泌哪些作用于其他组织器官的脂肪因子？请选择两个脂肪分泌因子来简要概括其功能和作用机制。

本章参考文献

[1] Colaianni G, Colucci S, Grano M. Anatomy and Physiology of Adipose Tissue. In: Lenzi A, Migliaccio S, Donini L (eds) *Multidisciplinary Approach to Obesity*. Springer, 2015.

[2] Unamuno X, Frühbeck G, Catalán V. Adipose Tissue. In: "Huhtaniemi I, Martini L (eds) *Encyclopedia of Endocrine Diseases*. Elsevier Inc, 2019.

[3] Ghaben AL, Scherer PE. Adipogenesis and metabolic health. *Nat Rev Mol Cell Biol*, 2019, 20(4): 242-258.

[4] Sakers A, de Siqueira MK, Seale P, et al. Adipose-tissue plasticity in health and disease. *Cell*, 2022, 185(3): 419-446.

[5] Scheja L, Heeren J. The endocrine function of adipose tissues in health and cardiometabolic disease. *Nat Rev Endocrinol*, 2019, 15(9): 507-524.

[6] Zwick RK, Guerrero-Juarez CF, Horsley V, et al. Anatomical, Physiological, and Functional Diversity of Adipose Tissue. *Cell Metab*, 2018, 27(1): 68-83.

[7] Richard A, White U, Elks C, et al. Adipose Tissue: Physiology to Metabolic Dysfunction. *MDText.com*, 2020.

[8] 陈鑫, 李国强, 孟美瑶, 等. 燃烧我的卡路里——产热脂肪的前世今生[J], 自然杂志, 2019, 41(06): 423-430.

[9] Ferrero R, Rainer P, Deplancke B. Toward a Consensus View of Mammalian Adipocyte Stem and Progenitor Cell Heterogeneity. *Trends Cell Biol*, 2020, 30(12): 937-950.

[10] Rodeheffer M, Birsoy K, Friedman J. Identification of white adipocyte progenitor cells in vivo. *Cell*, 2008, 135(2): 240-249.

[11] Corvera S. Cellular Heterogeneity in Adipose Tissues. *Annu Rev Physiol*, 2021, 83: 257-278.

[12] Zuk P, Zhu M, Mizuno H, et al. Multilineage cells from human adipose tissue: implications for cell-based therapies. *Tissue Eng*, 2001, 7(2): 211-228.

[13] Rosen ED, Spiegelman BM. What we talk about when we talk about fat. *Cell*, 2014, 156(1-2): 20-44.

[14] Schwalie PC, Dong H, Zachara M, et al. A stromal cell population that inhibits adipogenesis in mammalian fat depots. *Nature*, 2018, 559(7712): 103-108.

[15] Bi H, Li H, Zhang C, et al. Stromal vascular fraction promotes migration of

fibroblasts and angiogenesis through regulation of extracellular matrix in the skin wound healing process. *Stem Cell Res Ther*, 2019, 10(1): 302.

[16] Morris DL, Oatmen KE, Wang TY, et al. CX3CR1 deficiency does not influence trafficking of adipose tissue macrophages in mice with diet-induced obesity. *Obesity (Silver Spring)*, 2012, 20(6): 1189-1199.

[17] Duquenne M, Folgueira C, Bourouh C, et al. Leptin brain entry via a tanycytic LepR-EGFR shuttle controls lipid metabolism and pancreas function. *Nat Metab*, 2021, 3(8): 1071-1090.

[18] Lo JC, Ljubicic S, Leibiger B, et al. Adipsin is an adipokine that improves β cell function in diabetes. *Cell*, 2014, 158(1): 41-53.

[19] Tilg H, Moschen AR. Adipocytokines: mediators linking adipose tissue, inflammation and immunity. *Nat Rev Immunol*, 2006, 6(10): 772-783.

[20] Li L, Li B, Li M, et al. Switching on the furnace: Regulation of heat production in brown adipose tissue. *Mol Aspects Med*, 2019, 68: 60-73.

[21] Chang SH, Song NJ, Choi JH. Mechanisms underlying UCP1 dependent and independent adipocyte thermogenesis. *Obes Rev*, 2019, 20(2): 241-251.

[22] Harms M, Seale P. Brown and beige fat: development, function and therapeutic potential. *Nat med*, 2013, 19(10): 1252-1263.

[23] Cohen P, Kajimura S. The cellular and functional complexity of thermogenic fat. *Nat Rev Mol Cell Biol*, 2021, 22(6): 393-409.

[24] Chouchani ET, Kazak L, Spiegelman BM. New Advances in Adaptive Thermogenesis: UCP1 and Beyond. *Cell Metab*, 2019, 29(1): 27-37.

[25] Li Y, Wang D, Ping X, et al. Local hyperthermia therapy induces browning of white fat and treats obesity. *Cell*, 2022, 185(6): 949-966.

[26] Li Y, Schnabl K, Gabler S, et al. Secretin-Activated Brown Fat Mediates Prandial Thermogenesis to Induce Satiation. *Cell*, 2018, 175(6): 1561-1574.

第五章
循环系统及运动心肌保护研究进展

邱 艳　杨力明　肖俊杰

本章学习目标

1. 熟悉人体循环系统的组成和功能；
2. 熟悉心脏的结构和功能；
3. 熟悉心脏的主要细胞类型；
4. 理解运动锻炼有益心脏健康的机制；
5. 了解运动心肌保护的研究进展。

心脏是人体非常重要的器官。心脏健康是身体健康的重要标志之一。如果心脏出现健康问题，生命就会受到严重威胁。心脏的主要功能是泵血，而心肌细胞是心脏中主要起收缩功能的细胞，因此，心肌细胞数量和功能的维持对心脏的正常功能至关重要。然而，心脏在成年后几乎停止生长。在心脏出现损伤或疾病的情况下，心肌细胞的严重丢失将导致心衰和死亡。

运动锻炼有益心血管健康。一方面，运动锻炼可以维持正常人的心血管健康，并降低患多种心血管疾病的风险；另一方面，运动锻炼可以改善心血管病人的身体状况,促进其健康。因此,对运动锻炼介导的心脏保护效应的研究或将为心血管相关疾病的防治提供新思路,并有助于心血管疾病新疗法的开发。

一、循环系统及运动心肌保护研究概述

心脏是人体的发动机,人体所有的功能都需要心脏射血来维持。心脏每天大约跳动10万次,通过循环系统的血管网络为机体输送约5L的血液,血液循环将氧气和营养物质输送到身体的各个部位以保证身体各组织器官正常工作,并带走二氧化碳和代谢废物。在疾病或受伤的情况下,心脏无法正常射血,身体的器官没有足够的血液来维持正常运作,生命将受到严重威胁。

运动锻炼具有心脏保护效应。运动锻炼可以促进心肌细胞的增殖和生长。长期的运动锻炼可以诱导心脏发生生理性心肌肥厚,与病理性心肌肥厚不同,生理性心肌肥厚通常不伴随心脏纤维化或心肌细胞死亡。此外,生理性心肌肥厚的心脏可以有效抵抗外界刺激引起的心脏损伤。本章将从循环系统、心脏以及运动心肌保护的作用机制等方面来重点介绍。

二、循环系统

循环系统由全身的管道网络(包括血管、淋巴管等)以及管道内的液体组成,包括心血管系和淋巴管系。心血管系由心脏、血管和血液组成。淋巴管系由淋巴、淋巴管、淋巴组织和淋巴器官组成。

心脏主要起射血功能,负责将血液输送到全身各处。心脏本身的血供主要来自冠状动脉,血液从心脏中流出,并随动脉的分支到达

全身各个组织器官，最后通过静脉流回心脏。血液在心脏和血管内沿着一个方向不断地流动，称为血液循环。

人体的循环系统主要包括体循环和肺循环，两者相互联系构成一个完整的循环系统。体循环又称大循环，通过体循环将富含氧气和营养物质的血液经主动脉及各级动脉分支自左心室输送到全身各处，再经各级静脉将含氧少及含组织代谢产物的血液流回右心室。肺循环也称小循环，通过肺循环将含氧少的静脉血经肺动脉及其分支输送到肺静脉，最后流入左心房。在肺循环中，血液达到肺毛细血管时可进行气体交换，将静脉血转变成含氧丰富的动脉血，含氧少的血液被充氧并返回到左心脏。基于此，机体通过血液循环将氧气和营养物质等输送到身体的各个部位，以保证身体各组织器官的正常工作，并带走二氧化碳和代谢废物。此外，这种循环还有助于机体抵御疾病（例如淋巴结可以防止有毒的化学物质和微生物的入侵，血液和淋巴中的各种免疫细胞可以消灭有害的物质等），维持体温，维持机体的酸碱平衡等，进而维持内环境的稳态。

三、心脏

心脏由中胚层发育而来，位于胸腔两肺之间，略微向左倾斜，其大小与自己的拳头相当。心脏是一个结构复杂的器官。从解剖结构上来看，心脏主要有心壁、心腔、心脏瓣膜、血管和心脏传导系统等结构。从细胞组成上来看，心脏主要由心肌细胞、内皮细胞、成纤维细胞、壁细胞（周细胞和平滑肌细胞）、免疫细胞、脂肪细胞、间皮细胞和神经细胞等组成。心脏中的这些细胞类群精细协调，相互通讯，以实现在每个心室中不同压力、应变和生物物理刺激下的连续收缩和放松。从功能上来看，心脏是循环系统的动力器官，主要起射血功能，通过有节律的收缩和舒张,推动全身的血液循环。

1. 心壁

心壁在结构上由心内膜、心肌层、心外膜三层膜组成。其中,心内膜是衬覆于心脏腔室表面的薄膜;心肌层位于心内膜和心外膜之间,是心壁最厚的一层,主要由心肌和心肌间质组成;心外膜是心包膜的脏层,其结构是浆膜,对心脏起保护作用。

2. 心腔

心脏是一个中空性肌性器官,包含两个位于上方的体积相对较小的腔室——心房,和两个位于下方的体积相对较大的腔室——心室。心房间隔膜和心室间隔膜分别将左、右心房和左、右心室分隔开。同侧的心房和心室被一层厚的肌肉壁——房室间隔分隔开。心脏的左右心房负责接收回流至心脏的血液,左右心室负责存放即将被泵出的运输至全身各处的血液。

3. 心脏瓣膜

分隔心房、心室以及同侧心房和心室的隔膜中都设有开口,同一侧的两个腔室通过该开口连接。右心室和右心房之间的瓣膜为三尖瓣,左心房与左心室之间为二尖瓣,左右心室与肺动脉和主动脉之间为半月瓣。其中,左心室与主动脉之间为主动脉瓣,右心室与肺动脉之间为肺动脉瓣。心脏中的这些瓣膜使得血液只能顺着一个方向流动,而不能倒流,即血液流动从心房到心室,再从心室到肺动脉或主动脉。

4. 血管

心脏中分布有密密麻麻、错综复杂的血管网络,这些血管可以运输氧气和营养物质至身体各个部位,同时也有利于不同组织细胞间的通讯。血管有动脉、静脉和毛细血管三种。动脉负责输送富含氧气的血液至全身各组织器官,但是肺动脉除外,肺动脉输送血液至肺。静脉则负责将氧含量低的血液运回心脏。毛细血管是机体管径最细的血管,连于动脉和静脉之间。毛细血管的管壁薄,通透性大,是血液和组织进行物质交换的场所。

5. 心脏传导系统

心脏传导系统由负责正常冲动形成与冲动传导的特殊心肌细胞组成,主要包括窦房结、结间束、房室结、房室束(希氏束)、左右束支及其分支和浦肯野纤维网。其中,窦房结具有最高的自律性,控制心脏的节律和心跳。窦房结发出的电脉冲传导至心房,会引起心房收缩,进而把血液泵入舒张的心室中;当电脉冲传导到心室时,会引起心室收缩,使右心室把血液泵入肺部,而左心室则把血液泵向全身。

6. 心肌细胞

基于心脏的主要功能是射血,而心肌细胞是心脏中主要起收缩功能的细胞亚群,心肌细胞数量和功能的维持对心脏的正常功能至关重要,因此,已有的大部分心脏研究都集中在心肌细胞。基于对成年的啮齿动物和成人的心脏的研究发现,从细胞数量上看,心肌细胞数量占心脏中细胞总数的30%—40%,但从体积上看,心肌细胞占心脏容积的70%—85%。然而,成年人心肌细胞的增殖能力非常有限。研究表明,与出生第一年相比,在20岁的成人中左心室的心肌细胞的数量增加了约3.4倍。这些研究数据表明心肌细胞的增殖是促进出生后心脏生长的原因之一。在20岁时,人的心肌细胞仅以每年约1%的速率进行增殖,而在75岁时,心肌细胞每年的增殖速率只有约

0.3%。心肌细胞数量的减少或功能异常往往导致疾病。在出现心脏损伤和心脏疾病的情况下,心肌细胞的严重丢失会导致心衰和死亡。因此,对人心肌细胞内源性增殖机制的深入研究将可能为心脏相关疾病的防治提供理论依据。

然而,人心肌细胞的增殖研究具有很大的挑战性。尽管在人的一生中都可以检测到心肌细胞的有丝分裂,但是20岁以上的成人心肌细胞胞质分裂不太明显。事实上,心肌细胞的增殖情况因物种而异,并且与生物体的发育阶段有关。低等脊椎动物,如斑马鱼(danio rerio),一生当中心肌细胞都具有增殖能力。成熟低等脊椎动物的心脏形态与哺乳动物胚胎的心脏有许多相似之处,两者都是单循环的双室组织,含有单核的体积较小的心肌细胞。哺乳动物心肌细胞增殖能力并不是在出生后就立即完全丢失。研究表明,小鼠在出生后7天内,心肌细胞仍具有较强的增殖能力,新生小鼠心脏生长主要来源于先前存在的心肌细胞的增殖。但是,在出生后的第二周,当心肌细胞大量双核化和肥大时,心脏就会停止生长。但成年小鼠和年老的小鼠心肌细胞并没有完全失去增殖能力。研究发现,在年龄较小的成年小鼠中,心肌细胞以每年0.76%的增殖速率进行更新,但在年老的小鼠中,这一增殖速率要更低。值得注意的是,心脏在受到刺激(如运动锻炼、心肌损伤等)的情况下,心肌细胞的增殖会增加。因此,对成年哺乳动物心肌细胞增殖的研究可能为心血管疾病的治疗提供新策略。

四、运动心肌保护研究进展

运动锻炼有益心血管健康。一方面,运动锻炼可以维持正常人的心血管健康,并降低患多种心血管疾病的风险;另一方面,运动锻炼可以改善心血管病人的身体状况,促进其身体健康。长期规律的运动锻炼可以引起心脏发生生理性心肌肥厚,这种肥厚的心脏也称为"运动员心脏",表现为心肌细胞大小变大,心肌细胞数量增加,心脏功能增强或不变。与病理性心肌肥厚不同,生理性心肌肥厚通常不伴随心脏纤维化或心肌细胞死亡。此外,生理性心肌肥厚的心脏具有抵抗外界刺激引起的心脏损伤的能力。从机制上来说,运动锻炼可以通过促进心肌细胞生长、促进血管和淋巴管生成、诱导线粒体重塑、引起表观遗传改变、增强内皮细胞功能、引起心脏成纤维细胞静默、改善心脏代谢等促进生理性心肌肥厚。

1. 运动锻炼促进心肌细胞生长

运动锻炼可以通过促进心肌细胞肥大和心肌细胞增殖进而促进心脏生长。对于成年的人和哺乳动物而言,运动锻炼引起的心脏生长主要是由于心肌细胞大小变大。基于小鼠的研究表明,2周游泳训练(一天两次,每次90分钟)可以引起成年小鼠心肌细胞大小增加45%。尽管成年人心肌细胞的增殖能力非常有限,但是研究表明成年哺乳动物心肌细胞确实具有分裂的能力。且多项研究表明,运动锻炼可以促进小鼠心肌细胞的增殖。

关于运动锻炼促进心脏生长的机制已有不少研究。其中C/EBPβ-CITED4-PI3K-Akt信号通路是介导运动锻炼引起的心脏生长的关键信号通路。下调C/EBPβ可以在小鼠体内促进心肌细胞增殖和生长,并诱导心脏发生心理性心肌肥厚。CITED4过表达也可以促进心肌细胞增殖和生长,且成年心脏中过表达CITED4可以引起心脏发生生理性心肌肥厚。在小鼠体内过表达IGF-Ⅰ可以增加心脏中心肌细胞数量,过表达IGF-Ⅰ可以增加心肌细胞大小和引起心脏肥厚。同时,非编码RNA包括微RNA(miRNA)、长链非编码

RNA(lncRNA)、环状 RNA(circRNA)等也被报道可以调控生理性心肌肥厚。例如 miRNA-222、miRNA-17-3p、lncRNA CPhar 均可以促进心肌细胞增殖和肥大,且都是运动锻炼诱导的生理性心肌肥厚所必需的分子,并且在小鼠体内过表达这些分子可以有效减轻心肌缺血再灌注损伤和抑制心脏不良重构。还有 lncExACT1(调控生理性心肌肥厚的 lncRNA)在运动锻炼引起的生理性心肌肥厚的小鼠心脏中显著下调,抑制 lncExACT 可以诱导心脏发生生理性心肌肥厚并抑制心脏发生不良重构。以及 RNA A-to-I 腺苷脱氨酶 ADAR2(adenosine deaminase acting on RNA 2),RNA m6A 甲基转移酶 METTL14(m6A methyltransferase 14)等也是运动锻炼介导生理性心肌肥厚的关键分子。

此外,运动锻炼会促进一些生长因子的释放,这些生长因子具有促进心肌生长的能力。例如,肝细胞生长因子 HGF(hepatocyte growth factor)可以在发生慢性心肌梗死的猪体内促进心肌细胞增殖;神经调节蛋白 NRG1(neuregulin-1)可以通过结合其酪氨酸受体促进心肌细胞增殖等。

2. 运动锻炼促进心脏血管和淋巴管生成

运动锻炼引起的生理性心肌肥厚的心脏中伴随着心脏内血管和淋巴管的生成。基于大鼠的研究发现,在运动锻炼诱导的生理性心肌肥厚中,心脏中毛细血管数量显著增加。相反,在病理性心肌肥大中,毛细血管数量则明显减少。这些结果表明,心脏内血管的增加可能可以改善心脏的功能。血管生成是一个复杂的过程,受到促血管生成因子和抑血管生成因子的调节。血管内皮生长因子 B(VEGF-B)和血管生成素 1(angiopoietin 1)可以促进血管内皮细胞的增殖,是主要的促血管生成因子。长期的耐力训练可以促进 VEGF-B 和其下游分子肌细胞生成因子 2C(MEF2C)的表达,进而促进血管生成。但是运动锻炼促进心脏血管生成的机制尚不清楚,有待进一步研究。

淋巴管内皮细胞透明质酸受体-1(Lyve-1)和平足蛋白(Pdpn)是淋巴管的标志蛋白。淋巴管生成主要受血管内皮生长因子的调控。长期的运动锻炼可以促进心脏淋巴管生成。6 周的跑步锻炼(每天以 20 米/分钟的速度跑步锻炼 30 分钟)可以明显增加大鼠心脏的 Lyve-1 和 Pdpn 表达水平,提示运动锻炼可以促进大鼠心脏淋巴管生成。类似地,3 周的游泳锻炼(一天 2 次,每次 90 分钟)可以促进小鼠的心脏淋巴管生成。进一步的研究发现,运动锻炼能够通过激活 VEGF 受体 3(VEGFR3)促进淋巴管生成,且心脏淋巴管新生对运动锻炼诱导的生理性心肌肥厚是必需的。

3. 运动锻炼诱导心脏线粒体重塑

心肌细胞含有丰富的线粒体,心肌细胞中的线粒体约占其容积的 30%。丰富的线粒体可以为心肌细胞提供大量的能量供其正常生命活动,心脏中的线粒体每天可以产生 6 千克的腺苷三磷酸(ATP)。因此,线粒体的稳态维持对心脏的健康至关重要,当线粒体数量减少或功能受损时则会引起心脏疾病。

规律的运动锻炼可以促进线粒体发生重塑,包括调控线粒体动态变化(融合和分裂)以及线粒体的自噬过程等,进而改善线粒体功能。线粒体的融合过程主要受定位于线粒体外膜的线粒体融合蛋白 1(MFN1)和线粒体融合蛋白 2(MFN2)以及定位于线粒体内膜的视神经萎缩蛋白 1(OPA1)的调控,线粒体的分裂过程主要受动力蛋白相关蛋白 1(DRP1)的调控。长期的运动锻炼可以促进线粒体生成,改善线粒体功能,促进线粒体健康。已有文献报道,8 周跑步运动锻炼可以增加大鼠心脏中线粒体的大小、数量和氧化能力,并可以调控心力衰竭心脏的线粒体的融合和分裂过程、改善线粒体自噬流，进而促进心脏功能恢复。同时，运动锻炼还可以抑制衰老引起的心脏线粒体动态失衡。

线粒体自噬是一种通过自噬选择性清除受损或多余线粒体的过程，对调节细胞内线粒体数量和维持线粒体正常功能等起重要作用。运动锻炼可以通过调节心脏的线粒体自噬进而改善心脏功能。有研究表明运动锻炼可以促进健康小鼠和心肌梗死（MI）小鼠心脏中线粒体自噬并改善心功能。机制上，运动锻炼通过上调心脏中 FNDC5-PINK1/Parkin 通路促进线粒体自噬。PINK1/Parkin 是线粒体自噬的主要通路，该通路通过在线粒体募集微管相关蛋白轻链 3（LC3II/I）和 SQSTM1/p62 来诱导线粒体自噬。

4. 运动锻炼引起心脏内表观遗传改变

越来越多的证据表明，在运动锻炼引起的心脏重塑过程涉及表观遗传的改变，这些参与表观遗传调控的因子具有心脏保护效应。比如心脏内 DNA/RNA 甲基化和组蛋白修饰等被发现介导运动锻炼引起的心肌保护。已有研究报道，2 周跑步锻炼可以引起心脏中组蛋白去乙酰化酶 4（HDAC4）的 N-末端蛋白水解衍生片段表达上调。HDAC4 敲除的小鼠心功能则变差。进一步的研究表明，HDAC4 敲除小鼠心脏中 NR4A1 表达上调，NR4A1 可以通过激活己糖胺生物合成途径和抑制钙离子感应器基质相互作用分子 1（STIM1）活性抑制心脏收缩功能。

运动锻炼还可以引起含有胱天蛋白酶募集结构域的凋亡相关斑点样蛋白质（ASC）甲基化和抑制 ASC 基因转录水平的表达，ASC mRNA 的表达与 ASC 甲基化水平成负相关关系，这些结果表明，运动锻炼可能通过调控 ASC 的表达和 ASC 甲基化进而抑制心衰，提示表观遗传调控在运动心肌保护中的重要作用。

研究表明，非编码 RNA 在运动锻炼引起的心脏生长中也起重要作用，目前研究的较多的非编码 RNA 主要有 miRNA、lncRNA、circRNA 等。miRNA 是在线虫、果蝇、鼠、人、拟南芥等真核生物中广泛存在的一类内源性的、长度为 18—22 个核苷酸的非编码小分子 RNA，主要通过结合靶标基因 mRNA 的 3′非编码区调控基因的表达。miRNA 通常会引起靶标基因表达下调。基于大鼠的研究发现，心脏特异表达的 miRNA 包括 miRNA-1 和 miRNA-133 在运动锻炼引起的生理性心肌肥厚的心脏中下调。相反，在小鼠中，miRNA-222 和 miRNA-17-3p 被报道在运动锻炼引起的生理性心肌肥大的心脏中上调。miRNA-222 和 miRNA-17-3p 都是运动锻炼诱导的心脏生长的关键分子，并且小鼠心肌细胞特异性过表达 miRNA-222 或 miRNA-17-3p 可以抵抗缺血损伤引起的心脏不良重构和心功能下降。机制研究表明，miRNA-222 通过靶向 p27，同源结构域相互作用蛋白激酶 1（HIPK1）和 HMBOX1（homeobox containing 1）促进心肌细胞肥大和增殖，miRNA-17-3p 通过直接下调金属蛋白酶组织抑制物 3（TIMP3）促进心肌细胞增殖和通过下调 PTEN 和激活 Akt 促进心肌细胞肥大。

lncRNA 是长度大于 200 个核苷酸的非编码 RNA。运动锻炼可以明显减轻高脂饮食引起的胰岛素抵抗小鼠的主动脉内皮损伤，包括更少的空泡和更完整的血管内皮结构等。

基于 lncRNA 测序分析发现，lncRNA FR030200 和 FR402720 在高脂饮食引起的胰岛素抵抗小鼠的主动脉内皮中上调，而在运动锻炼的小鼠主动脉内皮中下调。基于小鼠运动锻炼模型，研究人员还发现了调控生理性心肌肥厚的 lncRNA CPhar 和 lncExACT1。CPhar 被发现在运动的心脏中显著上调，且是运动锻炼诱导的生理性心肌肥厚所必需的 lncRNA，小鼠体内过表达 CPhar 可以有效抑制心肌缺血再灌注损伤 3 周重构所致的心功能下调和心脏纤维化。在体外培养的新生小鼠心肌细胞中，CPhar 可以促进心肌细胞的肥大和增殖并抵抗氧葡萄糖剥夺恢复引起的心肌细胞凋亡。机制研究表明，转录因子 ATF7 是 CPhar 调控心肌细胞肥大、增殖和凋亡的下游分子，CPhar 可以通过与 DEAD‐Box 家族的 RNA 解旋酶 DDX17 结合后隔离 C/EBPβ 来调控 ATF7 的表达。相反，lncExACT1 被发现在运动的心脏中显著下调，而在心衰病人和动物的心脏中上调。在小鼠心脏中过表达 lncExACT1 会引起病理性心肌肥厚和心衰，抑制 lncExACT1 则促进心肌细胞生长并引起生理性心肌肥厚，以及抑制心脏纤维化和防止心功能异常。机制研究表明，DCHS2 是 lncExACT1 调控心肌细胞肥大和增殖的下游分子。lncExACT1 可以上调 DCHS2 的表达，DCHS2 抑制 Yap（Yes 相关蛋白）磷酸化。此外，lncExACT1 还可以结合 miRNA‐222，抑制 miRNA‐222 可以有效逆转 lncExACT1 敲减引起的心肌细胞肥大。

5. 运动锻炼可以增强心脏内皮细胞功能

血管内皮是覆盖在血管内表面的单层细胞，这层细胞形成血液和血管壁之间的屏障，可以防止血小板和白细胞黏附和聚集，调控血管壁的通透性，以及调节血液流动。从细胞数量上来看，内皮细胞约占心脏中细胞总数的 45%。心脏中内皮细胞在调节和维持心功能方面有重要作用。内皮细胞功能异常是心血管疾病的标志之一。血管内皮在正常情况下是高度动态变化的。在外界刺激下，血管内皮可以通过分泌血管扩张因子和血管收缩因子调节血管张力。其中，一氧化氮（NO）可以调节血管舒张，是血管内皮功能的重要评价指标。在缓激肽、乙酰胆碱和儿茶酚胺等内源性因素，还有缺血、温度变化和剪切应力等机械刺激的情况下,血管内皮可以释放一氧化氮,一氧化氮在血管壁内扩散,引起平滑肌扩张和肌原纤维松弛。

运动锻炼会引起心率增加,心率的增加会进一步引起血流量和血管剪切应力的增加。内皮细胞在机械力的刺激下会激活内皮型一氧化氮合酶(eNOS),内皮型一氧化氮合酶进一步促进一氧化氮的生成。因此,运动锻炼通过增加一氧化氮促进血管舒张,进而满足运动锻炼对血流量的需求,以及减轻血流量的增加对血管内壁的压力。此外,在心脏缺血再灌注过程中,血管内皮出现功能障碍,一氧化氮生物利用度降低,内皮依赖性血管舒张功能降低等问题。运动锻炼可以增加血管内皮细胞抵抗缺血再灌注损伤的能力,并在心脏缺血再灌注过程中发挥心脏保护效应。同时,运动锻炼还可以明显改善心衰患者体内血管内皮功能。

6. 运动锻炼引起心脏成纤维细胞静默

成纤维细胞是组成心脏的主要细胞之一。成纤维细胞是疏松结缔组织的主要细胞成分,主要功能是对心肌细胞起结构支撑作用,并合成胶原纤维、弹性纤维、网状纤维等细胞外基质(ECM)。当成纤维细胞异常增殖、胶原过度沉积和异常分布时,则会引起组织器官的纤维化甚至疾病。当心脏发生纤维化时,纤维化组织的过度积累会破坏心肌的正常结构和导电特性,心脏由一个具有强大收缩和舒张能力的器官逐渐钙化、变硬。如果不能及时被发现并得到合理规范的治疗,心脏的纤维化就会对心脏健康和血液循环产生一定的影响。随着病情的进展,还可能增加患多种心血管疾病如病理性心肌肥厚、心力衰竭、心律失常等的风险。然而,目前还没有有效改善甚至逆转心肌纤维化的治疗手段。

心脏纤维化是病理性心肌肥厚的重要病理特征之一,而运动锻炼诱导的生理性心肌肥厚则不涉及心脏纤维化,这提示在生理和病理条件下成纤维细胞可能会产生不一样的反应,同时也说明心脏成纤维细胞具有高度可塑性。有研究表明,在病理和生理条件下,心脏中与纤维化相关的基因表达呈现相反的趋势。例如,在大鼠高血压模型中,心脏会发生肥厚,同时心脏中胶原含量显著增加、胶原蛋白III与胶原蛋白I的比值显著下降。而在运动锻炼的大鼠中,心脏也表现为肥厚但胶原含量和胶原蛋白III与胶原蛋白I的比值没有发生明显变化。胶原蛋白III与胶原蛋白I的比值是衡量组织器官弹性和刚度的重要指标之一,其值越大说明组织器官弹性和刚度越好,相反,其值越小说明组织器官弹性和刚度越差。已有研究提示高血压会激活成纤维细胞,引起心肌纤维化,而运动锻炼则抑制成纤维细胞的活性。

此外,基于对主动脉弓缩窄(TAC)或心肌梗死(MI)引起的病理性心肌重塑和游泳锻炼诱导的生理性心肌重塑的小鼠心脏成纤维细胞的 RNAseq 分析也表明,病理情况下成纤维细胞被激活且细胞外基质相关基因的表达明显上调,而游泳锻炼则抑制细胞外基质相关基因的表达。运动锻炼可以激活核因子 E2 相关因子(NRF2)依赖性抗氧化基因,包括金属硫蛋白 1(MT1)1/金属硫蛋白 2(MT2)和谷胱甘肽 S-转移酶(GST)的表达,但在病理条件下,这些基因的表达则受到抑制。机制上,这些 NRF2 依赖性抗氧化因子的表达受 IGF-Ⅰ和 TGFβ1-p38 MAPK 信号通路的调控。进一步的研究发现,MT1 和 MT2 缺失的小鼠对剧烈运动的耐受性较差,其心脏发生纤维化且心功能下降,这些结果说明金属硫蛋白对于生理性心肌肥厚下的心脏功能的维持是必需的。值得注意的是,在心衰的病人心脏组织中 *MT1* 和 *MT2* 的表达也发生下调。在心衰病人的成纤维细胞中抑制 p38 的表达可以明显上调 *MT1* 和 *MT2* 的表达。

7. 运动锻炼改善心脏代谢

心脏是一个对能量需求很高的器官,在正常生理条件下,心肌需要消耗大量能量来维持其收缩功能和离子通道活性。心脏中约95%的能量来源于线粒体氧化磷酸化产生的腺苷三磷酸(ATP),剩余5%来自糖酵解产生的ATP。线粒体氧化代谢的底物主要为脂肪酸和葡萄糖,小部分为氨基酸和酮类。糖酵解的底物主要为脂肪酸、葡萄糖和乳酸。一般来说,成年人心脏中50%—70%的ATP来源于脂肪酸β氧化(FAO)。在饥饿的情况下,大约70%的ATP来自游离脂肪酸代谢,20%来自糖代谢,其余能量来自酮类、乳酸和氨基酸的氧化。心脏代谢过程复杂,受多种因素调控,包括心脏中脂肪酸的含量,竞争性能量底物如葡萄糖、乳酸、酮类、氨基酸等的含量,心脏能量需求,心脏中氧含量和线粒体功能等。

心脏代谢的改变可能导致心脏疾病。例如,在肥胖和糖尿病的情况下,过度的脂肪酸摄入和脂肪酸β氧化的增加会损害心脏功能。心脏缺血时脂肪酸β氧化的改变也会导致心脏疾病。心脏代谢改变也是导致心衰的重要病理因素之一。有证据表明改善代谢可以改善心衰,对心脏能量代谢的重构可以抑制心衰。基于此,心脏能量代谢可能是心脏疾病的潜在治疗靶点。有意思的是,运动锻炼也会引起心脏能量代谢发生转变,这种能量代谢的改变具有心肌保护效应。因此,对运动锻炼引起的心脏能量代谢转变的研究可能为心脏疾病的治疗提供新思路。

基于小鼠的脂代谢研究表明,与静坐小鼠相比,游泳锻炼的小鼠心脏中大多数脂质亚类均下调,有百余种脂质分子在游泳组和静坐组之间存在显著差异。且生理性心肌肥厚与病理性心肌肥厚的小鼠心脏脂代谢存在明显差异,其中部分鞘脂和含有omega‑3/omega‑

6脂肪酸的磷脂则在这两种小鼠心脏中呈完全相反的变化趋势。心脏利用脂肪来产生能量的过程在一定程度上受线粒体 FAO 相关酶的调控，其中配体激活的核受体超家族成员之一——过氧化物酶体增殖物激活受体 α(PPARα)，是主要的调控 FAO 相关酶的转录因子。长链脂肪酸是 PPARα 的配体激活剂。长链脂肪酸与 PPARα 结合导致 PPARα 激活，激活的 PPARα 与类视黄醇 X 受体(RXR)形成二聚体，该二聚体与靶基因启动子区内的同源 DNA 反应元件结合，进而调控基因的表达。基于动物(大鼠、小鼠)的研究发现，与静坐对照相比，运动锻炼的动物心脏的糖酵解速率显著降低、葡萄糖和脂肪酸氧化速率显著升高，同时线粒体含量和活性显著增强。在运动锻炼的情况下，心脏会摄入更多的脂肪酸满足能量的需求，心肌细胞中脂肪酸的增加会激活 PPARα，激活的 PPARα 进一步促进 FAO 相关酶的表达。

同时，运动锻炼可以通过调控磷酸果糖激酶(PFK)进而调控糖酵解过程。通过 $5-^3H$ 标记的葡萄糖实验发现，在完成 4 周跑步训练后的第二天，运动小鼠心脏对葡萄糖的利用是其静坐小鼠的 2 倍，且运动小鼠心脏中 S483 位点磷酸化的 PFK2 和 Akt 的磷酸化显著上调，运动小鼠血浆中 IGF-Ⅰ 的含量也明显增加。S483 位点磷酸化的 PFK2 可以上调 2,6-二磷酸果糖($F-2,6-P_2$)的表达水平，$F-2,6-P_2$ 是糖酵解的重要限速酶 PFK1 的激活剂。此外，$F-2,6-P_2$ 的表达受到 IGF-1/Akt 信号通路的调控。这些结果表明较长时间的跑步锻炼会增加心脏中的糖酵解。

而研究进一步表明，在完成 4 周跑步锻炼后的一小时，磷酸化的 PFK2 水平则发生了显著下调，且急性运动(一次跑步锻炼 40 分钟)的情况下，小鼠心脏中磷酸化的 PFK2 水平较其静坐对照小鼠也明显下调，而糖原含量显著增加，表明急性运动可以迅速引起心脏中糖酵解水平下降并促进糖原合成。与运动前相比,急性运动后小鼠体内血糖显著下降,血液中乳酸和游离脂肪酸明显增加,导致心脏对葡糖的利用减少,糖酵解速率下降。因此,急性运动会引起心脏内糖酵解水平降低,而持续的运动则使糖酵解水平增加。进一步的研究表明,心脏中持续的低糖酵解水平可以调控 *Cebpβ/Cited4* 的表达,进而促进生理性心肌肥厚的发生。

思考与练习:

1. 简要概述循环系统的组成和功能。
2. 简要概述心脏组织的结构和功能。
3. 简要概述运动锻炼诱导的生理性心肌肥厚与病理性心肌肥厚的区别。
4. 运动锻炼促进生理性心肌肥厚的机制有哪些?

本章参考文献

[1] Litviňuková M, Talavera-López C, Maatz H, et al. Cells of the adult human heart. *Nature*. 2020, 588(7838): 466-472.

[2] Bernardo BC, Ooi JYY, Weeks KL, et al. Understanding key mechanisms of exercise-induced cardiac protection to mitigate disease: current knowledge and emerging concepts. *Physiol Rev*. 2018, 98(1): 419-475.

[3] Nakamura M, Sadoshima J. Mechanisms of physiological and pathological cardiac hypertrophy. *Nat Rev Cardiol*. 2018, 15(7): 387-407.

[4] Graham E, Bergmann O. Dating the Heart: Exploring cardiomyocyte renewal in humans. *Physiology (Bethesda)*. 2017, 32(1): 33-41.

[5] Porrello ER, Mahmoud AI, Simpson E, et al. Transient regenerative potential of the neonatal mouse heart. *Science*. 2011, 331(6020): 1078-1080.

[6] Qiu Y, Pan X, Chen YW, et al. Hallmarks of exercised heart. *J Mol Cell Cardiol*. 2022, 164: 126-135.

[7] Wang HY, Xie YL, Guan LF, et al. Targets identified from exercised heart: killing multiple birds with one stone. *NPJ Regen Med*. 2021, 6(1): 23.

[8] Senyo SE, Steinhauser ML, Pizzimenti CL, et al. Mammalian heart renewal by

[9] Mollova M, Bersel K, Walsh S, et al. Cardiomyocyte proliferation contributes to heart growth in young humans. *Proc Natl Acad Sci U S A*. 2013, 110(4): 1446 - 1451.

[10] Li HB, Trager LE, Liu XJ, et al. lncExACT1 and DCHS2 Regulate physiological and pathological cardiac growth. *Circulation*. 2022, 145(16): 1218 - 1233.

[11] Shi J, Bei YH, Kong XQ, et al. miR - 17 - 3p contributes to exercise-induced cardiac growth and protects against myocardial ischemia-reperfusion injury. *Theranostics*. 2017, 7(3): 664 - 676.

[12] Gao RR, Wang LJ, Bei YH, et al. Long noncoding RNA cardiac physiological hypertrophy-associated regulator induces cardiac physiological hypertrophy and promotes functional recovery after myocardial ischemia-reperfusion injury. *Circulation*. 2021, 144(4): 303 - 317.

[13] Liu XJ, Xiao JJ, Zhu H, et al. miR - 222 is necessary for exercise-induced cardiac growth and protects against pathological cardiac remodeling. *Cell Metab*. 2015, 21(4): 584 - 595.

[14] Wu XT, Wang LJ, Wang K, et al. ADAR2 increases in exercised heart and protects against myocardial infarction and doxorubicin-induced cardiotoxicity. *Mol Ther*. 2022, 30(1): 400 - 414.

[15] Wang LJ, Wang JQ, Yu PJ, et al. METTL14 is required for exercise-induced cardiac hypertrophy and protects against myocardial ischemia-reperfusion injury. *Nat Commun*. 2022, 13(1): 6762.

[16] Lighthouse JK, Burke RM, Velasquez LS, et al. Exercise promotes a cardioprotective gene program in resident cardiac fibroblasts. *JCI Insight*. 2019, 4(1): e92098.

[17] Barger PM, Kelly DP. PPAR signaling in the control of cardiac energy metabolism. *Trends Cardiovasc Med*. 2000, 10(6): 238 - 245.

[18] Gibb AA, Epstein PN, Uchida S, et al. Exercise-induced changes in glucose metabolism promote physiological cardiac growth. *Circulation*. 2017, 136(22): 2144 - 2157.

[19] Lopatin YM, Rosano GMC, Fragasso G, et al. Rationale and benefits of trimetazidine by acting on cardiac metabolism in heart failure. *Int J Cardiol*. 2016, 203: 909 - 915.

[20] Noordali H, Loudon BL, Frenneaux M, et al. Cardiac metabolism - A promising therapeutic target for heart failure. *Pharmacol Ther*. 2018, 182: 95 - 114.

[21] Li HZ, Qin SG, Liang QQ, et al. Exercise training enhances myocardial mitophagy and improves cardiac function via Irisin/FNDC5 - PINK1/Parkin pathway in MI mice. *Biomedicines*. 2021, 9(6): 701.

[22] Guo C, Chen MJ, Zhao JR, et al. Exercise training improves cardiac function and regulates myocardial mitophagy differently in ischaemic and pressure-overload heart failure mice. *Exp Physiol*. 2022, 107(6): 562-574.

[23] Viloria MAD, Li Q, Lu W, et al. Effect of exercise training on cardiac mitochondrial respiration, biogenesis, dynamics, and mitophagy in ischemic heart disease. *Front Cardiovasc Med*. 2022, 9: 949744.

第六章
肝脏的解剖生理学

宋美怡 王 菲 王天慧

本章学习目标

1. 掌握肝脏的解剖位置及周围毗邻器官；
2. 掌握肝脏的血供特点，肝门部解剖结构；
3. 掌握肝小叶的结构，肝脏内的细胞类型及其分布；
4. 掌握肝脏的主要生理功能；
5. 掌握肝脏的再生与修复功能的解剖生理学基础。

　　肝脏是人体物质代谢的重要部位，同时也是人体内修复能力极强的器官。古希腊神话中普罗米修斯因盗走火种造福人间被主神宙斯责罚，宙斯气愤地将普罗米修斯锁在高加索的悬崖绝壁之上，派出嗜血之鹰啄食他的肝脏，但又使他的肝脏在每晚复原。尽管是神话故事，但却在虚幻中蕴藏着人类对肝脏神秘功能及惊人修复潜能的单纯向往。那么，承载着生命重托的肝脏在解剖和生理功能上具有怎样的特点？本章通过肝脏解剖特征及其功能的深入阐述，探索和发掘肝脏疾病治疗的新方法、新角度。

一、肝脏的解剖生理学概述

肝脏（liver）是人体内最大的实质性器官，其质量约占人体总质量的 2%。了解肝脏的解剖结构及微观结构是理解其丰富生理功能的基础，建立肝脏解剖生理学的全面认识也是破解各种肝脏疾病的必要条件。结构是功能的基础，功能体现结构形成的意义，本章将在了解肝脏的结构组成及内部微观状态的基础上，深入阐述肝脏的生理功能。

二、肝脏的解剖学基础

肝脏是人体内最大的实质器官。肝脏的发育起始于胚胎发育第 4 周的肝憩室，其中头支在被膜与各种管道之间基于上皮细胞迅速增长，形成肝实质细胞及各级胆管（由肝索发育而来）。肝脏在活体中因其血供丰富呈现红棕色，质软而脆，在受外力碰撞时易发生破裂出血。

1. 肝脏的形态、位置及周围脏器毗邻

肝脏位于右季肋区和上腹部，小部分延伸至左季肋区。肝脏大部分被肋骨覆盖，其上界在右锁骨中线、右腋中线分别体表定位于第 5 肋、第 6 肋，肝下缘大致与右侧肋弓平行，右起自肋弓最低点，沿肋弓下缘上行至右侧第 8、第 9 肋软骨结合部，随后露出于肋骨下，斜行向左上方，跨前正中线至左侧第 7、第 8 肋软骨结合处。

肝脏外观呈楔形，上端贴膈肌，称膈面（diaphragmatic surface of liver），并借矢状位的镰状韧带固定于膈肌，因此在呼吸时随膈肌上下移动。镰状韧带将肝脏分为左右两部分,称为左叶和右叶。肝脏右叶厚而圆钝,其质量占整个肝脏质量的三分之二左右,肝脏左叶薄而小。膈面后部没有被膜覆盖的区域称为裸区(bare area of liver)。裸区左侧即为腔静脉沟,容纳下腔静脉。肝脏下缘为脏面,与腹腔其他脏器相邻,脏面中间可见一条横沟和两条纵沟,其排列呈 H 形。横沟位于脏面中心位置,是肝固有动脉、门静脉、肝管、淋巴管及神经等进入肝脏的部位,称为肝门或第一肝门(the first porta hepatis)。上述管道结构在肝门部被腹膜包绕为肝蒂(hepatic pedicle)。两条纵沟中左侧有肝圆韧带经过,右侧纵沟向前与胆囊窝相连。腔静脉沟的上端为肝中、左、右静脉进出肝脏位置,在临床上称为第二肝门(the second porta hepatis)。

2. 肝脏血管分布

不同于人体内其他由动脉负责主要血供的器官,肝脏中 75% 的血液由门静脉供应,其余 25% 左右由肝动脉提供。门静脉收集腹腔不成对器官的静脉血,由肠系膜上静脉、肠系膜下静脉和脾静脉胰颈后面汇合而成,其主要属支包括胃左静脉、幽门前静脉、胃右静脉,脾静脉,肠系膜上静脉、肠系膜下静脉,胆囊静脉和附脐静脉。门静脉短宽,在十二指肠后方经肝门入肝,在肝内分为左右两支(图 6.1)。左支较右支细长,与门静脉主干几乎垂直,分支为左外叶上段静脉、左外叶下段静脉、左内叶静脉、尾状叶左段静脉。右支与主干的夹角约 120°,右支分为右前叶静脉、右后叶静脉、尾状叶右段静脉。门静脉的两端均为毛细血管端,起自腹腔脏器的毛细血管网,终端是肝血窦,在整个系统的血管中无静脉瓣。

通常,门静脉系统是一个低压系统,压力为 0.67—1.33 kPa(5—10 mmHg),旨在最佳地输送静脉血,使其流经肝窦,以实现最有效

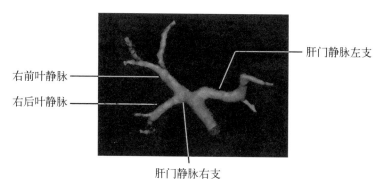

图 6.1　人肝门静脉 3D 影像

的暴露。

除了经肝内至肝静脉到达体循环,肝门静脉与上腔静脉、下腔静脉之间也存在一些侧支循环。

食管静脉丛:通过食管静脉丛连接胃左静脉和奇静脉/副奇静脉。

直肠静脉丛:连接直肠上静脉丛和直肠下静脉及肛静脉。

脐周静脉丛:连接肝门静脉系统附脐静脉和腔静脉系统的胸腹部静脉、腹壁上静脉、腹壁浅静脉、腹壁下静脉。

其他:椎内静脉丛、椎外静脉丛连接腹后壁前面的肝门静脉系的小静脉和腔静脉系统的肋间后静脉和腰静脉。

正常情况下肝门静脉与腔静脉之间存在细小的交通支,在病理状态下,门静脉压力升高,上述侧支循环开放,血流量增加,形成相应的病理改变。

肝总动脉是腹腔干(celiac trunk)的三大分支之一,负责肝脏三分之一血供。腹腔干自主动脉发出后即分出肝总动脉。肝总动脉进入肝十二指肠韧带(hepatoduodenal ligament)后分为肝固有动脉和胃十二指肠动脉(gastroduodenal artery)两支,肝固有动脉走行于十二指肠韧带内,发出胃右动脉,沿胃小弯走行,主干继续向前延续并分为肝左支和肝右支,肝右支分出胆囊动脉。胃十二指肠动脉在胃幽门后分出胃网膜右动脉(right gastroepiploic artery),分布于胃大弯右侧胃壁和大网膜。胃十二指肠动脉的另一分支为胰十二指肠上动脉(supraduodenal artery),负责胰头和十二指肠血供。

3. 肝脏的分段

肝脏作为内部基本均匀的实质性器官,在临床应用过程中通常对其内部进行分区,并分段对其分布进行分析。人的肝脏与啮齿动物的肝脏有明显的不同,整体结构是非分叶的。根据"国际解剖学术语"(International Anatomical Terminology)中的相关定义,人类肝脏分为左叶、右叶、尾状叶和方叶。

为了便于在实际应用的过程中进行病灶定位以及选择合理的手术范围,肝脏的经典解剖学分段逐渐向外科解剖学转变。临床上的切除通常是以肝段门静脉及其分支的灌注区域为切除边界,完整地切除肿瘤及其所在肝段内的肝实质和相应的血管和胆管,根据切除范围,可分为解剖性半肝切除术、肝叶切除术、肝段切除术及亚肝段切除术。

理论上,解剖性肝切除术可以在去除切除肿瘤的同时,完整地切除荷瘤门静脉分支灌注区域内的肝实质,尽可能地清除肝内微转移灶,达到肿瘤的根治性切除,有助于降低肝细胞癌术后肝内复发的风险,改善患者的预后。

Couinaud 分段法是一种经典的肝脏分段方法。Couinaud 分段法主要是基于 Glisson 系统将肝脏分为 5 叶 8 段,段的编号依据顺时针进行,门静脉分支分布于肝段内,而肝静脉位于肝段间,每段功能上是独立的,有独立的血液、胆汁引流道。每段的中心是门静脉、肝动脉和胆管,周围是血液流出的肝静脉。

一级划分将肝脏为右肝（V至VIII段）和左肝（I至IV段），其边界沿Cantlie线，以肝中静脉为标志，从胆囊窝中部到下腔静脉。

二级划分是基于肝动脉供应和胆道引流，将肝脏分为5叶。右半肝分为右前叶（V段和VIII段）和右后叶（VI段和VII段），由肝右静脉分隔。左半肝被脐裂和镰状韧带分为左外叶（节段II和节段III）和左内叶（节段IVa和节段IVb），分隔内为肝左静脉的左叶间支。

三级划分将肝脏分为I段至VIII段，尾状叶为I段。左段间裂相当于肝左静脉走行，将左外叶分为上下两段。右侧段间裂相当于肝门静脉右支主干平面，其在水平位延伸，将右前叶分为上下两段，将右后叶分为右后叶上段和右后叶下段。

便捷的右拳记忆法可以帮助记忆肝脏节段解剖的分布。用右手握拳，同时把拇指藏在其他四指后，拳头正面面向自己。将手指按照与肝脏Couinaud分段法相同的方式进行编号，其中拇指代表位于后方的尾状叶，即I段。近端指间关节形成的线代表门静脉分支运行的平面。指间间隙代表右、中、左三节段间平面，它们划分出了4个肝分区。

三、肝脏的显微结构

肝脏的内部主要由肝小叶组成，作为肝脏发挥功能的最小结构单位，成年人健康肝脏约包含50万—100万个肝小叶，其形态在空间上呈多角棱柱体。从横切面上看，肝小叶呈六角形，小叶间由结缔组织分界。正常的肝小叶由中央静脉、肝板、肝血窦等组成。小叶中心为穿行的中央静脉，肝细胞自内向外放射状排列形成板砖结构，为肝板，横断面上看呈条索状，称为肝索。肝板之间的间隙为肝血窦。六角形结构的顶点即肝小叶之间相连夹角的结缔组织区域为门管区。门管区内可见小叶间动脉、小叶间静脉和小叶间胆管穿行。目前有观点提出肝腺泡的概念,并认为其是肝脏的基本功能单位。肝腺泡以门静脉、肝动脉和胆管终末支组成的管道为中轴线,边界为相邻的两条中央静脉,内部形成六边形区域,其内包含相连的两个肝小叶内的肝细胞。

肝脏复杂而丰富的功能,与肝脏内部细胞种类的多样性密切相关。肝脏内部包括了20余种不同类型的细胞,包括肝细胞以及丰富多样的实质细胞。肝脏的非实质细胞部分包括肝星状细胞(hepatic stellate cell)、库普弗细胞(Kupffer cell)、肝窦内皮细胞(liver sinusoidal endothelial cell)、门静脉成纤维细胞(portal fibroblast)和非驻留免疫细胞。

肝细胞是构成肝脏的实质细胞,也是发挥功能的主要细胞,其功能包括糖类、脂肪和蛋白质的代谢、外源性物质的生物转化和胆汁合成。肝细胞呈多面体形,肝细胞核大而圆,可以见到一个或数个核仁,双核细胞多见,这体现肝脏增殖储备能力。

根据肝细胞在肝小叶(图6.2)中的接触环境可将其功能面分为血窦面、胆小管面和肝细胞连接面。肝细胞血窦面是肝细胞物质摄取和分泌物排出的主要侧面,其包含微绒毛,可使接触面积扩大5—6倍,是肝细胞的主要界面分布。胆小管面是包含由胆小管的肝细胞连接面,相邻的肝细胞细胞膜局部凹陷形成微小细管道为胆小管。胆小管周围的肝细胞间通过广泛的紧密连接、桥粒等结构封闭胆小管,防止胆汁外溢。

肝血窦内部及周围有多种肝脏非实质细胞,肝脏内种类繁多的非实质细胞构成了肝脏内精密的调控网络。肝血窦是肝板之间的不规则腔隙,其内血流缓慢由血窦周边流入中央静脉,血浆通过肝细胞

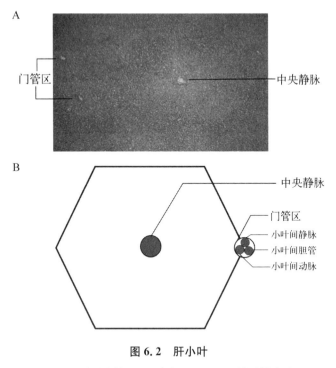

图 6.2 肝小叶
A. 人肝小叶光镜图（HE 染色×40） B. 肝小叶模式图

血窦面与肝细胞进行物质交换。

在肝血窦内皮与肝细胞的潜在间隙（即 Diss 间隙）中有肝星状细胞。肝星状细胞在静息状态下呈不规则形，包含少量突起，主要负责储存维生素 A。在病理状态下，肝星状细胞被活化后可以转化为具有高增殖活力、高收缩力和高纤维原性的肌成纤维细胞，在细胞外基质（ECM）的分泌和降解中起关键作用。

库普弗细胞是肝脏内的巨噬细胞，由单核-巨噬细胞系统分化发育而来，附着于血管内皮（主要位于肝窦内）。库普弗细胞是一种高效的吞噬细胞，能够识别、摄取和降解细胞碎片、外来物质或病原体，是肝脏稳态并消除抗体、碎片或死亡细胞的"哨兵"。肝窦内皮细胞排列于肝窦上，有助于将代谢产物、蛋白质、药物和其他物质过滤到

Diss 间隙,在那里,基质被肝细胞和/或肝星状细胞吸收。

肝脏内部的管道系统承担着肝脏内血液、胆汁的循环。肝脏每分钟有 1 500—2 000 mL 的血液流过,其中约三分之一来自肝动脉,约三分之二来自肝门静脉,肝动脉和肝门静脉在肝脏内反复分支,终末分别形成小叶间动脉和小叶间静脉输入肝血窦,使血液缓慢流入中央静脉,汇入肝静脉再经由下腔静脉进入体循环。另一条肝内管道结构是胆道系统,其主要负责胆汁的生成与运输,胆汁由肝细胞产生后分泌进入胆小管,胆小管汇入左右肝管进入肝总管,胆囊管进入胆囊储存。

四、肝脏的生理功能

肝脏是体内最大的消化腺,也是功能最广泛的器官之一,具有合成、分解、储存、排泄、分泌、生物转化和免疫等多种生理功能,目前已经发现的在肝脏发生的化学反应就有超过 500 种。肝脏还可以通过肠-肝轴与全身脏器进行沟通,共同协调机体生理稳态及疾病状态的产生和持续。同时,肝脏也是人体内唯一具有再生功能的器官。

肝腺泡(liver acinus)是肝结构和功能的最小单位。以门管区的门静脉、肝动脉与胆管的终末支组成的三联管为中心轴,以门管区相对应的两个或几个中央静脉(终末肝静脉)为界,其间的肝细胞即为一个肝腺泡单位。

按照血流方向和获得营养的先后,可将肝腺泡分为三个带:近门管区的肝细胞为 1 带,1 带(门静脉周围肝细胞)离门静脉小静脉和肝动脉小动脉最近,氧合程度最高。近中央静脉的肝细胞为 3 带,3 带(静脉周围肝细胞)离进入血管的微血管最远,位于肝中心静脉周围,氧合不良。1带与3带中间的为2带。1带、2带和3带的肝细胞分别占肝细胞总量的80%、10%—15%和5%—10%，并且具有不同的代谢模式，并以代谢模式决定肝脏代谢的分工。

1. 参与物质代谢

糖、蛋白质、脂类物质三大营养物质的代谢均有肝脏参与其中。

（1）糖代谢

肝脏是糖类储存、释放的主要器官，在维持血糖稳定方面发挥重要作用。摄入的糖类经小肠黏膜吸收后入血，经门静脉到达肝细胞，在肝细胞中单糖以肝糖原形式储存。在饥饿、运动或应激状态下，血糖迅速降低或循环中胰岛素水平小幅上升，肝糖原可以分解为葡萄糖，抵抗血糖下降并提供能量来源。

当摄入糖类后，血糖及伴随的胰岛素水平上升会抑制肝脏内源性葡萄糖输出，增加肝糖原合成，使得餐后血糖升高不明显。同时，肝脏是糖异生（gluconeogenesis）发生的主要场所，除了通过分解肝糖原实现升高血糖的目的，肝脏还可以利用乳酸、丙酮酸、升糖氨基酸及甘油等合成葡萄糖，即糖异生。该过程是饥饿状态下，肝脏通过动员脂肪、蛋白质等维持血糖的重要方式。

（2）蛋白质代谢

肝脏同时负责蛋白质的合成和氨基酸分解代谢。肝脏合成蛋白质种类多，包括了结构蛋白，多种血浆蛋白成分（如白蛋白、凝血因子、部分球蛋白、载脂蛋白等），催化体内物质代谢反应的酶类。与糖类的吸收途径类似，消化道吸收的氨基酸通过门静脉到达肝脏后，一部分作为合成原料，参与蛋白质合成，另一部分经过氨基酸代谢产生的氨合成尿素，经肾脏排出体外。

肝脏富含与氨基酸分解代谢有关的酶类。氨基酸的转氨基、脱氨基、脱巯基、脱羧基、酮酸转变、转甲基等反应均可以在肝脏进行。

肝脏是降解氨基酸的主要器官。例如，肝脏以特定的方式合成和降解谷氨酰胺和谷氨酸。门静脉周围肝细胞表达磷酸激活谷氨酰胺酶，将谷氨酰胺水解成谷氨酸和氨。后者通过尿素循环局部解毒。谷氨酰胺衍生的谷氨酸通过胞质谷氨酰胺合成酶被静脉周围的肝细胞吸收以再生谷氨酰胺，构成细胞间谷氨酰胺-谷氨酸循环。

细胞间谷氨酰胺-谷氨酸循环在以下方面发挥重要作用：通过高亲和力的谷氨酰胺合成酶水解（清除）氨，维持血浆中氨的低浓度；根据调节酸碱平衡的需要，调节氨通量为尿素或谷氨酰胺。

此外，在哺乳动物中，肝脏是唯一能降解除支链氨基酸外从血液中摄取的所有氨基酸的器官，并在谷氨酸、谷氨酰胺、丙氨酸、天冬氨酸、甘氨酸、丝氨酸、脯氨酸、同型精氨酸和葡萄糖的合成中发挥作用。

肝脏也是清除芳香族氨基酸和芳香族胺类物质的主要场所。肝功能严重受损时，芳香族胺类物质可合成胺类假性神经递质，进而引起中枢神经活动紊乱。

（3）脂类代谢

肝脏参与脂类的消化、吸收、合成、分解与运输。总的来说，肝细胞的脂质代谢可以概括为三个过程：脂质获取，包括脂质和脂肪酸的摄取，以及脂肪酸的从头合成（de novo synthesis）；脂质储存，包括甘油三酯合成和脂滴形成；脂质降解，包括脂肪酸降解、脂肪酸β氧化和极低密度脂蛋白的分泌。

肝细胞摄取脂肪酸的主要来源有两个：有酯化脂肪酸的水解和非酯化游离脂肪酸。

消化吸收后的食物中的脂类以乳糜的形式进入肝脏,其中甘油三酯中水解为酯化脂肪酸,非酯化游离脂肪酸在禁食期间由脂肪组织的脂肪分解产生。这些脂肪酸可以用于细胞膜的合成和细胞内信号转导。此外,游离脂肪酸可以被氧化生成乙酰辅酶 A 和腺苷三磷酸(ATP),并在甘油三酯的合成/重建中被储存在脂滴中或以极低密度脂蛋白颗粒的形式分泌到血浆中。极低密度脂蛋白颗粒可以将分泌的甘油三酯输送到脂肪组织储存,并将其作为能量来源输送给肌肉。同时,肝脏在胆固醇和磷脂代谢中起着重要作用。

脂肪的从头生成发生在细胞质中。在生理条件下,过量的葡萄糖刺激肝细胞中脂肪酸和甘油三酯的合成。合成的甘油三酯储存在低密度脂蛋白中或以极低密度脂蛋白的形式分泌到血液中。在肝脏中,多种核转录因子和酶参与了新生脂肪生成,脂肪生成的速率主要在转录水平上调控,如肝脏 X 受体 α 等。脂肪酸 β 氧化发生在线粒体和过氧化物酶体内。一般来说,短链、中链和长链脂肪酸在线粒体内被氧化,而具有毒性的和极长的链脂肪酸在过氧化物酶体内被氧化。

(4) 其他物质代谢

肝脏同样在胆红素(bilirubin)的代谢中发挥重要作用。约 85% 的胆红素来自衰老的红细胞中的血红蛋白,其余来源包括肌红蛋白及细胞色素的分解等。胆红素进入肝脏后首先被肝细胞摄取。这一过程中胆红素与白蛋白结合,在肝血窦中进行分离,然后被肝细胞摄取。在肝细胞中胆红素与受体蛋白(受体蛋白 Y 和/或受体蛋白 Z)结合并转运至内质网。在内质网中与葡糖醛酸结合形成结合胆红素(conjugated bilirubin),即胆红素葡糖醛酸单酯和胆红素葡糖醛酸双酯。结合胆红素由毛细胆管排出,形成胆汁。

肝脏也是体内脂溶性维生素的储存库,人体内 95% 的维生素 A

在肝脏内存储。维生素 C、维生素 D、维生素 E、维生素 K、维生素 B1、维生素 B6、维生素 B12、烟酸、叶酸等也在肝脏内贮存和代谢。因此,肝功能障碍会导致维生素缺乏,进而发生凝血功能障碍、夜盲症等。

肝脏也是体内多种激素灭活的场所,包括雌激素等。由于肝脏在物质代谢中的重要功能,一旦肝脏功能出现急慢性损伤即可能发生代谢紊乱,危及人体健康的多个方面。

2. 生物转化功能

生物转化(biotransformation)是进入生物体内的外源物质(包括药物、毒物等)或内源代谢中间物通过肝脏等进行多种化学变化,主要是降低毒性、增加水溶性使其易于排出体外的过程。它是一个机体自我保护的过程,一方面,外来物可以通过与血浆蛋白结合发生失活;另一方面,肝脏可以通过化学反应增加其极性或水溶性,将其排出体外。

肝脏是生物转化的最主要场所,根据化学反应的类型肝脏的生物转化可以分为两相反应。

第一相反应为氧化反应、还原反应、水解反应,发生在微粒体、线粒体及细胞质。氧化反应主要参与药物或毒物等转化而利于排泄,由多种氧化酶系催化,包括羟化酶、胺氧化酶系、脱氢酶系等。还原反应分为两类,分别由反应硝基还原酶和偶氮还原酶催化。还原产物为胺类,反应过程中由还原型烟酰胺腺嘌呤二核苷酸磷酸(NADPH)提供氢离子。水解反应主要水解酯类酰胺类和糖苷类化合物。

第二相反应为结合反应中可以将第一相反应的反应产物与水溶性、极性强的小分子物质相结合,便于后续通过胆管或肾脏排出。可供结合的物质主要有葡糖醛酸、活性硫酸和乙酰辅酶 A 以及谷胱甘肽、甘氨酸等，其中以葡糖醛酸结合最为普遍和重要。

有些物质也可以不经过第一相反应，直接进行第二相反应。

生物转化的过程受到年龄、性别的影响，个体间生物转化能力也存在差异。不同物质的转化过程不完全一致，有些物质通过一步转化即可排出体外，而有些物质需要经过有序的几步反应代谢才能排出。

生物转化过程不完全等同于解毒作用，部分物质经过处理会使得物质的毒性或原有的效应增强。例如黄曲霉毒素（aflatoxin）本身无毒，经过肝代谢产生的 AFB1-8,9-环氧化物却可以破坏细胞 DNA，引起肝实质坏死、胆管上皮增生、肝脂肪浸润及肝出血等病变。

3. 免疫功能

肝脏作为中枢免疫器官其在固有免疫和适应性免疫中具有重要作用，是免疫系统中不可缺少的部分。肝脏的循环特点决定了其长期暴露于胃肠道的消化产物以及抗原和微生物产物中，成为免疫反应的诱发因素。因此，肝脏内部存在专门的机制防止免疫反应的意外激活。

然而，耐受机制也允许病毒或寄生虫等损伤因素在肝脏中长期存在，成为慢性肝病和纤维化产生的基础。该耐受过程处于一种亚稳态，通过对信号通路的调节可以改变耐受状态并发生局部激活免疫。

在细胞组成上，肝血窦中包含多种免疫细胞类型，包括巨噬细胞（库普弗细胞）、肝窦内皮细胞、树突状细胞、淋巴细胞以及黏膜恒定 T 细胞（MAIT 细胞）等。

从免疫学的角度看,在肝脏的血管系统中库普弗细胞与树突状细胞组构成了肝脏血管内巨噬细胞床,即肝脏网状内皮系统,它们兼具有免疫原性和耐受性两种功能状态。肝脏实质细胞、肝细胞和胆管细胞,以及非实质细胞,如肝星状细胞和肝窦内皮细胞,直接充当免疫反应的主要传感器和触发器。在固有免疫中,上述细胞中的模式识别受体感知肠道病原体的存在,与Toll样受体(TLR)结合,促进NF-κB的激活或诱导β干扰素(IFN-β)表达。肝淋巴细胞种类中包含有$CD8^+$T细胞、活化T细胞、记忆T细胞、自然杀伤T细胞和自然杀伤细胞,是病理条件下免疫调节因子的主要来源。同时,肝脏富含免疫抑制细胞因子,包括白细胞介素-10(IL-10)和一些肝细胞亚群的程序性死亡受体配体1(PD-L1)。因此T细胞和抗原提呈细胞之间的相互作用的最终结果是发生免疫耐受。总的来说,肝内免疫反应的最终结果取决于巨噬细胞(库普弗细胞)和树突状细胞的功能多样性,但也取决于促炎和抗炎T细胞亚群之间的平衡。

4. 其他功能

肝脏与体内微量元素的代谢密切相关,其中最经典是铁和铜的代谢。

在铁的代谢中,肝细胞至少通过两种不同的途径吸收铁。它们有一个功能性的转铁蛋白(transferrin)循环和一个吸收非转铁蛋白结合铁的运输系统。转铁蛋白结合铁的细胞摄取主要由转铁蛋白受体1介导。对于非转铁蛋白结合铁转运的重要分子尚未被鉴定。肝细胞将铁储存在铁蛋白中。当身体其他部位需要铁时,它们可以将铁释放为转铁蛋白。肝细胞输出的机制尚不清楚,但可能涉及膜铁转运蛋白-1。铜蓝蛋白(ceruloplasmin)可能有助于肝细胞的铁输出,但其确切功能尚未确定。

从胃肠道吸收的铜进入门静脉循环,与白蛋白、转铜蛋白或组氨酸结合。吸收的铜中有约 15% 被运输到各个组织,其余的铜通过胆汁从肝细胞排出体外。肝脏是铜代谢的中枢器官,从门静脉循环中吸收铜。铜离子转运蛋白 1 抗体(CTR1)通过质膜运输铜。当细胞暴露于高浓度铜时,CTR1 介导的铜进入肝细胞受其降解调节,因为它在溶酶体中被内吞和降解。肝豆状核变性(hepatolenticular degeneration)是一种常染色体隐性遗传铜代谢疾病。它的特点是铜在体内的积累,由编码铜转运 P 型 ATP 酶 B(ATP7B)的基因突变引起,导致铜在肝细胞内转运和经胆汁排泄障碍,过量的铜沉积在肝脏和脑等组织中。

肝脏也参与机体血容量的动态调节。正常时肝内静脉窦可以贮存一定量的血液,在机体失血时,从肝内静脉窦排出较多的血液,以补偿周围循环血量的不足。同时,肝脏产生纤维蛋白原和凝血酶原,还能合成凝血因子 V、VII、VIII、IX、X、XI、XII,在机体的凝血过程中发挥重要作用。因此,凝血功能障碍是严重的急慢性肝功能受损的突出特征。

肝脏与肠道门静脉建立的解剖生理学关联构成了特有的肠道-肝轴,其是一种肠道及其微生物群与肝脏之间的双向功能关系。这种沟通也可以作为肝脏与远处脏器"沟通对话"的基础。肠道衍生的产物(如肠道微生物的代谢产物、被食物或肠道微生物代谢产物激活的免疫细胞等)通过门静脉直接运输到肝脏,肝脏产生的胆汁和抗体通过胆道分泌到肠道。

微生物群落的控制对于维持肠道-肝轴的稳态至关重要,作为这种双向交流的一部分,肝脏参与塑造肠道微生物群落。肝脏通过释放胆汁酸和其他代谢物进入体循环的胆道与肠道沟通。肝脏释放的胆盐也有助于控制肠道微生物的无限制生长。对肠道微生物群和肝脏之间联系的理解为肝脏疾病的病理生理学提供了重要的见解。肠道微生物生态失调使肠道通透性增加,其生物合成的代谢物可通过门静脉循环到达肝脏,影响肝脏免疫和炎症反应。被这些代谢物激活的免疫细胞也可以通过淋巴循环到达肝脏。

总之,肝脏通过各种方式影响人体多个器官的免疫和代谢,包括肠道-肝-脑、肠道-肝-肾、肠道-肝-肺和肠道-肝-心轴中微生物群的复杂沟通水平和作用。

5. 肝脏对于全身脏器的联系与沟通

特别是在病理状态下,肝脏通过与器官"对话"的方式参与全身疾病的发生。例如,肝脏分泌的凝血因子Ⅺ具有心脏调控作用,可以减轻射血分数保留的心力衰竭中心脏舒张功能的损伤;肝脏可以通过可溶性环氧化物水解酶减轻β淀粉样蛋白(Aβ)负荷,缓解阿尔茨海默病(AD)的发展。以上都足以说明肝脏在全身疾病中的调节及促进作用。

五、肝脏的再生与修复

值得一提的是肝脏是唯一仅剩原始质量的25%时,仍能够恢复到原来体积和质量的内脏器官。同时,肝脏体积在某些生理条件下(如怀孕)会增加,恶病质和体重严重减轻后会减小。虽然这些不同过程的调节通路尚未完全清楚,但值得关注的是肝脏在大小方面存在"肝脏稳定器",其保证肝脏大小与人体的体重和需求相适应,以维持体内稳态。动物水平中的研究证实,啮齿类动物三分之二的肝脏切除术后,大部分肝脏的质量在7—8天内逐渐恢复,3周内可完全恢复。该过程主要是通过残余叶的增加来完成的，因此，在最终完成修复的时间点，肝脏的重量可以完全恢复至肝脏切除术前的总重量。肝再生过程中并不会产生新的肝叶和新的肝小叶，原有的肝小叶和胆管增大，肝细胞板的宽度从一个肝细胞增加到约 1.5 个肝细胞的宽度。部分肝切除术后的再生具有表型保真度。也就是说，肝细胞产生肝细胞，胆管细胞、肝星状细胞等其他细胞类型也符合该特征。正常肝脏中正在经历 DNA 合成的肝细胞的比例非常低（通常低于 0.2%），但这些正在经历 DNA 合成的肝细胞是维持肝脏正常功能所必需的。增殖主要发生在门静脉周围区域、中央周围区域或随机发生在小叶区域，在后一种情况下主要由表达高水平端粒酶的肝细胞参与。也有观点认为，所有小叶中的肝细胞都参与了与正常肝脏重量维持相关的肝细胞缓慢增殖，并且不存在源自中央周围区域的选择性再生增殖。除了肝细胞以外非实质细胞也参与了肝脏稳态的维持机制。在生理条件下，肝脏中胆管上皮细胞处于自我更新状态，而肝星状细胞大部分处于静止状态。常驻巨噬细胞清除受损细胞和消耗的红细胞，并清除从肠道进入的病原体。在肝脏受到急性损伤时，胆管上皮细胞被激活后增殖能力增强，同时巨噬细胞转化为促进修复的表型，共同促进组织再生。

在急性及慢性肝损伤过程中，肝脏再生的机制有所不同。急性细胞损伤时，肝细胞和胆管细胞增殖增加以重建受损组织，巨噬细胞吞噬细胞碎片并切换到促修复表型。慢性肝细胞损伤过程中，大量肝细胞衰老，剩余的非衰老肝细胞增殖不足以恢复受损组织。作为导管反应的一部分，胆管细胞扩张，此时可以发现胆道来源的肝细胞。巨噬细胞被激活，但在这种情况下，与急性损伤相比，不同表型的巨噬细胞之间的比例发生了变化，因此更多的促炎巨噬细胞积聚，引发明显的免疫反应，激活肝星状细胞。活化的肝星状细胞有助于细胞外基质的沉积和肝纤维化的形成。因此,慢性损伤以肝细胞衰老、炎症和纤维化为主要特征。在因肝脏病变需要进行肝切除术时,预计肝脏的体积必须控制在肝脏可以恢复到原来大小的范围内,避免手术后产生并发症。

通过对肝脏再生的机制的研究有望通过非移植的方法解决肝衰竭的治疗,以及肝脏病变后残肝功能不足的问题。这种策略可能也是人类最接近通过自身残余器官进行"自救"的一条途径,回顾开篇时所提到的古希腊神话故事,数千年前所预兆的人体奥秘依然等着人们去解开。

思考与练习:

1. 简述肝脏的分段及其实际应用价值。
2. 肝脏的生理功能有哪些?
3. 从器官损伤与修复的角度谈谈肝脏再生的意义与特点。
4. 举例说明肝脏与全身器官的沟通方式。

本章参考文献

[1] Albillos A, de Gottardi A, Rescigno M. The gut-liver axis in liver disease: Pathophysiological basis for therapy. *J Hepatol*. 2020, 72(3): 558-577.

[2] Anand S, Mande SS. Host-microbiome interactions: Gut-Liver axis and its connection with other organs. *NPJ Biofilms Microbiomes*. 2022, 8(1): 89.

[3] Brescia P, Rescigno M. The gut vascular barrier: a new player in the gut-liver-brain axis, *Trends Mol Med*, 2021, 27(9): 844-855.

[4] Campana L, Esser H, Huch M, et al. Liver regeneration and inflammation: from fundamental science to clinical applications. *Nat Rev Mol Cell Biol*. 2021, 22(9): 608-624.

[5] Cao Y, Wang Y, Zhou Z, et al. Liver-heart cross-talk mediated by coagulation factor XI protects against heart failure. *Science*. 2022, 377(6613): 1399-1406.

[6] Chen F, Jimenez RJ, Sharma K, et al. Broad Distribution of Hepatocyte Proliferation in Liver Homeostasis and Regeneration. *Cell Stem Cell*. 2020, 26

(1): 27-33 e4.
[7] Cheng ML, Nakib D, Perciani CT, et al. The immune niche of the liver. *Clin Sci (Lond)*. 2021, 135(20): 2445-2466.
[8] Crispe IN. The liver as a lymphoid organ. *Annu Rev Immunol*. 2009, 27: 147-163.
[9] Germain T, Favelier S, Cercueil JP, et al. Liver segmentation: practical tips. *Diagn Interv Imaging*. 2014, 95(11): 1003-1016.
[10] Godoy P, Hewitt NJ, Albrecht U, et al. Recent advances in 2D and 3D in vitro systems using primary hepatocytes, alternative hepatocyte sources and non-parenchymal liver cells and their use in investigating mechanisms of hepatotoxicity, cell signaling and ADME. *Arch Toxicol*. 2013, 87(8): 1315-1530.
[11] Heymann F, Tacke F. Immunology in the liver — from homeostasis to disease. *Nat Rev Gastroenterol Hepatol*. 2016, 13(2): 88-110.
[12] Kruepunga N, Hakvoort TBM, Hikspoors JPJM, et al. Anatomy of rodent and human livers: What are the differences? *Biochim Biophys Acta Mol Basis Dis*. 2019, 1865(5): 869-878.
[13] Lyu F, Ma AJ, Yip TC, et al. Weakly Supervised Liver Tumor Segmentation Using Couinaud Segment Annotation. *IEEE Trans Med Imaging*. 2022, 41(5): 1138-1149.
[14] Michalopoulos GK, Bhushan B. Liver regeneration: biological and pathological mechanisms and implications. *Nat Rev Gastroenterol Hepatol*. 2021, 18(1): 40-55.
[15] Nagarajan N, Dupret-Bories A, Karabulut E, et al. Enabling personalized implant and controllable biosystem development through 3D printing. *Biotechnol Adv*. 2018, 36(2): 521-533.
[16] Pabst O, Hornef MW, Schaap FG, et al. Gut-liver axis: barriers and functional circuits. *Nat Rev Gastroenterol Hepatol*. 2023, 20(7): 447-461.
[17] Paris J, Henderson NC. Liver zonation, revisited. *Hepatology*. 2022, 76(4): 1219-1230.
[18] Pauli EM, Staveley-O'carroll KF, Brock MV, et al. A handy tool to teach segmental liver anatomy to surgical trainees. *Arch Surg*. 2012, 147(8): 692-693.
[19] Sun T, Pikiolek M, Orsini V, et al. AXIN2(+) Pericentral Hepatocytes Have Limited Contributions to Liver Homeostasis and Regeneration. *Cell Stem Cell*. 2020, 26(1): 97-107 e6.
[20] Thompson WL, Takebe T. Human liver model systems in a dish. *Dev Growth Differ*. 2021, 63(1): 47-58.

[21] Tilg H, Adolph TE, Trauner M. Gut-liver axis: Pathophysiological concepts and clinical implications. *Cell Metab*. 2022, 34(11): 1700-1718.

[22] Wu Y, Dong JH, Dai YF, et al. Hepatic soluble epoxide hydrolase activity regulates cerebral Aβ metabolism and the pathogenesis of Alzheimer's disease in mice. *Neuron*. 2023, 111(18): 2847-2862.

第七章
运动解剖生理学进展

于新凯

本章学习目标

1. 掌握骨骼与肌肉的基本结构；
2. 能够简述肌肉收缩与舒张的过程；
3. 掌握运动对骨骼与肌肉的影响；
4. 熟悉骨质疏松并掌握运动对骨质疏松的影响；
5. 熟悉心脏的基本结构，掌握运动对心脏的影响；
6. 了解有氧运动与无氧运动的工作能力；
7. 熟悉掌握运动性疲劳的发生机制及其恢复；
8. 了解延迟性肌肉酸痛并掌握延迟性肌肉酸痛对人体的生理机能的影响；
9. 了解免疫系统及其组成，能够简述运动对免疫系统的影响。

积极参与体育锻炼不仅有助于塑造健美的形体和优雅的动作，还能够培养个人的性格和意志力。苏霍姆林斯基指出，体育活动的本质是人格教育，通过运动可以增强学生的自我保健意识和体质，培养参加体育活动的需要和习惯,从而增强其意志力。

身体健康与精神健全密不可分,正如蔡元培所言:完全人格,首在体育。如果身体虚弱,思想和精神将无法得到充分发展。因此,体育锻炼不仅是对身体的锻炼,更是对精神意志的磨砺,是一种自我超越的过程。

一、运动解剖生理学概述

体育运动对人的身心健康有着多方面的积极影响。

体育运动有助于促进骨骼和肌肉的生长发育,增强心肺功能,改善血液循环、呼吸和消化系统的功能,有利于提高免疫力和适应能力。体育运动可以有效降低成年后罹患心脏病、高血压、糖尿病等慢性疾病的风险。

在神经系统方面,体育运动有助于提高神经系统的调节功能,增强对复杂环境变化的判断能力,并使身体能够做出协调、准确、迅速的反应。同时,体育运动也具有调节情绪、改善心理状态、恢复体力和精力的作用,有助于人们保持积极的心态。此外,体育运动还能够陶冶情操,培养个体的团结协作精神和集体主义意识,使个体在和谐的氛围中得到健康、全面的发展。

通过参与体育运动,人们能够充分发挥自身的积极性、创造性和主动性,提高自信心和价值观,从而在社会生活中更好地融入和发展。

本章将介绍运动解剖、生理学相关研究进展,重点围绕运动系统、心血管、免疫等内容介绍相关系统、器官的解剖学结构和特征,并主要从运动的角度阐述其生理学作用和变化。

二、人体的运动结构及骨骼肌

1. 骨连结

骨与骨的连接被称为骨连结,它可以根据连接方式的不同被分为直接连结和间接连结。

直接连结:通过致密的结缔组织、软骨或骨的形式直接将骨与骨连接在一起,几乎没有空隙,非常稳固,活动范围非常小或者完全无法活动。椎骨之间的椎间盘和颅骨之间的缝隙就是直接连结的典型例子。

间接连结:也被称为滑膜关节或关节(图7.1)。这种连结方式是通过滑膜囊将骨与骨连接在一起,囊内有空隙,内含滑液,活动度较大,是人体骨连结的主要形式。

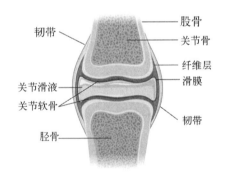

图 7.1　间接连结示意图

2. 关节的基本构造

一般情况下,关节由关节面、关节囊和关节腔构成。

关节面(articular surface)是指构成关节的骨面,关节面上覆有一层关节软骨,这层软骨光滑而有弹性,可减少运动时的摩擦,缓冲震荡和冲击。

关节囊(articular capsule)是包在关节面周围或附近骨面上的结缔组织囊,分内外两层。外层为纤维膜,厚而坚韧,主要起连结作用;内层为滑膜,能分泌少量滑液,具有营养和润滑关节的作用。

关节腔(articular cavity)是关节囊的滑膜层与关节软骨围成的密闭、潜在的腔隙,腔内为负压,有助于保持关节的稳固性。

除上述基本结构外,某些关节还有一些辅助结构,这些辅助结构能够增加关节的稳固性和灵活性,如韧带、关节盘、关节唇等。

3. 关节的运动

关节有四种基本运动形式。

屈曲/伸展:关节围绕冠状轴进行的运动。当两骨之间的夹角减小时称为屈曲,反之称为伸展。例如,踝关节的屈曲和伸展分别被称为跖屈和背屈。

内收/外展:关节围绕矢状轴进行的运动。当骨头向身体的中心线靠拢时称为内收,反之称为外展。

旋转:关节围绕垂直轴进行的运动。当骨头的前面向内侧旋转时称为内旋,反之称为外旋。例如,在前臂,手背向前旋转称为前旋,反之称为后旋。

环转:关节同时进行屈曲、伸展、内收和外展的复合运动,围绕冠状轴和矢状轴进行。在此运动中,骨头的近端保持在原位,而远端则进行圆周运动。

4. 肌的形态

骨骼肌根据形态可分为四类:长肌、短肌、扁肌和环形肌。

长肌(long muscle)通常呈长梭形或长带状,主要分布在四肢,其收缩能够产生较大幅度的运动。

短肌(short muscle)相对较小，主要分布在躯干的深层，其收缩运动幅度较小。

扁肌(flat muscle)呈扁薄宽阔状，多分布于胸部和腹壁。其收缩不仅可以运动躯干，还具有保护内脏的功能。

环形肌(circular muscle)形状如同环形，位于孔裂周围。其收缩能够闭合孔裂。

5．肌的构造

骨骼肌由肌腹(muscle belly)和肌腱(muscle tendon)两部分组成。

肌腹呈红色，由肌纤维构成，是肌肉的收缩部分，负责产生力量和运动。

肌腱呈银白色，由致密的结缔组织构成，位于肌肉的两端并附着于骨骼上，具有极高的韧性和强度，但本身没有收缩功能，其主要作用是固定肌肉，将肌肉的收缩力传递到骨骼上。长肌的肌腱通常呈条索状，而扁肌的肌腱则呈薄膜状，也被称为腱膜。

6．肌的辅助结构

骨骼肌的辅助结构主要有筋膜、滑膜囊和腱鞘等。这些辅助结构具有保持肌的位置、减少运动时的摩擦和保护等作用。

筋膜(fascia)包在肌的外面，分浅筋膜和深筋膜两种。

表皮下层的筋膜称为浅筋膜，又称皮下筋膜。它由疏松的结缔组织构成，内含有脂肪组织、浅血管以及皮神经等结构。

深层的筋膜被称为深筋膜，也称为固有筋膜。它主要由致密的结缔组织构成，分布在浅筋膜的深层，遍布全身并相互连接。深筋膜呈鞘状，包裹着肌肉、肌群、血管和神经，形成筋膜鞘。在四肢中，深筋膜穿过肌群之间并与骨骼相连,形成肌间隔,将肌肉分隔开来。

滑膜囊(synovial bursa)是一种封闭的结缔组织扁囊,内部充满滑液。它通常位于肌腱或韧带与骨面接触的地方,旨在减少摩擦并增加运动的灵活性。

腱鞘(tendinous sheath)是包裹在活动频繁的肌腱外部的管状结构,主要出现在手腕、踝部、手指和足趾等处。腱鞘分为内外两层,外层为纤维性结构,提供对肌腱的支撑和限制;内层为滑膜层,由双层的腱滑膜鞘组成,内部含有少量滑液,以确保肌腱在鞘内自由滑动。

三、骨骼肌肉的机能

骨骼肌肌原纤维和肌节的构成见图7.2。

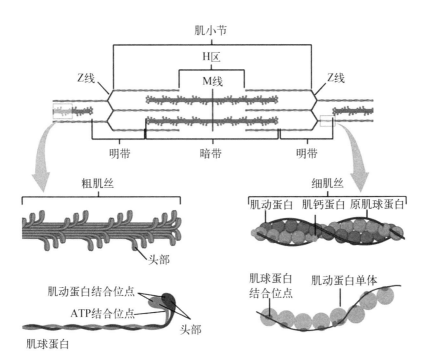

图 7.2　骨骼肌肌原纤维和肌节示意图

骨骼肌是人体最富有活力和可塑性的组织之一。它约占人体总质量的40%，主要由水(约占75%)、蛋白质(约占20%)和其他物质(如无机盐、矿物质、脂肪和碳水化合物等，约占5%)组成。骨骼肌的主要功能是将化学能转化为机械能，维持姿势，并促使肢体运动。

1. 骨骼肌细胞的收缩机制

神经-肌肉接头的信息传导：中枢神经系统通过神经纤维传递兴奋信号到肌细胞。在神经-肌肉接头，神经末梢释放乙酰胆碱，激活肌细胞膜上的Na^+通道，产生动作电位。

三联体的兴奋-收缩耦联：动作电位沿着肌细胞膜传导到横管系统(T管)。横管系统激活纵管终池膜上的Ca^{2+}通道，释放细胞内的Ca^{2+}。

粗细肌丝的相对滑行(图7.3)：Ca^{2+}与细肌丝肌钙蛋白结合，改变肌钙蛋白构象。横桥与细肌丝肌动蛋白结合，使粗细肌丝相对滑行，增加重叠部分。

肌节的缩短：粗细肌丝相对滑行导致肌节长度缩短，整个肌肉收缩。

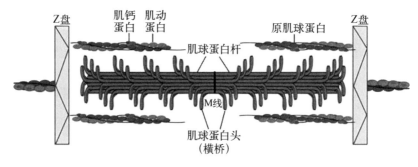

图7.3 肌丝滑行的过程

2. 肌肉的生理特性

兴奋性和传导性：骨骼肌是可兴奋组织，受到刺激后可产生兴奋（即产生动作电位）的特性称为兴奋性。肌细胞某一点受到刺激引起的兴奋迅速传播到整个肌纤维的特性称为传导性。

收缩性：骨骼肌受到刺激产生兴奋后，立即产生收缩反应，这种特性称为收缩性。肌肉收缩和松弛让骨骼产生运动。例如，当肌肉拉手臂的桡骨和尺骨时，肘关节弯曲（屈曲）。肌肉在信息从神经传递到肌肉并引发化学反应时收缩。这些反应改变了肌纤维细胞的内部结构，这是一个让肌肉缩短的过程。当神经系统信号不再存在时，肌纤维松弛，从而逆转了缩短的过程。

适应性：肌肉具有很强的适应性，可以根据需要改变其功能和适应能力。

物理特性：包括伸展性（肌肉在受到外力牵拉或负重时可被拉长的特性）、弹性（当外力或负重取消后，肌肉又可以恢复的特性）和黏滞性（肌肉收缩时，肌纤维内部分子之间与肌纤维之间的摩擦产生阻力，阻碍着肌肉的快速缩短和拉长，还要额外的消耗一部分能量的特性）。

3. 骨骼肌的收缩形式

（1）向心收缩

肌肉收缩时，长度缩短的过程称为向心收缩（concentric contraction）。在向心收缩中，肌肉长度缩短，起止点相互靠近，导致身体运动。此时，肌肉张力增加先于长度缩短。向心收缩是骨骼肌主动用力的一种形式。在向心收缩时，肌肉做功，其数值为负荷与负荷位移的乘积。向心收缩可以是等张收缩或等动收缩两种形式。

等张收缩：在肌肉开始缩短后，肌肉张力不再增加，直至收缩结束，这种收缩形式称为等张收缩。

等动收缩：也被称为等速收缩。肌肉在整个关节运动范围内以恒定的速度进行收缩，同时外界的阻力与肌肉产生的力始终保持平衡，收缩速度在整个过程中保持恒定。

等动收缩和等张收缩在本质上有所区别。在等动收缩中，肌肉能够在整个运动范围内产生最大的肌张力，而等张收缩则不能。此外，等动收缩的速度可以根据需要进行调节。因此，理论和实践证明，等动练习是提高肌肉力量的有效手段。

（2）等长收缩

等长收缩是一种肌肉收缩方式，其特点是肌肉在收缩过程中长度保持不变，也被称为静力收缩。在这种收缩形式中，肌肉无法克服阻力做功。

等长收缩可分为两种情况：一是当肌肉面临无法克服的负荷时，例如试图提起过重的杠铃，此时的肱二头肌收缩就是等长收缩。二是当其他关节因肌肉的离心或向心收缩而移动时，等长收缩可以使某些关节保持稳定的位置，从而为其他关节的运动提供适宜的条件。例如为了维持特定的体位，某些肌肉必须进行等长收缩。

（3）离心收缩

肌肉在收缩产生张力的同时被拉长的收缩称为离心收缩（eccentric contraction）。离心收缩时肌肉做负功。

（4）超等长收缩

超等长收缩（plyometric contraction）是一种复合式收缩形式，指在骨骼肌工作时，先进行离心拉长，然后进行向心收缩。超等长收缩的优点在于利用了肌肉在被拉长时的弹性势能和牵张反射性收缩。

在超等长收缩中,当肌肉在离心收缩工作时被迅速拉长,肌肉内的牵张感受器受到刺激并导致兴奋,从而产生牵张反射性收缩。同时,拉长后所储存的弹性势能与主动的向心收缩所产生的力相结合,使得肌肉能够产生更大的收缩力。

(5)肌纤维类型

对于骨骼肌纤维类型的划分,有几种不同的分类方法:

根据肌纤维的收缩速度,可将其划分为快肌纤维和慢肌纤维。

根据肌肉的色泽可将其划分为红肌和白肌,再结合收缩速度可以得到快缩白、快缩红和慢缩红三种类型。

利用肌原纤维 ATP 酶、琥珀酸脱氢酶或 α-磷酸甘油脱氢酶染色的方法,可以根据肌纤维的收缩速度及代谢特征将其划分为快缩-糖酵解型、快缩-氧化-糖酵解型和慢缩-氧化型。

根据肌球蛋白重链同功型的不同,可以划分为 MHC-Ⅰ、MHC-Ⅱa、MHC-Ⅱx(或 MHC-Ⅱd)和 MHC-Ⅱb 异形体。这些分类方法各自从不同的角度描述了肌纤维的特性和功能,有助于更好地理解骨骼肌的结构和生理特点。

4. 骨骼对运动产生的适应

运动是改善骨健康(如密度和强度)的主要因素之一。经常锻炼的人拥有更强壮的肌肉和骨骼,更能预防与年龄相关的骨质流失,也更少发生跌倒和骨折,更易改善平衡。

骨骼和肌肉是肌肉骨骼系统的两大组织,它们在机械、生物化学和分子上相互耦合,肌肉收缩是影响骨骼适应机械应变的主要因素。骨骼和肌肉质量/力量是成比例相关的,在制动(immobilization)期间,先肌肉质量下降后出现骨骼质量的损失;在训练恢复期间,肌肉质量的增加先于骨骼的增加。

规律的运动即使不能显著提高骨密度,也可以通过机械负荷刺激骨形成和强度,从而保持骨骼健康,提高骨骼健康。随着年龄的增长,由于身体活动的减少和久坐时间的增加,骨骼会出现一定程度的卸载。从以机械为中心的观点来看,产生更高强度或更快负荷的活动(如抗阻训练和跳跃)对促进骨骼健康是极好的,因为它们以一种显著的方式刺激现有的骨细胞。因此,对骨骼有益的运动可促进间充质干细胞分化为成骨细胞,从而产生更多健康的骨细胞。施加在骨组织上的机械力诱导组织液沿骨小管和骨细胞孔运动,从而引起细胞水平的剪切应力和骨细胞质膜的变形。这些变化导致骨重建过程的开始,并刺激骨吸收和形成周期。

研究表明,负重运动、抗阻训练或全身振动训练有助于维持或改善骨量,提高绝经后妇女的骨密度,从而促进健康,提高生活质量。此外,独立于机械负荷,有氧运动可以通过改变宏量营养素转运、释放运动刺激的肌激素以及保存细胞或线粒体修复来提高骨细胞存活。可能的原因是肌肉分泌的肌肉因子(如肌生成抑制蛋白、鸢尾素)和骨细胞分泌的骨因子(如骨钙素、TGF-β、PGE_2)可以相互作用,其分泌受到机械负荷的调节。鸢尾素通过增强有氧糖酵解,促进成骨细胞增殖。规律的耐力运动可以减缓年龄相关性线粒体数量和能力的退化和功能障碍。

骨形成有两种不同的方式:一种是软骨内骨化,另一种是膜内骨化。

软骨内成骨需要提供成骨的成骨细胞,并伴随骨生长进行性新血管形成。骨形成和骨吸收之间的动态平衡维持了成人骨骼健康。骨骼是一种高度血管化的组织,具有广泛的血管和毛细血管网络,通过内皮细胞和骨细胞之间的不同信号通路调节,为骨的形成和发育提供氧气和营养。

骨包含三种主要的细胞类型：成骨细胞、破骨细胞和骨细胞。成骨细胞、破骨细胞和骨细胞的协调作用协调了骨的建模和重建。运动调节体内雌激素、甲状旁腺激素、糖皮质激素等激素，这是骨代谢和骨重塑的另一关键机制。激素不仅直接调节骨代谢，还可诱导或协调细胞因子参与骨代谢的调节。细胞因子在骨形成和骨吸收的平衡中也发挥着关键作用。此外，运动还能减少促骨吸收细胞因子的分泌，如 IL-1、IL-6 和 TNF-α，增加抗骨吸收细胞因子的分泌，如 IL-2、IL-10、IL-12、IL-13、IL-18 和 IFN。此外，运动或体能训练可通过上调 Wnt/β-catenin/BMP/OPG/RANKL/RANK 等信号通路，促进成骨细胞分化，抑制破骨细胞活性，促进骨重建，从而改善骨形成，预防骨质疏松。

运动项目分为静态负重运动（如单腿站立）、高强度负重运动（如慢跑、跑步、舞蹈、跳跃）、低强度负重运动（如散步和太极拳）、高强度非负重运动（如渐进式负荷）、低强度非负重运动（如游泳）和组合运动。然而，并非所有的运动方式都具有同样的成骨作用。为了使运动训练产生成骨效应，施加到骨骼的机械负荷应该超过日常活动中遇到的负荷。为了达到最大的效果，锻炼时应该：是动态的，而不是静态的；达到适当的应变强度；是不连续的，间歇性回合的；加载可变的负荷；得到最佳营养的支持，包括足够的钙和维生素 D。

5. 肌肉对运动产生的适应

不同类型的运动刺激引发了多样化的肌组织适应。通过抗阻训练方案，肌肉可以增大，这被称为肌肉肥大，其主要表现为肌纤维横断面积的增加。骨骼肌收缩水平可因长期不活动和/或肌肉消耗状态而降低，从而导致肌原纤维质量、肌肉力量和运动能力的严重恶化。在抗阻训练过程中产生的拉伸和/或压应力优先刺激参与肌肉收缩的肌肉蛋白质合成（MPS）。雷帕霉素复合体1（mTORC1）被认为是整合各种刺激因子，包括机械应力、营养物质和生长因子，激活信号通路启动肌肉蛋白翻译的关键因素。抗阻训练与肌肉肥大之间的关联是通过促进全身生长因子如胰岛素样生长因子1（IGF1）的增加，从而激活PI3K‒Akt‒mTORC1信号通路来刺激肌肉蛋白质合成。

6. 运动与骨质疏松症

骨质疏松症（osteoporosis）是绝经后妇女最常见的疾病，并伴有脆性骨折风险的增加。脆性骨折主要发生在脊柱、髋部和手腕。骨质疏松是由骨吸收（破骨细胞介导）和骨形成（成骨细胞介导）之间的不平衡引起的，即骨吸收超过骨形成。

适当的运动（如太极拳和瑜伽）有助于改善平衡和姿势稳定性，并减少跌倒的频率，从而有效减少骨质疏松症骨折的发生，从而保护骨骼免受创伤。运动可能通过影响细胞凋亡、炎症反应和自噬来减少有害的骨质疏松改变，运动可能通过调节非编码RNA和DNA甲基化来影响骨代谢的表观遗传机制。运动和体育活动可以对关节组织和骨骼产生维持组织特性所需的机械刺激。运动或体力活动可产生多种力学载荷，如张力、压应力、剪切力等，对减少老年人骨质流失、增加骨强度、预防骨质疏松有积极作用。运动过程中冲击身体的力量增加与运动员骨密度和骨强度的提高相关。

运动或体育训练可作为一种非药物预防策略预防骨质疏松症。力学载荷、激素或细胞因子以及运动诱导的信号通路相互作用，促进骨形成，减少骨吸收，从而维持骨骼健康。骨血管生成失调与包括骨质疏松在内的许多骨骼疾病相关，而运动通过调节关键的血管生成介质来改善骨血管生成。

四、运动与心脏形态结构和机能

1. 心脏的结构特征

心脏是一个中空的器官(图 7.4),主要由心肌构成。心脏的主要功能是通过心肌的收缩来推动血液流向身体各组织和细胞,完成物质的交换。心脏收缩时,血液从左心室流入主动脉,经过各级动脉的分支,最终到达毛细血管,进行物质交换后成为静脉血。静脉血汇集后,经过上腔静脉、下腔静脉和冠状窦流入右心房,完成了体循环(大循环)过程。

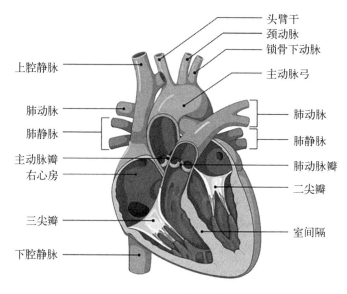

图 7.4 心脏的结构

同时,右心室的收缩将血液推入肺动脉,经过肺毛细血管进行气体交换后成为动脉血。接着,动脉血通过肺静脉回流至左心房,完成了肺循环(小循环)过程。在血液循环中,心肌的收缩和舒张引起了心脏血管各部位的压力差,辅以房室瓣、动脉瓣、静脉瓣等类似单向"阀门"的结构,确保了血液的单向流动。

2. 运动对心脏生理机能的影响

有氧运动对心血管疾病的预防和死亡率的降低有多种机制。运动作为一种刺激，对心脏产生着双向影响。适宜的运动训练对心脏有益，而过度运动则可能产生相反效果，这是一个长期以来被广泛认可的观点。但是，目前对于什么样的运动形式、运动强度对心脏有何影响的研究结果尚不一致。

总的来说，有氧运动或中低强度的运动对心脏有益，而过度运动或一次性力竭运动则可能产生相反效果，对心脏产生不利影响，甚至可能导致病理性改变，危及健康。

长期的耐力训练会引起一系列身体变化，这些变化对整个机体都有益，特别是对全身循环系统，包括心脏在内。耐力训练可以提高骨骼肌的工作能力，增加肌纤维与毛细血管的比率，改善动脉和小动脉的血管调节能力，降低外周阻力，从而减轻心脏负担，提高心脏的泵血能力。总的来说，这些变化提高了最大摄氧量，增强了机体对氧气的摄取、运输和利用能力，从而提高了工作能力和表现。

无论是有氧运动还是力竭或过度运动，都会对机体产生影响，并直接影响心脏，引起一系列生理和病理变化。中小强度的有氧运动有助于增强心脏功能，有利于机体的改善和恢复，对健康有益。然而，力竭运动或过度训练则可能破坏机体正常的功能平衡，导致病理发展，对心脏产生负面影响。要发挥运动对心脏的积极作用，关键在于掌握适当的负荷和强度，科学合理地安排运动时长。对于心脏病患者、老年人等特殊人群，应提供科学的健身指导，加强医疗监管，避免意外伤害，让所有人都能享受运动带来的乐趣和健康。

（1）运动性心肌肥厚

经过长期的系统性运动训练，运动员的心脏会有明显的增大，这种现象被称为运动性心肌肥厚。这种肥厚的标志是心腔的扩张和心肌的增厚。通过超声心动图和影像学检查可以看到,耐力运动导致的心肌肥厚主要体现在心室腔内径的扩大和心室肌的增厚。而对于长期进行力量训练的运动员来说,他们的心肌增厚更为明显,而心腔直径的变化则相对较小甚至没有变化。

耐力运动导致的心腔扩大主要是由于长期的频繁运动刺激使得回流到心脏的静脉血液增多,这逐步导致心肌纤维的数量和长度的增加,从而使得心腔的功能性扩大逐渐转变为器质性扩大。由于运动强度不是很大,运动后心脏的后负荷增加程度较小,心肌肥厚程度也较小。而劳力性心肌肥厚则主要是由于机体克服大阻力负荷时心脏的后负荷增加,肌肉收缩和张力增加,以及运动时的屏气等因素,导致心脏收缩后负荷增加,进而引起每搏输出量减少。身体只能通过增强心脏的收缩力来维持心脏的血液供应,但这也增加了心肌的消耗。运动后,合成代谢,尤其是心肌收缩蛋白的合成也更加活跃。长期训练的结果是心肌细胞内收缩蛋白的数量增加,肌原纤维的数量增加,心肌细胞的厚度增加。

运动性心肌肥厚是心肌细胞对运动刺激的一种良好适应性反应,是一种功能性的代偿。运动性心肌肥厚与常见于冠心病、肺心病、风湿性心脏病晚期的病理性心肌肥厚有明显的区别。前者心肌的收缩力增强,泵血效率明显提高,每搏输出量增加,肥大的心脏在运动终止后一段时间内可以逐渐恢复正常状态(重塑)。而后者心肌的收缩功能减弱,每搏输出量减少,心脏的残余血容量增加,一旦发生肥厚就是不可逆的。

(2)运动性心动过缓

在运动性心脏病人群中,常见静息心率明显低于正常范围,这种现象被称为运动性心动过缓。尽管静息状态下心率较低,但由于心肌肥厚，运动心脏显示出较高的每搏输出量，因此静息状态下的心输出量与普通心脏相比没有明显差异。然而，由于心率较低，每分钟的能量消耗远低于普通人，表现出了心功能在安静状态下低心率、高每搏输出量的节能特征。研究发现，运动员在静息状态下增加每搏输出量主要是由于更多的静脉血液回流到心脏。在剧烈运动期间，通过增加心肌收缩力和减少收缩末期残余心室血容量，每搏输出量不会因为回流静脉血液的减少而下降，但每搏输出量会因高心率而下降。这种机制减少了收缩末期残余心室血容量，从而增加了每搏输出量。

（3）心脏泵血功能的改善

与普通心脏相比，运动心脏对心脏泵血功能的改善主要表现在以下几个方面：在静息状态下，两种心脏的供血情况没有明显差异，但普通心脏通过较高的心率和较低水平的每搏输出量来保证供血，而运动心脏则以较低的心率和较高水平的每搏输出量来保证供血，同时能量消耗更少。此外，安静状态下的低心率增加了运动心脏的心率储备，有助于提高心率储备。

3. 运动与心脏

（1）运动与心肌肥厚

心脏的核心职能是保持人体的血液供应，以满足人体在正常和负荷增加时的需求。为了在负荷增加的情况下实现这一目标，心脏和单个心肌细胞通常会发生增大，形成心肌肥厚。心肌肥厚通过增加肌小节单位来提高收缩力，至少在初期是这样。此外，通过增加左室壁的厚度，可以根据拉普拉斯定律（Laplace's law）降低左室壁的应力，从而保持心脏的效率。心肌肥厚还伴随着质的变化，即基因表达的改变，这会影响代谢、收缩力和心肌细胞的存活。

如图 7.5 所示，心肌肥厚有两种类型：生理性心肌肥厚和病理性心肌肥厚。这两种类型的心肌肥厚最初都是对心脏应激的适应性反应，但在潜在的分子机制、心脏表型和预后方面存在显著差异。生理性心肌肥厚随着时间的推移保持心脏功能，而病理性心肌肥厚可能伴有不良的心血管事件，包括心力衰竭、心律失常和死亡。病理性心肌肥厚的心脏表型多样，可能表现为射血分数保留的心力衰竭或射血分数降低的心力衰竭。生理性心肌肥厚和病理性心肌肥厚都涉及心肌细胞的体积增大，但是这两种心肌肥厚的特性各有不同。生理

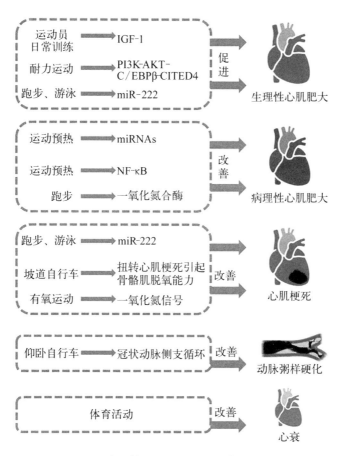

图 7.5　生理性心肌肥厚和病理性心肌肥厚

性心肌肥厚,除了新生儿期的肥厚外,其主要特征是心脏质量的增加(增加10%—20%),以及心肌细胞长度和宽度的同步增长。生理性心肌肥厚的心脏保持或提高了其收缩功能,不会出现间质或替代性纤维化,也不会有细胞死亡。此外,除了新生儿期的心肌肥厚外,生理性心肌肥厚是完全可逆的,不会发展为心力衰竭。

虽然病理性心肌肥厚在最初阶段是心室向心性生长的补偿反应,但这种心肌肥厚会通过心肌细胞的延长、收缩功能的损害以及心力衰竭的发展,最终导致心室扩张和室壁变薄。在伴有射血分数保留的心力衰竭中,即便没有收缩功能障碍,也可能出现心力衰竭。这种情况通常伴有向心性心肌肥厚、舒张功能障碍以及微血管稀疏和心肌纤维化。编码Ca^{2+}处理蛋白的基因在病理性心肌肥厚时发生改变,而在生理性心肌肥厚时未发生改变。病理性心肌肥厚通常伴有间质和血管周围纤维化和心肌细胞死亡,并伴有Ⅰ型胶原水平增加和肌成纤维细胞活化。生理性或病理性心肌肥厚的发展取决于上游刺激的性质和信号传导机制,而不是心脏应激本身的持续时间。虽然力量训练(如举重)导致压力超负荷和向心性生理性心肌肥厚,但耐力训练(如游泳或跑步),导致容量超负荷和偏心生理性心肌肥厚。诱导生理性心肌肥厚的刺激往往可以逆转病理性心肌肥厚向心脏重构和心力衰竭的进展。病理性肥厚是由慢性高血压、主动脉瓣狭窄、二尖瓣或主动脉瓣反流、心肌梗死(MI)、贮积性疾病(如脂质、糖原和错误折叠的蛋白质贮积性疾病)和编码肌节蛋白的基因突变(如肥厚型心肌病)引起的遗传性心肌病引起。在发达国家,肥胖和糖尿病是与病理性心肌肥厚发展相关的重要共病。

在经常进行耐力运动的运动员中,能够观察到心脏发生生理性心肌肥厚的现象。这种生理性心肌肥厚与运动引起的血清IGF1水平升高有关。运动诱导PI3K–Akt通路的激活,抑制C/EBPβ的表达,增强

CITED4 的表达，从而诱导心肌细胞增殖，导致生理性心肌肥厚。

(2) 运动与心肌梗死

心肌梗死(MI)是冠状动脉供血急剧减少或中断，使相应的心肌严重而持续性缺血所致的心肌缺血性坏死。当血栓阻塞冠状动脉血流，周围心肌区域缺乏氧供，从而导致心肌组织坏死时发生心肌梗死。根据闭塞的水平、坏死区域的范围和侧支循环的存在，心肌梗死可能是致命的，也可能不是。运动训练在心肌梗死后的心脏重构和心血管控制中发挥重要作用，从而预防或延缓有害适应，甚至能够从心肌缺血引起的负面改变中恢复。

(3) 运动与动脉粥样硬化

动脉粥样硬化(atherosclerosis)以血管内膜形成粥瘤或纤维斑块为特征的心血管系统疾病。这些动脉粥样硬化斑块的后果包括进行性斑块生长导致血管管腔狭窄，以及斑块侵蚀/破裂导致动脉粥样硬化血栓形成伴管腔完全闭塞，从而可能导致危及生命的心血管事件，如心肌梗死或卒中。规律的体育锻炼可以降低动脉粥样硬化的风险，其作用机制包括：降低促炎细胞因子水平；通过减少活性氧类(ROS)产生来抵抗氧化应激；改善内皮功能；降低内皮细胞黏附分子(如 ICAM－1、VCAM－1、E－selectin、P－selectin、ET－1)的表达；调节巨噬细胞功能，抑制泡沫细胞的形成；降低低密度脂蛋白(LDL)和甘油三酯水平；维护动脉粥样硬化斑块的稳定性。

(4) 运动与心力衰竭

心力衰竭(heart failure)是心脏泵血功能降低，排血量不能满足器官及组织代谢需要的异常状态。心力衰竭是许多心血管疾病的末期阶段，也是全球老年人死亡的主要原因之一。心脏的收缩或舒张功能受损，导致心力衰竭，其特征是因疲劳或呼吸困难导致的运动不耐受。适度持续训练对心力衰竭患者有效、安全、耐受性好，是推荐的持续训练方式。持续有氧运动训练的心衰患者运动能力的改善主要取决于总能量消耗,如训练强度、训练时长、训练频率和训练时长的乘积。除了持续中等强度的有氧训练,以及高强度和低强度的间歇训练模式,呼吸训练和力量训练在这种情况下也显示出了效果。综上所述,运动是心力衰竭患者的一级预防工具;运动训练是目前针对心力衰竭患者的一种有效治疗方法;运动能力是心力衰竭患者预后的重要指标。

五、有氧、无氧工作能力

1. 有氧工作能力

有氧工作能力(aerobic working capacity)指的是在氧供充足的情况下,机体利用糖、脂肪和蛋白质三种能源物质进行氧化代谢来供能的能力。最大摄氧量则是有氧工作的基本指标,能够反映机体吸入氧气、输送氧气和利用氧气的能力。有氧运动通常以低强度且持续时间较长为特点,有助于增强心肺功能。

最大摄氧量:动力性运动中机体每分钟能够摄取并被细胞利用的氧的最大值,取决于心排血量和动静脉氧差。通常采用功率自行车和运动跑台测定,是评价个体最大有氧工作能力的综合性指标。

乳酸阈:在递增负荷运动中,血乳酸浓度随运动负荷的递增而增加,当运动强度达到某一负荷时,血乳酸出现急剧增加的拐点。

有氧工作能力的训练方法包括持续训练法、乳酸阈强度训练法、间歇训练法和高原训练法等。

2. 无氧工作能力

无氧工作能力(anaerobic working capacity)指的是在无氧条件

下进行运动时,机体的运动能力、腺苷三磷酸(ATP)和磷酸肌酸(CP)的含量以及糖原的代谢供能的能力。无氧工作能力包括无氧代谢能力、糖酵解能力和乳酸耐受力。在进行无氧运动时,人体主要依赖消耗糖类来供能,而不是脂肪和蛋白质。

无氧工作能力的测试与评价主要有动力学检测和生理学检测两种方法。

动力学检测:通常采用在最大无氧状态下进行全力运动负荷或定量负荷试验以测定机体的无氧做功能力。常用方法包括:纵跳法、蹬台阶法、Wingate 法等。纵跳法是通过测量运动员的纵跳高度评估无氧工作功率;蹬台阶法指运动员以最快速度跑上九阶台阶,记录时间并计算无氧工作功率;Wingate 法作为公认的无氧功率测试标准,测量运动员在特定时间内的最大功率输出。

生理学检测:通过剧烈运动时测得的血乳酸水平和氧亏积累等指标来间接反映无氧工作能力。

提高无氧工作能力的训练主要有提高 ATP-CP 供能能力和提高糖酵解供能系统的训练两类。

六、运动性疲劳发生和恢复

1. 运动性疲劳的发生机制

运动性疲劳(exercise-induced fatigue)是指随着时间的推移,由于急性或慢性运动和精神负荷,执行特定任务的机体或特定心肺、神经肌肉、身体和/或生理或认知功能的下降。引发疲劳感觉的心理-生理过程是复杂的,可能由外周和中枢因素引起。外周疲劳被定义为发生在神经肌肉接头或远端的突起引起的力量的丧失。用一种更简单的方式,外周疲劳可以被认为是肌肉本身的疲劳。神经肌肉传递和冲动传播的损伤,底物耗竭(如能量供应不足),肌肉 pH 降低(酸度增加),以及肌浆网内钙释放和摄取的功能障碍等相关的外周因素,会共同影响肌纤维的能量产生能力,导致整体肌肉功能受损。

与疲劳相关的中枢因素包括在传出神经元中观察到的一些改变,这些改变改变了运动单位的募集,其中一些变化是由脑神经化学改变引起的。疲劳的中枢起源似乎与几种神经递质的活性有关,包括 5-羟色胺(5-HT)、多巴胺(DA)、乙酰胆碱、血管紧张素Ⅱ、去甲肾上腺素(NA)和一氧化氮。

运动性疲劳的发生机制主要有:储能物质的消耗;乳酸(一种代谢物)在体内的积累;体内各种活性底物平衡失衡;内环境被扰乱,机体平衡被破坏;缺乏维生素和微量元素等。

2. 运动性疲劳的恢复

睡眠:睡眠是直接或间接影响运动表现的关键因素之一。它可以帮助身体修复和重建肌肉,同时也有助于提高精神状态。

营养:充足的营养有助于维持和提高绩效要求。均衡的饮食可以提供身体恢复所需的蛋白质(帮助修复肌肉)、碳水化合物(补充能量)和脂肪(支持激素平衡)等营养物质。

补水:运动会导致出汗,因此补充水分非常重要。不仅要在运动期间补充水分,运动后也要继续补充。

营养补充剂:一些营养补充剂,如支链氨基酸(BCAA)、蛋白质粉、鱼油和维生素,可以帮助肌肉更快恢复。

冷水浴:冷水浴可以帮助减少肌肉疼痛和疲劳,提高恢复速度。

压力衣:压力衣可以提高血液循环,帮助肌肉恢复。

按摩:按摩可以帮助放松肌肉,减少肌肉紧张和疼痛。

针灸:针灸可以帮助减少疼痛,提高血液循环,有助于肌肉恢复。

红光治疗：红光疗法可以帮助减少炎症，加速肌肉修复。

七、延迟性肌肉酸痛

1. 延迟性肌肉酸痛的概念

延迟性肌肉酸痛（DOMS）是一种暂时性肌肉损伤，定义为高强度运动后延迟性肌肉酸痛，尤其是离心收缩，其频率与不习惯的强度活动和机械动作有关。运动中骨骼肌的损伤和超负荷是常见的运动损伤，其总发生率为10%—55%。DOMS是肌肉超微结构损伤的一种表现。

目前，DOMS被归类为过度活动功能性肌肉疾病Ib型。DOMS的进展可由离心肌肉收缩或不熟悉的运动形式引起。肌肉活检分析显示超微结构病变，包括Z线流动和增宽，破坏了肌原纤维中的肌小节，是进一步凋亡和炎症的主要原因。虽然DOMS被认为是一种轻微的肌肉损伤，但它是影响运动能力的最常见原因之一。DOMS与肌力能力受损以及酸痛、疼痛、僵硬和肿胀增加相关，还与邻近关节的一些生物力学改变相关。除了疼痛外，临床体征变化也较大，DOMS还会出现肌肉僵硬、活动范围缩小、肌肉无力和峰值扭矩降低等。DOMS可从轻度的肌肉酸痛（适度活动后会消退）发展到疼痛和无法执行某些动作。DOMS的预防和治疗，旨在从运动诱发的肌肉损伤（EIMD）中恢复，是恢复肌肉力量能力和性能水平的重要组成部分。

2. 延迟性肌肉酸痛的临床表现及损伤机制

DOMS最早的临床表现开始于运动后6—12小时，由EIMD引起，并逐渐增加，直至在EIMD后48—72小时达到疼痛峰值。随后症状逐渐减轻，5—7天后症状消失。事实上，对偏心拉伤肌肉组织的活检分析已经证明,肌原纤维完整性丧失,Z膜流动和肌原纤维中的肌小节被破坏,这导致进一步的蛋白质降解、自噬和局部炎症反应。在离心运动中,在某些条件下,外部负荷比在同心条件下肌肉纤维产生的力大;肌肉纤维主动延长。在相同的角速度下,肌肉产生的力比主动缩短时(即同心运动)更多。

总的来说,离心运动导致DOMS的潜在损伤机制是:由于较少活动且更易损伤的肌纤维产生更高的肌肉力量,而在单个肌纤维的过度应力和损伤的肌纤维之间,可能没有足够的肌内和肌间协调。DOMS与电解质失衡、运动肌肉内白细胞积聚和浸润以及循环促炎细胞因子上调相关。此外,释放的细胞因子作为炎症介质导致血管通透性升高和微循环障碍。受影响的肌肉组织在离心运动后数小时被中性粒细胞侵入,并被巨噬细胞取代。骨骼肌损伤与活性氧类(ROS)的产生有关,导致进一步的炎症和氧化应激。

3. 延迟性肌肉酸痛的治疗

DOMS的治疗应关注不同方面,包括运动过程中超微结构损伤的一级预防(预防EIMD),导致DOMS的炎症反应的治疗,以及出现DOMS体征时的治疗和恢复策略。也有研究提出,卫星细胞位于成人骨骼肌纤维的基底膜下,作为肌肉前体细胞,被认为在修复结构受损的肌肉组织中起关键作用。内源性信号(如1-磷酸鞘氨醇)和外源性信号(如亚硝酸盐氧化的机械通路及激活肌肉生长因子/细胞因子)被认为能够在离心运动导致的肌肉损伤后激活卫星细胞,加速修复和再生过程。早生肌指的是在肌肉损伤后早期参与修复和再生过程的肌肉细胞或因素,包括肌生成抑制蛋白和鸢尾素等,这些因子在初期阶段起到关键作用。

DOMS的治疗策略主要有冷水浸泡疗法、全身冷冻疗法、热疗法、加压疗法、主动重建等。

冷水浸泡疗法：在 EIMD 背景下，用于预防 DOMS 的最常见恢复策略之一是冷水浸泡疗法。一般来说，大多数研究基于肌酸激酶（CK）的酶活性、通过皮质醇和细胞因子（IL-6）引起的全身炎症反应和运动表现来探讨其对肌肉损伤的影响。运动后进行冷水浸泡疗法，特别是在 EIMD 和心血管应变后，是通过降低组织温度和血流来促进恢复。静水压力和血管收缩导致的血液再分布，有助于将代谢物从外周循环清运至中枢循环，从而形成血液稀释和细胞内-血管内渗透压梯度。因此，通过冷水浸泡疗法，损伤的组织细胞和碎片更容易从肌肉排出进入中枢循环。此外，冷水浸泡疗法通过其镇痛作用直接调节 EIMD 的体征。

全身冷冻疗法：通过空气暴露的全身冷冻疗法是另一种常用的恢复技术，尤其是在职业运动中，因为其被认为在慢性炎症条件下具有抗炎作用。全身冷冻疗法最初用于风湿病、类风湿关节炎、多发性硬化、银屑病等的治疗。使用全身冷冻疗法进行疲劳运动后的恢复，通常需要运动员单次或反复暴露在极冷的干燥空气（低于-100℃）中，同时运动员在治疗舱内站立 2—5 分钟。全身冷冻疗法通过不同的机制促进康复，能够增强这些效果或缩短恢复时间，并以极低的温度限制炎症过程。

热疗法：在临床和运动康复设计中，加热已普遍用于治疗软组织损伤。初期降温（如冰敷）减少炎症和疼痛，后期加热（如热敷）促进血液循环和组织修复，在恢复的不同阶段评估加热效果以确保最佳治疗。因为加热治疗可能会促进炎症反应，因此在运动后的急性期或第一个炎症期，是不应开展局部或全身加热治疗的。然而，热疗法可考虑在延迟性肌肉酸痛达到临床峰值后的恢复期使用，因为循环和组织灌注在组织愈合中起着至关重要的作用。对骨骼肌细胞的研究表明，加热可减轻细胞损伤和蛋白质降解。加热也可能上调与肌肉生长和分化有关的基因的表达。有研究显示，运动前的微波热疗对预防肌肉酸痛和恢复运动后的肌肉功能有好处，但后者的效果则比较多变。

加压疗法：加压疗法主要用于血管病变（如深静脉血栓形成或慢性静脉功能不全）和整形手术，已成为受运动员欢迎的辅助治疗手段，旨在提高运动表现或帮助运动损伤恢复。施加压力会产生一个外部压力梯度，从而削弱渗透压的变化，并减少发生肿胀的空间。渗出物减少而导致的渗透压降低可能会减轻趋化的程度，从而减轻炎症反应和疼痛。同时，在运动过程中采用加压疗法可以减少微创伤和肌肉损伤，减少肌肉工作的功率消耗，并提高机体的舒适度。然而，研究显示，运动过程中的加压疗法并未显著影响血浆肌酸激酶或乳酸水平。在运动后采用加压疗法是一种有效的康复手段，可以减少延迟性肌肉酸痛的临床体征，并通过使用压力衣加速肌肉功能、肌力和爆发力的恢复。加压疗法可减少肌肉振荡，稳定恢复期内肌纤维的排列，减轻组织的机械应力。

主动重建：低强度运动被认为是缓解 DOMS 的有效方法。然而，这种缓解效果大多是暂时的。运动中疼痛的暂时缓解可能是由于酸痛肌肉中的粘连破裂，通过增加的血流量增加了有害物质的清除，或者在活动中增加了内啡肽的释放。泡沫轴滚动作为一种自我肌筋膜释放的方法，已成为目前一种使用较多的康复干预措施。

物理治疗：（全身）振动疗法通常被认为可以潜在地增强运动员的神经肌肉表现，一些研究已经描述了其对缓解 DOMS 的有益效果。在 DOMS 的情况下，在运动范围正常化方面，超声波治疗已显示出优于冷冻疗法的效果。体外冲击波疗法在恢复中期（48—72 小时）可能对 DOMS 产生有益的影响。肌电刺激（EMS）可能通过增加肌肉代谢物的去除来促进恢复。

按摩：按摩对 DOMS 也有一定的效果。按摩可促进副交感神经系统活动的调节。按摩可以导致血液和淋巴流量的增加，以更快清除 DOMS 的生物标记物（如乳酸脱氢酶）。此外，按摩带来的心理生理反应也有镇痛作用。

口服药物和营养摄入：使用非甾体抗炎药（NSAID），如双氯芬酸，已广泛用于 DOMS 等各种类型肌肉损伤的常规治疗。在 DOMS 的治疗中，摄入非甾体抗炎药被证明既能缓解疼痛又能限制炎症反应。研究表明，维生素 D、支链氨基酸（BCAA）、咖啡因、Omega-3 脂肪酸、牛磺酸、多酚或其他各种合成或天然营养（抗氧化剂）补充剂对对 DOMS 的治疗也有积极效果。

八、运动与人体的免疫功能

运动对身体是一种非常强烈的刺激，必然会引起非常强烈的应激反应。在这种强烈的应激反应过程中，免疫内分泌激素水平必然会发生相应的变化，其与运动负荷的强度或运动的持续时间密切相关。然而，并非所有的运动负荷都能显著激活免疫内分泌激素的分泌。对于主要的应激激素，需要一个最低的运动强度阈值（一般为 60%—70% 最大摄氧量），才能在运动中引起分泌水平的显著增加。而且，激活不同激素的运动强度阈值也不尽相同。

众所周知，运动对免疫系统的正常功能有深远的影响。运动与免疫调节是相互联系、相互影响的。运动可以通过影响白细胞、红细胞、细胞因子等改变免疫调节。基于运动的抗炎作用，有规律的运动可以降低慢性代谢疾病和心肺疾病的风险。当然，过度运动对健康带来负面影响。

1. 运动对免疫系统的影响

运动免疫学在过去的 40 年中已发展为一门独立的学科。与运动科学的许多分支学科相比，运动免疫学的历史相当短。美国运动科学专家的早期研究激起了人们对运动对免疫系统影响的兴趣：运动对免疫监测有直接和间接的影响，与久坐不动的同龄人相比，定期运动的人发生上呼吸道感染等的概率更低；相反，那些参加过紧张比赛的人似乎比那些久坐不动的人的感染风险更高。因此，自 1989 年国际运动与免疫学学会（International Society of Exercise and Immunology，ISEI）成立以来，运动与运动人群免疫系统之间的联系已成为运动科学界和医学界共同关注的领域。一般认为，有规律的中等强度运动对人们的身体有益，而长时间的高强度运动训练则会抑制免疫力。对运动的免疫反应是有组织的，特定的免疫细胞被重新分配用于特定的功能目的。大多数关于运动对免疫系统影响的研究都集中在运动训练的慢性影响和运动急性发作的影响上。急性和慢性运动对白细胞的再分布、活性、转运和功能均有显著影响。在大多数运动免疫学研究中，针对哪种运动训练可以提高运动员、老年人和疾病患者的免疫功能的课题得到了广泛的关注。

运动对免疫细胞的影响主要取决于运动的强度。中低强度的运动可增加淋巴细胞数量，增强免疫功能。然而，高强度运动会降低淋巴细胞的数量和功能，导致免疫抑制。这可能是因为运动强度的增加可以诱导 T 细胞端粒酶和调节端粒的 miRNA 增加，缩短端粒，加速 T 细胞凋亡。

2. 运动相关免疫改变的机制

运动相关免疫改变的机制是多因素的，包括多种神经内分泌因素。代谢和代谢因子的改变导致与运动相关的免疫功能的改变。有研究显示：肌肉运动引起的血浆谷氨酰胺浓度降低可能影响淋巴细胞功能；血浆葡萄糖的改变也与降低应激激素水平有关，从而影响免疫功能；由于儿茶酚胺和生长激素诱导的白细胞亚群的即时变化，这些亚群的相对比例发生变化，激活的白细胞亚群可能被动员到血液中；中性粒细胞和单核细胞数量增加所释放的自由基和前列腺素可影响淋巴细胞的功能，导致后期细胞功能受损。因此，谷氨酰胺、碳水化合物、抗氧化剂或前列腺素抑制剂原则上可能影响与运动相关的免疫功能。

在运动的急性期，对感染或组织损伤的局部反应涉及炎症部位细胞因子的释放。这些细胞因子促进淋巴细胞、中性粒细胞、单核细胞和其他参与抗原清除和组织愈合相关细胞的聚集。剧烈运动引起的免疫功能变化可能会持续至少24小时，即使是适度的急性运动也会导致免疫功能出现数小时的明显变化。

长期慢性运动的效果与人体免疫系统的相关研究通常是费时又费力的，因此，相比大量关于急性运动后免疫反应的研究，人们对慢性运动对免疫系统的影响还知之甚少。

在运动过程中，无论是急性运动还是慢性运动，免疫细胞的循环水平以及其他通过影响白细胞的迁移和功能而具有免疫调节作用的因素都存在显著差异。人们普遍认为，运动对免疫系统正常功能的影响是深远的。已有研究证实，一次运动只能诱导短暂的免疫反应。然而，这些免疫反应随着时间的推移而积累，形成了对长时间运动训练的免疫适应。就运动时间和运动强度而言，长时间的高强度运动训练可抑制免疫功能；已有研究从抗炎、增强胸腺活性、增强免疫功能等角度证明了规律的中低强度运动训练可降低上呼吸道感染等疾病的发生风险。

思考与练习：

1. 运动对人体的哪些方面有积极影响？如何规避运动给机体所带来的不良影响？
2. 运动性心肌肥厚与病理性心肌肥厚的区别有哪些？
3. 运动是如何影响机体的免疫应答机制的？
4. 在运动性疲劳的恢复过程中，该如何正确进行补液和补糖？
5. 如何缓解运动后出现的 DOMS？

本章参考文献

[1] 王瑞元,苏全生.运动生理学[M].北京：人民体育出版社,2012.
[2] 丁文龙,刘学政,孙晋浩,等.系统解剖学：第9版[M].北京：人民卫生出版社,2018.
[3] 王庭槐,罗自强,沈霖霖,等.生理学：第9版[M].北京：人民卫生出版社,2018.
[4] 徐国栋,袁琼嘉.运动解剖学：第5版[M].北京：人民体育出版社,2012.
[5] 贺伟,吴金英.人体解剖生理学[M].北京：人民卫生出版社,2013.
[6] Schtscherbyna A, Ribeiro BG, Fleiuss FML. Bone Health, Bone Mineral Density, and Sports Performance. In: Bagchi D, Nair S, Sen CK (eds) Nutrition and Enhanced Sports Performance. Elsevier, 2019: 73-81.
[7] Goolsby MA, Boniquit N. Bone Health in Athletes: The Role of Exercise, Nutrition, and Hormones. Sports Health. 2017, 9(2): 108-117.
[8] Marx RE. Bone and Bone Graft Healing. Oral Maxillofac Surg Clin North Am. 2007, 19(4): 455-466.
[9] 赵常红,李世昌,孙朋,等.运动对骨骼和肌肉的共调作用研究[J].首都体育学院学报,2017,29(6): 565-570+576.
[10] 郑亚林,张志峰.运动状态下骨骼肌肉的生物力学特征[J].中国组织工程研究与临床康复,2008,28: 5503-5506.
[11] Hargreaves M, Spriet LL. Skeletal muscle energy metabolism during exercise. Nat Metab. 2020, 2(9): 817-828.
[12] Bottinelli R, Reggiani C. Human skeletal muscle fibres: molecular and functional diversity. Prog Biophys Mol Biol, 2000, 73(2-4): 195-262.
[13] 黄睿,周越.运动对骨质疏松影响的研究现状[C].中国生理学会运动生理学专业委员会,中国辽宁大连,2019.
[14] Todd JA, Robinson RJ. Osteoporosis and exercise. Postgrad Med J. 2003, 79(932): 320-323.

[15] 唐朝枢,齐永芬.生理学和病理生理学研究的热点问题分析[J].中南医学科学杂志,2016,44(6):601-603.

[16] 孟丹妮,郭梦莹,肖俊杰,等.运动对心脏和代谢的改善作用[J].自然杂志,2020,42(1):66-74.

[17] 洪怡,郭小亚,吴雪娇,等.科学运动与心脏康复[J].中国实用内科杂志,2022,42(5):363-366.

[18] 谢宇,王军朋.有氧运动对免疫系统和自身免疫病的影响研究进展[J].生理学报,2019,71(5):769-782.

[19] Spurway NC. Aerobic exercise, anaerobic exercise and the lactate threshold. Br Med Bull. 1992,48(3):569-591.

[20] Knuiman P, Hopman MT, Mensink M. Glycogen availability and skeletal muscle adaptations with endurance and resistance exercise. Nutr Metab. 2015,12(1):59.

[21] 胡胜.循环力量训练对有氧和无氧工作能力的影响[J].当代体育科技,2020,10(7):29+31.

[22] 周华,崔慧先,金宏波,等.人体解剖生理学:第7版[M].北京:人民卫生出版社,2016.

[23] Armamento-Villareal R, Aguirre L, Waters DL, et al. Effect of Aerobic or Resistance Exercise, or Both, on Bone Mineral Density and Bone Metabolism in Obese Older Adults While Dieting: A Randomized Controlled Trial. J Bone Miner Res. 2020,35(3):430-439.

[24] Hingst JR, Bruhn L, Hansen MB, et al. Exercise-induced molecular mechanisms promoting glycogen supercompensation in human skeletal muscle. Mol Metab. 2018,16:24-34.

[25] Patikas DA, Williams CA, Ratel S. Exercise-induced fatigue in young people: advances and future perspectives. Eur J Appl Physiol. 2018,118(5):899-910.

[26] Parry-Williams G, Sharma S. The effects of endurance exercise on the heart: panacea or poison? Nat Rev Cardiol. 2020,17(7):402-412.

[27] 李志伟,郑志磊.运动生理学研究现状[J].科技信息,2011,(36):585.

[28] Heiss R, Lutter C, Freiwald J, et al. Advances in Delayed-Onset Muscle Soreness (DOMS) — Part II: Treatment and Prevention. Sportverletzung Sportschaden. 2019,33(1):21-29.

[29] Hotfiel T, Freiwald J, Hoppe MW, et al. Advances in Delayed-Onset Muscle Soreness (DOMS): Part I: Pathogenesis and Diagnostics. Sportverletzung Sportschaden. 2018,32(4):243-250.

[30] 刘海霞,张成学,张晓靖.大强度运动训练后人体免疫机能生理学研究[J].时代教育,2014,(10):42.

[31] 杨健,康伟,周炜娟.低氧/高原训练对免疫机能和炎症反应影响的研究进展[J].

体育科技文献通报,2022,30(6):233-236.
[32] 张冬梅,姚其颖,赵慧,等.医学生理学教学研究的现状、热点与作者群分析[J].卫生职业教育,2022,40(13):127-129.
[33] 赵影,田萌,毛丽娟.运动与免疫衰老的研究进展[J].武汉体育学院学报,2015,49(6):70-74.
[34] 王立顺.运动与免疫的相互作用及其对机体健康的影响[C].中国暨国际生物物理大会,中国天津,2019.
[35] 王力先,李捷.运动与系统免疫学[C].全国运动生理与生物化学学术会议,中国江苏无锡,2016.
[36] Pedersen BK, Hoffman-Goetz L. Exercise and the Immune System: Regulation, Integration, and Adaptation. Physiol Rev. 2000, 80(3): 1055-1081.

第八章
泌尿系统

李 伟

本章学习目标

1. 了解泌尿系统的解剖结构；
2. 了解肾脏在尿液生成中的功能；
3. 了解尿液生成的调节；
4. 掌握肾小管上的离子通道和载体；
5. 掌握外泌体在泌尿系疾病检查中的优缺点；
6. 掌握肾病的种类及特征；
7. 了解泌尿系统常见的肿瘤。

　　山无静树，川无停流。城市、乡村、工厂、田野，所有地方都离不开水——供水、排水、净水的同步进行使得人类生存、环境维护、社会生产相互协调相互促进。人体这一乾坤就如人类生活着的世界，无时无刻不在运转。流经人体每一处的血液就承担着大自然中"水"的工作，时刻维持机体正常的生理功能，将二氧化碳和代谢产物排出体外，并为组织提供氧气与营养。《荀子·君道》中说："源清则流清，源浊则流浊。"唯有水源的清澈，才能保持支流不污浊。人们将大自然的水进行净化处理，排除杂质和有害物质后输送到千家万户，有力地支持着生产和生活；人体的血液流遍全身每一个器官，因此必须排除血液中的废物和有害物质，维护体内良好的生理环境。

泌尿系统就是人体中的"净水器"。人体利用营养物质的氧化分解获得能量，合成新的组成物质，维持机体运转。然而这一过程中产生的代谢废物，80%通过血液循环流经肾脏进行滤过、重吸收，以尿液的形式由输尿管输送至膀胱进行储存，经尿道排出体外。泌尿系统不仅具有排泄作用，还能合成和释放多种生物活性物质。一旦泌尿系统受到损伤，将对机体内环境造成不可忽视的影响。因此，正确认识泌尿系统的解剖和生理功能，对于人体保持健康稳定具有重要意义。

一、泌尿系统概述

泌尿系统由肾、输尿管、膀胱、前列腺（男性）和尿道共同组成。泌尿系统的主要功能是对血液进行过滤，并将机体新陈代谢过程中产生的对人体有害的物质如尿素等，以及多余的水以尿液的形式排出体外，保持机体内环境的稳态。

1. 肾

（1）肾的结构

肾（kidney）是一对豆形实质器官，位于脊柱两侧的腹膜后间隙。由于受肝脏挤压，左肾略高，定位于第 11 胸椎到第 2 腰椎（T11—L2），右肾位于第 12 胸椎至第 3 腰椎（T12—L3）。两个肾位置的水平差异为 1.5—3.0 cm。在人体中，肾被脂肪组织包围。每个肾周围的体脂量取决于人的年龄和体重,而男性肾脏通常相较于女性肾脏更大一些。肾的血管、神经、淋巴管和肾盂由肾内侧缘中部的凹陷处进入,此处称为肾门(renal hilum)。这些结构被结缔组织所包裹,其整体称为肾蒂(renal pedicle)。肾蒂内各结构排列顺序自前向后依次为肾静脉、肾动脉和肾盂末端;自上而下依次为肾动脉、肾静脉和肾盂。由肾门处伸入肾实质的腔隙称为肾窦(renal sinus),其内包含肾血管、肾盂、肾盏和脂肪等结构。将肾沿冠状面切开,肉眼下肾实质可以根据颜色和质地区分为肾皮质和肾髓质。肾皮质(renal cortex)位于肾实质的浅层,厚 0.5—1.5 cm,由于富含血管而呈红褐色。在肾皮质内可见许多红色点状颗粒,为肾小体(renal corpuscle)和肾小管(renal tubule)。肾髓质(renal medulla)主要位于肾实质的深部,其内血管较少,呈淡红色,由 15—20 个圆锥形的肾椎体构成。

肾实质由大量肾单位和集合管构成。肾单位是肾的结构与功能单位,由肾小体和肾小管组成,负责尿液生成。每个肾中有 100 万—120 万个肾单位,其数量在胚胎发育后期固定。肾小体由肾小球(renal glomerulus)和肾小囊(renal capsule)构成。肾小球是由入球小动脉分支形成的毛细血管盘曲而成的球状结构,血浆流经毛细血管网时通过内皮细胞、足细胞及肾小球基底膜(GBM)构成的滤过屏障将血液中的废物和过多的水分排出体外,形成原尿。原尿经过肾小管和集合管,通过不同转运载体和离子通道进一步重吸收和分泌形成最终的尿液。Piezo1 是一种关键的机械转导分子,可感知肾脏中的机械刺激,调节尿液渗透压。在成年小鼠中,Piezo1 优先在内髓质的集合管主细胞中表达。在脱水期间,肾髓质主细胞上的 Piezo1 可能通过改善腺苷酸环化酶-6 的活性来增加环腺苷酸(cAMP)的产生,促进水通道蛋白-2 脂质膜靶向加速水重吸收。此外,在远端肾小管中表达的辣椒素受体 4(TRPV4)发挥着不可或缺的促钾利尿作用,通过控制流量依赖性 K^+ 转运,在饮食 K^+ 摄入量变化时控制尿液中 K^+ 的排泄,维持机体 K^+ 平衡。

(2) 肾的功能

• 过滤作用

肾脏主要是将蛋白质分解产生的尿素、核酸分解产生的尿酸、药物及其代谢产物,以尿液的形式排出。同时对葡萄糖、氨基酸、碳酸氢盐、钠离子、镁离子和钾离子等进行重吸收,维持体内电解质平衡。

• 调节渗透压

渗透压是人体电解质-水平衡的重要因素。肾脏在中枢神经系统和内分泌系统的调控下,与循环系统相互配合,调节水和 Na^+、K^+、Cl^- 等离子的排出,从而维持体内水容量和渗透压的稳定。在正常生理情况下,尽管每天水和钠的摄入可能变化较大,但经尿生成调节,人体水容量和渗透压只在很小范围内波动。若血浆渗透压升高,下丘脑会通过向垂体传递信息来做出反应,释放抗利尿激素(ADH),肾素-血管紧张素-醛固酮系统也被激活,增加钠的重吸收和钾的排泄,进而引起尿液浓度上升。

• 调节血压

肾脏通过分泌肾素起到调节血压的作用。循环血量减少导致肾血流灌注减少、血浆 Na+ 浓度降低、交感神经兴奋,促使肾脏近球细胞合成分泌肾素增多,并经过肾静脉进入血液循环。血管紧张素原在肝脏合成,在肾素的作用下转化为血管紧张素 I,并在血管紧张素转化酶的作用下转变为血管紧张素 II,从而具有收缩全身微动脉和静脉的作用,增加外周血管阻力和回心血量,使血压升高。同时,血管紧张素 II 可间接刺激醛固酮的分泌,进而增加水钠的重吸收,从而提高了血压。此外,抗利尿激素、心房钠尿肽等也可通过作用于肾脏对尿液生成进行调节,从而起到调节血压的作用。任何改变血压的因素,包括过量饮酒、吸烟和肥胖,都可以随着时间的推移损害肾脏。

• 调节其他器官的生理活动

肾脏释放几种重要的化合物:红细胞生成素(erythropoietin),调节红细胞的产生;肾素(renin),这种酶有助于控制动脉扩张以及血浆、淋巴和组织液的体积;骨化三醇,维生素 D 在肾脏进行活化,可以增加肠道可吸收的钙量和肾脏中磷酸盐的重吸收。

2. 输尿管

输尿管(ureter)是一对肌性的空腔器官,位于腹膜后隙,全长 25—30 cm,管径为 0.5—1 cm。输尿管全长可分为输尿管腹部(腰段)、输尿管盆部(盆段)和输尿管壁内部(膀胱壁段)。因人体自然解剖结构所致,输尿管全程有三处管径为 0.2—0.3 cm 的生理性狭窄,一处位于肾盂与输尿管移行处,即输尿管起始处;一处位于小骨盆上口输尿管跨髂血管处;最后一处位于输尿管膀胱壁段。根据解剖位置,也可分别将这三处称为上狭窄、中狭窄和下狭窄。输尿管的主要作用是通过蠕动将肾脏所生成和排出的尿液输送到膀胱。输尿管的狭窄处若发生结石、血块及坏死组织的堵塞,将影响尿液从肾脏引入膀胱的正常生理功能,易导致肾盂积水、感染等疾病的发生。

3. 膀胱

膀胱(bladder)是一个肌性囊状器官,具有储存尿液的作用。随着尿液的逐渐充盈,膀胱的位置大小、性质以及壁的厚度会相应改变。正常成年人的膀胱容量平均为 350—500 mL,最大容量为 800 mL,性别和年龄差异也会影响膀胱的容量。空虚的膀胱呈三棱锥形,分为四部分:前上方的膀胱尖;后下方的膀胱底;两者之间的膀胱体;最下部的膀胱颈。

膀胱的主要功能是储存和排放尿液。当膀胱内尿量达一定充盈度时(400—500 mL或以上)，膀胱内压超过0.98 kPa，膀胱壁上的感受器受牵张刺激，排尿反射进行，引起尿意，膀胱逼尿肌收缩，尿道内括约肌松弛，尿液进入后尿道。尿液可以刺激后尿道感受器，进一步加强排尿反射，男性靠尿道收缩将其排出，女性则靠重力将其排出。

4. 尿道

尿道(urethra)是从膀胱通向体外的管道。男性尿道和女性尿道的解剖及生理功能有所不同。男性尿道起自膀胱的尿道内口，长16—22 cm，管径0.5—0.7 cm，分前列腺部、膜部和海绵体部三部分，具有排尿和排精的功能。女性尿道长约5 cm，较短而直，于尿道内口起始，经阴道前方，在阴道前庭的尿道外口开口。

二、泌尿系统的调节

1. 神经调节

肾交感神经(传出神经)在肾功能调节中发挥着重要作用。肾交感神经通过释放去甲肾上腺素(norepinephrine)、腺苷三磷酸(ATP)、神经肽Y(NPY)和血管活性肠肽(VIP)等影响肾小球滤过、钠重吸收和肾素释放等功能。肾脏交感神经和去甲肾上腺素水平的升高导致高血压和其他心脏代谢疾病这一观念已被广泛认可，作为新型非药物治疗的肾神经消融术(CBRNA)在治疗难治性高血压的临床试验中显示出积极影响。肾脏去神经支配或AR阻断交感神经信号传导的方法证明了肾脏神经及其下游信号传导有助于急性肾损伤(AKI)进展为慢性肾脏病(CKD)和肾脏纤维化。另一些研究则发现了交感抑制传入通路。这些交感抑制通路已被确定为通过内皮素

B(ETB)受体的激活对盐敏感性血压升高具有保护作用。内皮素 B 受体是交感抑制性肾传入神经反射（肾上腺反射）的重要介质，在内皮素 B 缺乏的遗传大鼠模型中，交感兴奋性肾传入神经活动占主导地位，可能会导致高血压。

2. 昼夜调节

人体许多生理过程都遵循与 24 小时周期相关的特定节律，这种机制称为昼夜节律钟。肾脏中许多生理功能都表现出明显的昼夜节律变化，肾血浆流量、肾小球滤过率、肾小管重吸收和分泌过程在活动期有明显的改变，而这些改变也与部分疾病的发生相关，例如高血压、肾结石、肾脏纤维化和慢性肾脏病等。此外，越来越多的证据表明，旁分泌和自分泌因子，尤其是内皮素系统受到时钟基因的调控。时钟基因影响着转录、翻译和蛋白质翻译后修饰（如磷酸化、乙酰化和泛素化）和降解。在动物模型中，昼夜节律钟被破坏会导致血压失控，尿液中水和电解质排泄的昼夜节律模式发生重大变化。此外，各种药物的药效学或药代动力学可能会由于肾脏昼夜节律而受到改变，因此是治疗某些肾脏疾病或肾功能失调的重要考虑因素。

三、泌尿系统疾病

1. 尿路感染

尿路感染（UTI）是最常见的泌尿生殖系统疾病类型。尿路感染可累及尿道、膀胱、输尿管和肾脏。传统上，膀胱（膀胱炎）和肾脏（肾盂肾炎）感染是独立考虑的。然而，这两种感染都会诱发宿主防御，这些防御在整个泌尿道中是共享或协调的。某些真菌、G^+ 以及 G^- 细菌是尿路感染的常见致病性微生物。单纯性和复杂性 UTI 最常由尿路致病性大肠杆菌（UPEC）感染导致。其他肠杆菌，特别是克雷伯菌属和变形杆菌属，会增加 UTI 的风险。对于无并发症的单纯性 UTI，其致病菌属由高到低依次是肺炎克雷伯菌、腐生葡萄球菌、粪肠球菌、B 组链球菌、奇异变形杆菌、铜绿假单胞菌、金黄色葡萄球菌和念珠菌属。对于复杂性 UTI，继 UPEC 之后最常见的致病因子依次是肠球菌属、肺炎克雷伯菌、念珠菌属、金黄色葡萄球菌、奇异假单胞菌、铜绿假单胞菌和 B 组链球菌。

目前中段尿培养以及尿常规检测是临床用于诊断尿路感染的主要依据，但这些方法在及时性和精准性方面存在一定的不足。研究证明，新兴的生物标志物如白细胞酯酶、C 反应蛋白、降钙素原、白细胞介素、弹性蛋白酶 α(1)-蛋白酶抑制物、乳铁蛋白、分泌型免疫球蛋白 A、肝素结合蛋白、黄嘌呤氧化酶、髓过氧化物酶、髓样细胞上表达的可溶性触发受体-1 和 α-1 微球蛋白（α1Mg）等可以作为潜在的诊断标志物。此外，一些新的技术也正在被应用于泌尿系统感染的诊断和治疗中。比如，质谱技术可以用于检测尿液中的细菌。研究人员正在探索将质谱技术与拉曼光谱（Raman spectrum）结合使用以提高诊断准确性。现有研究表明，万古霉素修饰金壳磁性纳米颗粒可用于捕获细菌，实现复杂样本溶液中细菌的快速捕获、分离、富集，再将形成的磁性纳米颗粒-细菌复合物用拉曼光谱检测，获得的特征性拉曼光谱信号可用于快速诊断尿路感染。

患有症状性尿路感染的患者通常使用抗生素治疗，例如第三代头孢菌素、氟喹诺酮类药物等。然而，阴道和胃肠道正常微生物群可能由于抗生素治疗而导致改变，进一步促进了多重耐药微生物的发展，增加多重耐药泌尿系病原体定植的风险。因此，寻找 UTI 新的治疗方式成为一大研究热点。靶向细菌黏附素 FimH 是革兰氏阴性细菌黏附在宿主组织的关键分子。甘露糖苷作为 FimH 受体类似物已被开发,用于以高亲和力结合 FimH 并阻断与甘露糖基化受体的结合,抑制宿主-病原体相互作用,从而治疗 UTI。由于泌尿病原体在定植和存活过程中需要铁源,铁获取系统也是目前疫苗开发关注的重点。在实验性感染以及患有尿路感染的女性尿液中,发现嗜铁细胞和血红素表达上调,针对相关的因子的疫苗已被证实可以降低小鼠肾盂肾炎的感染和控制菌群的膀胱定植。

对于尿路感染的预防可以从行为和药物两方面进行。行为方面包括多饮水、性生活后排尿、排便后从前向后擦肛门等。药物方面则可以使用如 OM-89(Uro-Vaxom)疫苗(大肠埃希菌溶解物)从而降低疾病复发概率。此外,还可以口服蔓越莓制品作为植物药预防,从而减少尿路感染的反复发作,但其治疗及预防功效目前仍存在争议,有待进一步研究。

2. 肾病

肾病泛指肾脏的各种疾病,指由各种原因引起肾脏结构和功能改变,从而导致肾脏病理损伤、血液或尿液成分异常等,主要表现为血尿、蛋白尿、水肿、高血压、贫血、腰痛、少尿等。肾脏疾病根据病因、病理机制、病变部位、疾病进程等不同,分为原发性肾脏疾病和继发性肾脏疾病。原发性肾脏疾病包括原发性肾小球疾病、原发性肾小管疾病、遗传性肾病、肾间质疾病、结石和肿瘤等;继发性肾病包括高血压肾病、糖尿病肾病、狼疮肾病、肝源性肾病等。

(1) 原发性肾小球疾病

一般认为,免疫反应是肾小球疾病的始动机制,炎症介质(如补体、细胞因子、活性氧类等)的参与最终导致肾小球损伤并产生临床症状。原发性肾小球疾病根据临床特征分为 5 种:急性肾小球肾炎、急进性肾小球肾炎、慢性肾小球肾炎、肾病综合征,无症状血尿和

（或）蛋白尿。

急性肾小球肾炎(acute glomerulonephritis，AGN)，是一组可伴有一过性肾功能损害，以急性肾炎综合征（血尿、蛋白尿、水肿和高血压）为主要临床表现的肾脏疾病，简称急性肾炎。AGN 大多数为 β-溶血性链球菌感染后引起的肾小球肾炎。其发病机制有：免疫复合物沉积于肾脏；抗原原位种植于肾脏；肾脏正常抗原改变，诱导自身免疫反应。最近的研究发现，链球菌感染导致的凝血系统失调也是 AGN 可能的发病机制之一。AGN 主要发生于儿童，发作前有 7—21 天的潜伏期。患者的病情具有个体差异，轻者可表现为镜下血尿和血清 C3 的异常变化，而无明显临床症状；重者可有少尿型急性肾损伤的表现。AGN 的诊断依赖于实验室检查，尿液检查能看到镜下血尿或肉眼血尿。咽拭子和细菌培养以及抗链球菌溶血素"O"抗体(Anti-streptolysin O，ASO)阳性提示 A 组链球菌的感染。免疫学检查可发现补体 C3 一过性下降，通常在 8 周恢复正常。AGN 需对症治疗，同时也应避免各种并发症，注重肾功能的保护，以利于其自然病程的恢复。

急进性肾小球肾炎（rapidly progressive glomerulonephritis，RPGN)，是在急性肾炎综合征基础上，肾功能损害进展迅速，常伴有少尿或无尿的临床综合征。以下三类疾病可引起急进性肾小球肾炎：一是原发性急进性肾小球肾炎；二是继发于全身性疾病的急进性肾小球肾炎，如系统性红斑狼疮等；三是原发性肾小球疾病基础上形成的新月体肾小球肾炎，如膜增生性肾小球肾炎。其中，最常见的疾病为原发性急进性肾小球肾炎。多数患者起病较急，发病前可有病毒、链球菌等导致的上呼吸道感染病史，病情进展快，可进行性出现少尿或无尿，肾功能迅速恶化可发展至尿毒症。尿液检查可有蛋白尿、红细胞及白细胞，可伴红细胞管型。血肌酐及尿素氮进行性上升,内生肌酐清除率进行性下降。RPGN治疗的关键在于早期诊断和强化治疗,包括强化免疫抑制治疗肾小球免疫介导炎性损伤及其他对症治疗。

慢性肾小球肾炎(chronic glomerulonephritis,CGN),是一组以血尿、蛋白尿、水肿和高血压为基本临床表现,可有不同程度肾功能损害的肾小球疾病,简称慢性肾炎。临床特点为病程达3个月以上,病情迁延且缓慢持续进展,最终可发展至慢性肾衰竭。绝大多数慢性肾炎由不同病因和不同病理类型的原发性肾小球疾病发展而来。疾病早期尿液检查可表现为程度不等的蛋白尿和(或)血尿,可见红细胞管型,部分患者出现大量蛋白尿(尿蛋白定量>3.5 g/24 h)。疾病晚期则出现尿浓缩功能减退,血肌酐升高和内生肌酐清除率下降。针对性的治疗应该根据肾活检所得到的病理类型结果来开展,同时以综合防治措施来延缓慢性肾衰竭的进展,减少出现并发症的可能。

肾病综合征(nephrotic syndrome,NS),是以大量蛋白尿(尿蛋白定量>3.5 g/24 h)、低白蛋白血症(人血白蛋白<30 g/L)、水肿、高脂血症为基本特征的临床综合征。NS病因多为原发的肾小球疾病,包括微小病变肾病、系膜增生性肾小球肾炎、局灶节段性肾小球硬化、膜性肾病、系膜毛细血管性肾小球肾炎。各类病因引起的肾病综合征发病人群不同,应根据不同的病理类型制定治疗方案。

无症状蛋白尿(asymptomatic proteinuria)和(或)血尿(hematuria),是指轻度至中度蛋白尿和(或)肾小球源性的血尿,不伴高血压、水肿和肾功能损害。可见于肾小球轻微病变、轻度系膜增生性肾炎、局灶增生性肾炎和IgA肾病等多种原发性肾小球疾病。临床一般无高血压、水肿以及肾功能损害等明显症状,常因体检发现镜下血尿或发作性肉眼血尿而受到患者的关注;部分患者可于高热或剧烈运动后出现一过性血尿,短时间内消失。无症状蛋白尿和(或)血尿的患者应定期进行临床观察,追踪患者血压、尿沉渣、尿蛋白、肾功能变化情况。

(2) 原发性肾小管疾病

原发性肾小管疾病多为常染色体隐性遗传病,常有肾小管先天性转运功能缺陷。例如原发性肾性糖尿、肾性氨基酸尿、范科尼综合征(Fanconi syndrome),临床表现为尿液指标异常,一般不需要特殊治疗。

(3) 遗传性肾病

常染色体显性遗传性多囊肾病(autosomal dominant polycystic kidney disease,ADPKD),是临床最常见的遗传性肾病,主要由 *PDK1* 和 *PDK2* 突变引起。多囊肾病主要表现为双侧(偶有单侧)肾脏多发的、大小不一的囊肿。患者早期多无明显症状,随疾病进展可出现临床症状,以肾脏增大、腰腹疼痛为主要表现。此外还可能出现肝囊肿、心脑血管病等肾外症状。

奥尔波特综合征(Alport syndrome,AS),又称为遗传性肾炎。奥尔波特综合征主要有三种遗传型,分别由编码不同的Ⅳ型胶原 G 链的基因突变所致。肾脏表现以血尿最常见,大多为肾小球性血尿,肾外表现为感音神经性耳聋、眼部异常病变以及视网膜赤道部视网膜病变。奥尔波特综合征尚无特效治疗手段,对于奥尔波特综合征终末期的患者,肾移植是目前主要的治疗措施。

(4) 肾间质性疾病

肾小管间质性肾炎(tubulointerstitial nephritis,TIN),是由多种病因引起、发病机理各异、以肾小管间质炎症损伤为主的一组疾病。由于不同的病因,TIN 的临床表现不具有特异性,主要表现为可伴有皮疹、发热以及关节痛的少尿性或非少尿性急性肾损伤。若合并肾小管功能损伤可表现为范科尼综合征、肾小管性蛋白尿以及水解质/

电解质和酸碱平衡紊乱。肾功能检查显示肾小管损伤指标和功能指标均异常。治疗首先应消除病因,同时提供支持、对症治疗。临床诊断为特发性急性 TIN 或免疫疾病引起的急性 TIN 以及药物相关性急性 TIN 患者,在停用敏感药物或在感染得到控制后,如若肾功能未见改善,或通过肾脏组织病理检查见肾间质内有明显炎性细胞浸润或肉芽肿形成且纤维化不明显者,可应用肾上腺皮质激素治疗。

（5）继发性肾病

狼疮性肾炎（lupus nephritis，LN），是由系统性红斑狼疮导致的肾脏结构和功能的损害。免疫复合物的形成与沉积是狼疮性肾炎的主要发病机制。尿蛋白和尿红细胞的变化、补体水平、某些自身抗体滴度与狼疮性肾炎的活动和缓解密切相关。狼疮性肾炎的治疗方案以控制病情活动、阻止肾脏进展为主要目的,应根据临床表现、病理特征及疾病活动制定个体化治疗方案。γ干扰素（IFN-γ）在系统性红斑狼疮中具有遗传特征,尤其是在疾病的初始和活动阶段。目前的动物研究支持靶向 IFN-γ 治疗系统性红斑狼疮的可行性。

糖尿病肾病（diabetic nephropathy，DN），是一种导致终末期肾病的重要肾脏疾病。DN 是糖尿病患者的常见并发症,对人类生命健康产生严重威胁。作为一种糖尿病微血管并发症,其具有复杂的致病机制,目前研究学者们多聚焦于自噬、氧化应激和炎症。研究表明,持续存在的氧化应激将引起活性氧类（ROS）基团的堆积,并促进大量细胞因子和细胞外基质（ECM）的产生,最终引起肾纤维化。抗 VEGF-B/IL-22 融合蛋白可以抑制脂肪酸转运蛋白的表达,减少肾脏脂质积累；还可以通过抑制肾脏氧化应激和线粒体功能障碍,改善炎症反应。此外,抗 VEGF-B/IL-22 融合蛋白还能通过提高胰岛素敏感性来改善糖尿病肾病的预后。而糖尿病肾病过程中持续存在炎症反应,目前研究证明这与肾小球的硬化、肾间质纤维化以及白蛋白尿的产生有关。目前,糖尿病肾病治疗方法有限,主要是通过长时间使用肾素血管紧张素-醛固酮系统抑制剂和钠-葡萄糖协同转运蛋白-2抑制剂来控制血压和血糖,降低白蛋白尿水平,延缓肾脏病的进展。然而,糖尿病肾病的进展并不完全受到这些药物的控制,终末期肾病依旧是多数糖尿病患者将面临的结局,临床预后不佳。因此,糖尿病肾病的主要发病机制仍然值得进一步探索,以此为基础深入研究改善糖尿病肾病预后的治疗手段更是尤为重要。

肾脏病防治的关键在于早发现、早诊断、早治疗。尿检异常通常是肾脏病最早期出现的症状,但患者往往无自觉症状,故常规行尿常规检查是必要的。同时,患者应加强预防意识,避免长期接触有机溶剂,不明成分的中药及偏方等可能含肾毒性物质,应谨慎使用,防止加重病情。

3. 泌尿系统结石

尿路结石(urolithiasis)又称尿石症,是最常见的泌尿外科疾病之一。尿路结石根据其所在部位可分为上尿路结石与下尿路结石。前者包括肾结石以及输尿管结石,后者则指膀胱结石和尿道结石。

尿路结石是基因、环境等多因素相互作用产生的。高钙尿是尿路结石发生最重要的危险因素,体液中 Ca^{2+} 的活性很高,极易形成晶体。钙稳态的调节需要多器官参与,包括肾、肠、骨等,还涉及多种激素的相互作用,如甲状旁腺素、$1,25(OH)_2D_3$ 和 FGF-23 等。上述器官、激素作用的异常可能导致钙稳态的失衡,与尿路结石的产生相关。目前,研究人员已从基因水平认识尿路结石的发病机制,广泛应用全基因组关联研究技术确定基因突变、基因变异和单核苷酸多态性等尿路结石相关遗传危险因素。研究发现,*CLDN14* 基因多态性是尿路结石发生的高危因素。*CLDN14* 基因编码 Claduin14,可选择性降低 Claudin-16/19 通道对 Ca^{2+} 的通透性。对于 *CLDN14* 同源突变的人群，尿路结石的发病率显著高于非突变人群。

尿路结石以腰痛和血尿为典型临床表现。此外，无尿、发热、肾功能不全也是尿石症患者就诊的常见原因。诊断尿路结石需要结合患者病史、血及尿液相关实验室检查、影像学检查结果综合评估。目前临床常规通过超声、尿路平片（KUB）、静脉尿路造影（IVU）、计算机断层扫描（CT）等影像学方法辅助进行尿石症的诊断。超声检查是急性肾绞痛最常用的检查方法，也是孕妇、儿童首选用于尿路结石诊断的影像学方法，其具有简便、无射线损伤的特点。KUB 一般作为门诊筛查和术后复查的常用选择，其经济且多能诊断出现 X 线阳性结石，然而其对于 X 线阴性结石的诊断率相对较低；IVU 是推荐用于结石诊断的影像学检查，通常在 KUB 的基础上进行，可确定结石所在部位，同时了解分肾功能及尿路解剖有无异常；CT 检查是目前用于确诊尿石症最首选的影像学检查，其具有断层解剖显示清晰、灵敏度高（96%—100%）、特异度强（92%—97%）的优点。

目前临床上主要以保守观察、药物治疗、体外冲击波碎石术和手术来治疗尿路结石。鉴于微创技术的迅速发展，尤其是腔道内镜技术的广泛临床应用，传统取石手术已经基本被微创手术所取代，包括输尿管软镜碎石术、经皮肾镜碎石手术、输尿管镜取石术以及腹腔镜手术等。分析结石成分有助于精准制定治疗方案和预防结石复发。目前主要通过物理或化学方法分析术后结石标本，无法指导术前的治疗方案。但有学者发现，CT 可以作为术前结石分析方法，协助临床医生判断结石类型，对治疗方式的选择具有一定的参考价值。

另外，在原发性结石手术中，对于小的（直径≤6 mm）、无症状的肾结石是否需要去除，学界尚存在争议。一项包含 73 名患者的多中心随机对照研究发现，接受原发性输尿管或肾结石内镜治疗的患者在治疗时去除小的(直径≤6 mm)、无症状的肾结石可使复发率降低75%,表明对这类结石的早期干预是有必要的。

不同成分的尿路结石除多饮水、合理膳食外,预防手段也有所区别。

含钙结石的药物预防:噻嗪类利尿药可有效减少存在高钙尿的含钙结石患者的尿钙排泄,降低结石复发率。预防的同时应避免发生低钾血症和低氯性代谢性酸中毒,补充枸橼酸钾。

尿酸结石的药物预防:预防尿酸结石形成的首要干预措施是将尿液碱化(pH:6.2—6.8),可选用碳酸氢钠、枸橼酸钾、枸橼酸钠等。

胱氨酸结石的药物预防:胱氨酸结石患者应通过使用枸橼酸钾等药物使尿液碱化至 pH>8,有助于终生严格预防,减少胱氨酸结石形成。若枸橼酸钾效果欠佳,可联用乙酰唑胺来碱化尿液。

感染性结石的药物预防:对于感染性结石患者,在术后应根据病原学结果及尿培养或结石培养选择敏感抗生素进行长期维持治疗,有助于结石完全清除并减少结石复发。

4. 肿瘤

泌尿系统肿瘤可在泌尿系统的任意部位发生,根据发病部位可分为肾脏肿瘤、肾盂肿瘤、输尿管肿瘤、膀胱肿瘤和尿道肿瘤。肾盂以下为腔内覆盖尿路上皮的空腔脏器,因此此处发生的肿瘤也称尿路上皮肿瘤。各部位的尿路上皮肿瘤虽然发病位置不同,但均有其共性,并可能多器官发病。

(1)肾癌

肾癌(renal cancer)是泌尿系统中恶性程度较高的肿瘤。在肾恶性肿瘤中,约有80%—90%为肾腺癌,其起源于肾实质泌尿小管上皮系统。目前无症状肾癌的发病率逐年升高(约50%),而"肾癌三联征"——血尿、腰痛、腹部肿块俱全者不到10%,这类病人诊断时往往已处于晚期。

引起肾癌的病因尚不明确,可能与遗传、吸烟、饮食、肥胖、高血压和职业接触等多种因素相关。其中,VHL抑癌基因的突变或缺失已被证实与肾癌发生有关。一项孟德尔随机化研究发现,低密度脂蛋白水平关联肾癌风险,而甘油三酯和高密度脂蛋白水平与肾癌无关。

肾癌诊断主要依赖于影像学检查。超声检查是简单无创伤的影像学方法,可以准确鉴别肾脏肿块的结构,如囊性或是实质性,还可鉴别诊断肾脏肿块的性质,如肾癌与肾血管平滑肌脂肪瘤;CT可以发现较小的肾癌并且准确分期;磁共振成像(MRI)能用于了解肾癌对周围组织的侵犯情况,明确有无癌栓存在于肾静脉、下腔静脉内,评估是否有淋巴结转移情况。外泌体是由脂质双层膜结构组成的胞外囊泡,它们由体内正常细胞和癌细胞分泌,主要成分包括蛋白质、核酸等。近年来人们发现外泌体在疾病的发生和进展中具有重要意义,包括参与抗原呈递、细胞分化/生长、肿瘤免疫应答、肿瘤细胞的迁移和侵袭等机制。可通过液体活检来检测分子标志物的改变,以辅助肿瘤的诊断或提示分级、分期以及药物治疗的有效性。肾癌患者的尿液外泌体中MMP9、铜蓝蛋白(CP)、碳酸酐酶Ⅸ(CAⅨ)和Dickkopf-4(DKK-4)的表达显著增高,CD10、细胞外基质金属蛋白酶诱导剂(EMMPRIN)、二肽酶1(DPEP1)、合成蛋白1和水通道蛋白1(AQP1)表达降低;核酸如LncRNA,tRNA,snRNA,snoRNA和circ-RNA,在肾癌患者中有显著的上调,可以作为潜在的分子标志物。

目前局限性肾细胞癌(RCC)的治愈性治疗首选外科手术,包括肾部分切除术(PN)和根治性肾切除术(RN)。对不能耐受或不接受手术，并发症多或预期寿命较短的患者可选择主动监测、消融等其他治疗手段。RN 是局部进展期 RCC 的主要治疗方法。对术前影像学提示或术中探查发现可疑区域淋巴结转移的患者，可行淋巴结清扫术。新辅助化疗是为有效进行局部治疗（手术或放疗），防止可能存在的微转移灶发展或为减少围手术期肿瘤扩散而在术前进行的化学治疗。基于晚期/转移性 RCC 靶向治疗和免疫治疗取得的显著疗效，全球范围内正开展多项针对局部进展期 RCC 术后辅助治疗的临床试验。对于晚期/转移性 RCC，首先要进行预后风险评估，目前常用评估模型包括纪念斯隆－凯特琳癌症中心（Memorial Sloan Kettering Cancer Center，MSKCC）评分和国际转移性肾细胞癌数据库联盟（International Metastatic Renal Cell Carcinoma Database Consortium，IMDC）标准。晚期/转移性 RCC 的整合治疗，首先需要开展有效的系统治疗；其次是针对患瘤肾脏、转移灶局部治疗，以减轻肿瘤负荷、减缓病情进展；改善局部压迫、疼痛等症状；避免或延缓、减轻病灶破坏所导致的严重后果，如脑转移所致的脑疝、骨转移所致的骨折等。卡博替尼（Cometriq）等药物尚未在国内上市，亦未被批准用于 RCC 治疗。因此，参加临床试验仍是晚期 RCC 患者的优先选项。

精准医疗或个性化医疗是指根据个人特征对每位患者进行治疗的医疗方法。然而，由于缺乏可靠的临床前模型来评估候选治疗方案的反应，肾细胞癌个性化药物的开发受到了阻碍。类器官是一种 3D 的、干细胞衍生的、自组织的微型组织，能保留患者的遗传背景和肿瘤的三维结构。大多数 RCC 类器官对常规化疗药物（如顺铂、5-FU 和吉西他滨）具有耐药性。通过分析类器官对靶向药物的反应发现，几种靶向 Akt 信号通路或 MEK/ERK 信号通路的化合物显示出 RCC 的治疗潜力。此外，mTOR 信号通路抑制剂对几种 RCC 类器官系的生长有抑制作用,这与几项临床试验的结果一致,即使用 mTOR 抑制剂——依维莫司或替西罗莫司进行治疗,可以延长转移性 RCC 患者的生存期。如图 8.1 所示,基于类器官的药物筛选不仅促进了个性化医疗,还促进了准确预测药物敏感性的算法的发展,同时将组织学、全外显子组测序(WES)和 RNA‐seq 数据与 RCC 类器官的药物敏感性进行了关联,有望进一步了解 RCC 的致癌机制。

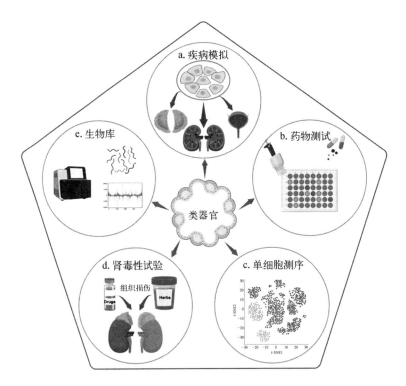

图 8.1　基于类器官的药物筛选不仅促进了个性化医疗,
还促进了准确预测药物敏感性的算法的发展

(2)膀胱癌

膀胱癌(bladder cancer)是最常见的一种泌尿系统肿瘤。其绝大多数为上皮组织来源,移行上皮肿瘤占其中的 90%。

膀胱癌最重要的危险因素是吸烟,约 1/3 的膀胱癌患者有吸烟史。吸烟者患膀胱癌的危险性是不吸烟者的 4 倍。长期接触如油漆、染料、皮革、塑料、橡胶等工业化学品会显著增加膀胱癌的患病危险性。此外,诸如膀胱结石、憩室、埃及血吸虫病等膀胱慢性感染以及留置导尿管等异物的长期刺激可能增加膀胱癌的发生概率。长期大量服用非那西丁等镇痛药、食物中或由肠道菌作用产生的亚硝酸盐以及盆腔放射治疗等,均可能成为膀胱癌的病因或诱因。

现阶段,尿液细胞学、影像学检查以及膀胱镜检查等传统诊断技术是膀胱癌的主要诊断方法。但在疾病的早期诊断中,此类诊断技术仍存在敏感性和特异性上的不足。近年来,为了改善传统诊断技术用于膀胱癌早期诊断的敏感性和特异性,研究人员设计合成了多种类型的人工纳米材料,并将其与传统诊断技术结合使用,取得了较好的结果。

尿液细胞学检查因其非侵入性、特异性高的特点常被用于膀胱癌的早期诊断,然而其敏感性较低的特点则降低了对膀胱癌的早期诊断率。研究证实尿液中的细胞角蛋白 19 片段 Cyfra21-1 含量与膀胱癌的发生呈正相关。研究人员为简化尿液细胞学检测方法并提升检测效率,研发了一种快速定量检测尿 Cyfra21-1 的新型荧光纳米颗粒免疫层析试纸条,在常规免疫夹心法的基础上利用铕螯合微粒作为标记物,显著提升了检测灵敏度,使其对于膀胱癌的诊断达到了 92.86% 的敏感性和 100% 的特异性。这项成果可使膀胱癌的诊断和术后随访检测更灵敏、快捷和可靠。

传统的肿瘤治疗方法在膀胱肿瘤,尤其是当肿瘤进展到晚期后的治疗效果正面临着诸多挑战。随着对肿瘤生物学的进一步的认识和纳米技术的不断发展,人工纳米材料为膀胱癌等恶性肿瘤的治疗提供了新的技术手段。非肌层浸润性膀胱癌(NMIBC)一般采用经尿道膀胱肿瘤电切术这一标准治疗方式,但无法用肉眼识别早期癌变组织是术中肿瘤无法彻底切除的主要原因。具有独特光学性质的新型纳米颗粒可以实现厘米级深度生物组织的光学成像,有效解决了术中识别早期癌变组织的问题。耦联 Glypican‑1 抗体的纳米颗粒,可特异性吸附在高表达 Glypican‑1 的膀胱癌细胞上,利用近红外光谱(NIR)激发后发出可见光,在引导膀胱癌组织手术切除中有着较高的应用价值。

思考与练习:

1. 泌尿系统的结构是怎样的?其是如何发挥作用的?
2. 成年人的尿液如何排入输尿管以及膀胱?
3. 纳米材料在泌尿系统肿瘤治疗领域有哪些积极的应用和尝试?
4. 谈一谈肾癌等泌尿系统的临床治疗进展。
5. 类器官在泌尿系统肿瘤的治疗中有何意义?

本章参考文献

[1] Li X, Hu J, Zhao X, et al. Piezo channels in the urinary system. *Exp Mol Med*. 2022, 54(6): 697-710.

[2] Stavniichuk A, Pyrshev K, Zaika O, et al. TRPV4 expression in the renal tubule is necessary for maintaining whole body K^+ homeostasis. *Am J Physiol Renal Physiol*. 2023, 324(6): F603-F616.

[3] Osborn JW, Tyshynsky R, Vulchanova L. Function of Renal Nerves in Kidney Physiology and Pathophysiology. *Annu Rev Physiol*. 2021, 83: 429-450.

[4] Becker BK, Grady CM, Markl AE, et al. Elevated renal afferent nerve activity in a rat model of endothelin B receptor deficiency. *Am J Physiol Renal Physiol*. 2023, 325(2): F235-F247.

[5] Zhang D, Pollock DM. Diurnal Regulation of Renal Electrolyte Excretion: The Role of Paracrine Factors. *Annu Rev Physiol*. 2020, 82: 343-363.

[6] Firsov D, Bonny O. Circadian rhythms and the kidney. *Nat Rev Nephrol*. 2018, 14(10): 626-635.

[7] Foxman B. Urinary tract infection syndromes: occurrence, recurrence, bacteriology, risk factors, and disease burden. *Infect Dis Clin North Am*. 2014,

28(1): 1-13.

[8] Chenoweth CE. Urinary Tract Infections: 2021 Update. *Infect Dis Clin North Am*. 2021, 35(4): 857-870. doi: 10.1016/j.idc.2021.08.003. PMID: 34752223.

[9] Nettov GJ, Amin MB, Berney DM, et al. The 2022 World Health Organization Classification of Tumors of the Urinary System and Male Genital Organs-Part B: Prostate and Urinary Tract Tumors. *Eur Urol*. 2022, 82(5): 469-482. doi: 10.1016/j.eururo.2022.07.002. Epub 2022 Aug 11. PMID: 35965208.

[10] Brumbaugh AR, Smith SN, Mobley HL. Immunization with the yersiniabactin receptor, FyuA, protects against pyelonephritis in a murine model of urinary tract infection. *Infect Immun*. 2013, 81(9): 3309-3316.

[11] Himpsl SD, Pearson MM, Arewång CJ, et al. Proteobactin and a yersiniabactin-related siderophore mediate iron acquisition in Proteus mirabilis. *Mol Microbiol*. 2010, 78(1): 138-157.

[12] Mosquera J, Pedreañez A. Acute post-streptococcal glomerulonephritis: analysis of the pathogenesis. *Int Rev Immunol*. 2021, 40(6): 381-400.

[13] Allison SJ. Polycystic kidney disease: FPC in ARPKD. *Nat Rev Nephrol*. 2017, 13(10): 597.

[14] Furlano M, Martínez V, Pybus M, et al. Clinical and Genetic Features of Autosomal Dominant Alport Syndrome: A Cohort Study. *Am J Kidney Dis*. 2021, 78(4): 560-570.e1.

[15] Liu W, Zhang S, Wang J. IFN-γ, should not be ignored in SLE. *Front Immunol*. 2022, 13: 954706.

[16] 李佳佳,黄皓,陶立坚,等.糖尿病肾病主要发病机制的研究进展[J].生命科学,2023,35(03): 396-404.

[17] Shen Y, Chen W, Han L, et al. VEGF-B antibody and interleukin-22 fusion protein ameliorates diabetic nephropathy through inhibiting lipid accumulation and inflammatory responses. *Acta Pharm Sin B*. 2021, 11(1): 127-142.

[18] Thorleifsson G, Holm H, Edvardsson V, et al. Sequence variants in the CLDN14 gene associate with kidney stones and bone mineral density. *Nat Genet*. 2009, 41(8): 926-930.

[19] 谭伍兵.三维CT值鉴别尿路结石主要成分的体外分析[D].南华大学,2022.

[20] Sorensen MD, Harper JD, Borofsky MS, et al. Removal of Small, Asymptomatic Kidney Stones and Incidence of Relapse. *N Engl J Med*. 2022, 387(6): 506-513.

[21] 中华医学会泌尿外科学分会结石学组,中国泌尿系结石联盟.泌尿系结石代谢评估与复发预防中国专家共识[J].中华泌尿外科杂志,2023,44(05): 321-324.

[22] Binderup MLM, Galanakis M, Budtz-Jørgensen E, et al. Prevalence, birth

incidence, and penetrance of von Hippel-Lindau disease (vHL) in Denmark. *Eur J Hum Genet*. 2017, 25(3): 301-307.

[23] Ma Y, Jian Z, Xiang L, et al. Higher genetically predicted low-density lipoprotein levels increase the renal cancer risk independent of triglycerides and high-density lipoprotein levels: A Mendelian randomization study. *Int J Cancer*. 2022, 151(4): 518-525.

[24] Mao W, Wang K, Wu Z, et al. Current status of research on exosomes in general, and for the diagnosis and treatment of kidney cancer in particular. *J Exp Clin Cancer Res*. 2021, 40(1): 305.

[25] Junker K, Heinzelmann J, Beckham C, et al. Extracellular Vesicles and Their Role in Urologic Malignancies. *Eur Urol*. 2016, 70(2): 323-331.

[26] Motzer RJ, Powles T, Burotto M, et al. Nivolumab plus cabozantinib versus sunitinib in first-line treatment for advanced renal cell carcinoma (CheckMate 9ER): long-term follow-up results from an open-label, randomised, phase 3 trial. *Lancet Oncol*. 2022, 23(7): 888-898.

[27] Li Z, Xu H, Yu L, et al. Patient-derived renal cell carcinoma organoids for personalized cancer therapy. *Clin Transl Med*. 2022, 12(7): e970.

[28] Escudier B, Porta C, Schmidinger M, et al. Renal cell carcinoma: ESMO Clinical Practice Guidelines for diagnosis, treatment and follow-up. *Ann Oncol*. 2019, 30(5): 706-720.

[29] Rini BI, Battle D, Figlin RA, et al. The society for immunotherapy of cancer consensus statement on immunotherapy for the treatment of advanced renal cell carcinoma (RCC). *J Immunother Cancer*. 2019, 7(1): 354.

[30] Lei Q, Zhao L, Wu S, et al. Rapid and quantitative detection of urinary Cyfra21-1 using fluorescent nanosphere-based immunochromatographic test strip for diagnosis and prognostic monitoring of bladder cancer. *Artif Cells Nanomed Biotechnol*. 2019, 47(1): 4266-4272.

[31] Polikarpov D, Liang L, Care A, et al. Functionalized Upconversion Nanoparticles for Targeted Labelling of Bladder Cancer Cells. *Biomolecules*. 2019, 9(12): 820.

[32] 朱建强,郑志文,付青峰,等.人工纳米材料在膀胱癌诊疗中的研究进展[J].天津医科大学学报,2022,28(05):563-567.

第九章
生殖系统解剖及生理

高 路 马群飞

本章学习目标

1. 掌握男性生殖系统的组成和功能;
2. 掌握女性生殖系统的组成和功能;
3. 理解男性生殖功能调节的机制;
4. 理解女性生殖功能调节的机制;
5. 了解妊娠和分娩的过程。

      人类的生殖系统(reproductive system)主要是指用于生殖和交配的器官,分为内生殖器和外生殖器。内生殖器主要包括生殖腺、生殖管道和附属腺,外生殖器主要以两性交接的器官为主。在男性生殖系统中,睾丸和附睾构成了产生精子的形态学和功能单位;辅助性腺紧密地与精子通道相关联,参与生成精液;外生殖器执行交配功能。男性生殖系统的功能具有精细的内分泌和神经调节,涉及不同的器官和介质。而女性内生殖器由生殖腺、输送管道、附属腺组成,外生殖器即外阴。卵巢作为女性的主要生殖腺会分泌雌二醇和孕酮等雌激素,在下丘脑-垂体和子宫内膜水平上协调生殖周期的有序过程。女性生长到一定阶段,卵巢的生长、成熟,并释放出一个可受精的卵子,与进入女性生殖道的精子结合,形成受精卵,在母体子宫中发育成胎儿并分娩,完成生殖。

一、男性生殖系统

男性生殖系统(male reproductive system)分为内生殖器和外生殖器两部分:内生殖器由生殖腺、生殖管道(输精管道)和附属腺组成;外生殖器包括阴茎和阴囊。

如图 9.1 所示,内生殖器中,生殖腺主要指睾丸,其能够产生精子并分泌雄激素;生殖管道包括附睾、输精管、射精管和尿道,其能够储存并输送精子;附属腺由精囊腺、前列腺和尿道球腺组成,其分泌物组成精液(图 9.1)。

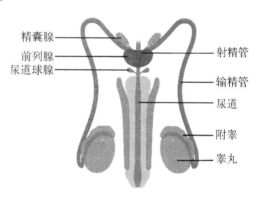

图 9.1 男性生殖系统(内生殖器)

1. 内生殖器

(1) 生殖腺

· 睾丸(testis)

如图 9.2 所示,睾丸位于阴囊中,呈两侧略扁的椭圆形,左右各一,与附睾相连。表面有浆膜,称为固有鞘膜,浆膜深部为致密结缔组织构成的白膜(tunica albuginea)。白膜在睾丸后缘增厚并伸入睾丸深部形成睾丸纵隔。纵隔向睾丸外周呈放射状扩散,将睾丸分成许多锥形小叶,称睾丸小叶(lobule of testis)。每个睾丸小叶中有2—4条盘曲的生精小管(seminiferous tubule)。生精小管管壁从外向内由结缔组织纤维、基膜和复层上皮构成。复层上皮由生精细胞和支持细胞构成,是产生精子的部位。生精小管之间的疏松结缔组织称为睾丸间质(interstitial tissue of testis),内有特殊的间质细胞,能分泌雄性激素。各个睾丸小叶的曲精细管在接近睾丸纵隔处汇合成一条较直的细管,该细管称为直精小管(straight tubule),它很短且不产生精子,只是精子的通道。直精小管在睾丸的纵隔处相互交织形成睾丸网(rete testis),由睾丸后缘上部穿出10—30条输出小管,形成附睾头(head of epididymis)。

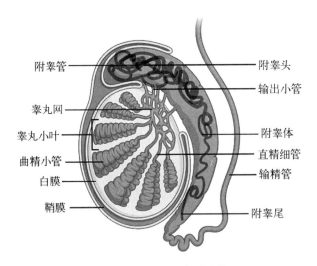

图 9.2　睾丸及附睾的结构

(2) 生殖管道

· 附睾(epididymis)

附睾贴附在睾丸的后缘,与睾丸一同包于鞘膜脏层内,分头、体、尾三部。附睾主要由输出小管和附睾管组成,其中头部主要由输出小管组成,体部和尾部由附睾管组成。附睾尾弯曲向后上移为输精管。

- 输出小管（efferent duct）

输出小管是指与睾丸网相连的 8—12 根弯曲小管，远端与附睾管连接。管外壁为薄层环形平滑肌。管腔内不规则，由高柱状细胞和低柱状细胞相间排列构成管内纤毛柱状上皮。高柱状细胞游离面的大量纤毛可促使精子向附睾管行进。低柱状细胞含大量溶酶体及胞饮泡，可对管腔内物质进行消化和重吸收。

- 附睾管（epididymal duct）

附睾管为一条极度盘曲、长 4—6 m 的管道，近端连接输出小管，远端相连输精管。管腔内壁整齐，上皮较厚，为假复层纤毛柱状，主要由主细胞和基细胞组成，腔内含有大量精子和分泌物。主细胞数目最多，有分泌和吸收功能，形态结构有明显区域性差异。在附睾管起始段呈高柱状，高而窄，而后逐渐变低，至末段呈立方体或扁立方体。基细胞矮小，呈锥体形，位于相邻主细胞基部之间。附睾管外侧有薄层平滑肌组织和富含血管的疏松结缔组织。

- 输精管（deferent duct）

输精管与附睾管的直接相连，是输送精子的管道，管壁厚，管腔小，肌层发达。管壁由黏膜、肌层和外膜三层组成。黏膜表面为假复层柱状上皮，较薄，其固有层结缔组织含有丰富弹性纤维。肌层较厚，由大量内纵、中环、外纵排列的平滑肌纤维组成。输精管较长，起于附睾尾端，沿睾丸后缘上行进入精索，沿腹股沟管继续上行，进入腹腔后向内弯曲至膀胱底后面，沿侧壁向下止于精囊。

- 射精管（ejaculatory duct）

射精管是由输精管末端汇合精囊的排泄管而成的细管，是生殖管道最短的一段。经前列腺底穿入，向前下经前列腺峡与后叶之间，末端开口于尿道前列腺部的精阜，管径由上向下逐渐变细。

• 男性尿道(male urethra)

男性尿道起自尿道内口,纵贯尿道海绵体,终于阴茎头尖端的尿道外口,成年男性的尿道长 16—22 cm。男性尿道既是排尿通道又是排精管道,其可分为三部分:

一是前列腺部,即尿道穿经前列腺的部分,属于尿道最宽的一段。在其后壁中部有一纺锤状的隆起,称为精阜(seminal colliculus)。射精管和前列腺排泄管开口分布于精阜上。

二是膜部,即尿道斜行穿过尿生殖膈的部分,周围被尿道膜部括约肌环绕,属于尿道最狭窄的一段。三是海绵体部,即尿道穿经尿道海绵体的部分,周围被尿道海绵体包绕,属于尿道最长的一段。

(3) 附属腺

• 精囊腺(seminal vesicle),

精囊腺又称精囊,是位于膀胱底后方、输精管末端的一对长椭圆形囊状器官,左右各一,可分泌淡黄色黏稠的精囊液参与构成精液。其末端排泄管与输精管末端汇合成射精管。

• 前列腺(prostate)

前列腺是位于膀胱下方包绕男性尿道的起始部的不成对实质性腺体,由腺组织和肌组织构成,呈倒栗子状,上宽下尖,与膀胱颈和尿道括约肌接连。前列腺分泌乳白色的前列腺液参与构成精液。

• 尿道球腺(bulbourethral gland)

尿道球腺又称 Cowper 腺,左右各一,是埋藏在男性尿生殖膈内尿道膜部括约肌中的一对小腺体,豌豆状,导管开口于尿道海绵体部的起始段,分泌物透明而黏稠,参与组成精液,可滑润尿道,促进精子活动。

2. 外生殖器

（1）阴茎

阴茎(penis)是男性泌尿和性交的器官，分为阴茎头、阴茎体和阴茎根三部分。阴茎头为阴茎前端的膨大部分，尖端的矢状裂口为尿道外口，阴茎头和阴茎体交接处稍细的环状沟被称为阴茎颈。阴茎根附着于耻骨下支和坐骨支上。阴茎体位于阴茎颈和阴茎根之间，呈圆柱状。

阴茎主要由两条阴茎海绵体、一条尿道海绵体、阴茎筋膜和皮肤组成。海绵体主要由小梁和血窦构成。阴茎海绵体左右各一，紧密排列于阴茎的背侧；尿道海绵体位于阴茎腹侧中央，尿道穿经其全长。每条海绵体的外面包有一层纤维膜，称海绵体白膜。三条海绵体外包裹阴茎筋膜和皮肤，阴茎的筋膜结构由浅入深包括阴茎浅筋膜和阴茎深筋膜。阴茎浅筋膜主要由疏松结缔组织构成，内含少量平滑肌纤维，但缺乏脂肪。而阴茎深筋膜虽然较为致密，但它主要功能是包裹阴茎的海绵体并提供血管和神经走行的空隙。阴茎皮肤在阴茎颈处游离向前，然后又返折转行于阴茎头，形成包绕阴茎头的双层环状皱襞，称阴茎包皮。

（2）阴囊

阴囊(scrotum)是位于阴茎后下方由皮肤和肉膜构成的囊袋，内有阴囊隔将阴囊分为左右两个腔室，腔室内有睾丸、附睾和精索等。阴囊皮肤柔软，富有皮脂腺和汗腺。肉膜由平滑肌纤维、致密的结缔组织以及弹力纤维组成。

二、女性生殖系统

女性生殖系统是女性完成生殖功能的一系列器官，由生殖腺、输送管道、附属腺体和外生殖器等组成。女性生殖腺主要是卵巢,其是卵子发育和贮存的部位,具有分泌性激素的功能。输送管道包括输卵管、子宫和阴道。输卵管是输送生殖细胞的管道和受精的场所;子宫是形成月经和孕育胎儿的器官;阴道连接子宫和外生殖器,是月经和胎儿娩出的通路。附属腺体主要是前庭大腺。外生殖器是指女性的外阴,包括阴阜、大阴唇、小阴唇、阴蒂、阴道前庭等组织。

女性生殖系统随年龄呈现周期性变化。青春期前,生殖器官生长和发育缓慢。青春期开始后,在促卵泡激素(FSH)、黄体生成素(LH)及性激素作用下,女性生殖器会迅速发育成熟,乳房增大;卵巢开始排卵并分泌性激素,子宫内膜出现周期性变化,性成熟,具有生育能力。进入更年期,卵巢功能减退,生殖器官逐渐萎缩。绝经期以后,卵巢退变,生育能力丧失。

1. 内生殖器

如图 9.3 所示,女性生殖器官的内藏部分,主要包括卵巢、输卵

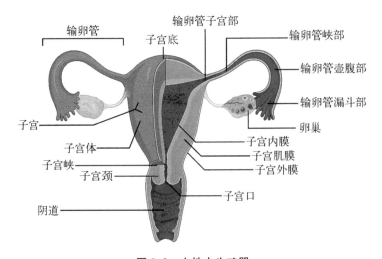

图 9.3　女性内生殖器

管、子宫以及阴道。

（1）卵巢

· 卵巢（ovary）

如图9.4所示，卵巢为腹膜内位器官，在盆腔内左右各一，呈扁卵圆形，位于髂内、外动脉起始部之间的夹角处。分上下两端，前后两缘以及内外两面。其上端被输卵管围绕，下端通过韧带连接与子宫角。前缘借卵巢系膜与子宫阔韧带腹膜后层相连；前缘中份因有血管、淋巴管以及神经出入，称其为卵巢门；后缘游离。外侧面紧贴盆腔侧壁，内侧面朝向子宫。卵巢的大小、形状以及位置会随年龄、发育和妊娠发生变化，在性成熟期时最大。青春期前，卵巢内表面光滑；青春期后，因多次排卵，表面形成瘢痕，凹凸不平。绝经后，卵巢逐渐萎缩，体积显著减小。

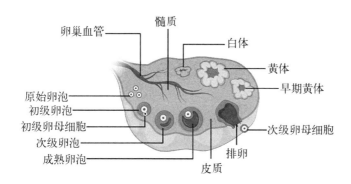

图 9.4　卵巢结构

卵巢表面覆有一层扁平的表面上皮，上皮深面是由薄层致密结缔组织构成的白膜。卵巢实质的周围部分称为皮质，较厚，由大量不同发育阶段的卵泡、黄体及其退化后的残留物，以及富含梭形基质细胞和网状纤维的结缔组织等构成。其中央部分称为髓质，由疏松结缔组织构成，含有较多的弹性纤维、血管、淋巴管和神经；靠近卵巢门一侧的结缔组织含有少量平滑肌束及门细胞。皮质和髓质界限不明显。卵巢主要分泌雌激素（卵泡素）、孕激素（黄体素）和少量的雄激素。

• 卵泡（ovarian follicle）

卵泡由卵母细胞及其周围的颗粒细胞组成，呈圆形泡状，具有产生卵子和分泌激素的功能。卵泡是卵巢的基本结构和功能单位，根据不同的生长阶段的结构和功能特点，又将其可以分为原始卵泡、初级卵泡、次级卵泡和成熟卵泡。

原始卵泡（primordial follicles）由中央的初级卵母细胞和周围的单层梭形颗粒细胞组成，外有基底膜，位于皮质浅层，处于生长静止状态，体积小且数量多。

初级卵泡（primary follicle）体积较原始卵泡大，由初级卵母细胞及其周围的单层或多层立方体状颗粒细胞构成；初级卵母细胞略有增大，并在卵母细胞和卵泡细胞之间出现一层较厚的富含糖蛋白的嗜酸性膜，此膜被称为透明带（zona pellucida）。卵泡外的基质细胞分化成泡膜细胞；这些泡膜细胞分为内外两层，内层泡沫细胞表达LH受体，参与激素的合成。

次级卵泡（secondary follicles）为初级卵泡进一步发育而出现卵泡腔的卵泡。随着初级卵泡的发育增大，颗粒细胞间形成一些不规则的小腔，之后这些小腔逐渐融合成一个完整的卵泡腔（follicular cavity），卵泡腔内含有卵泡液。由于卵泡腔扩大和卵泡液增多，初级卵母细胞与其周围的一些颗粒细胞被挤到卵泡一侧，形成一个凸入卵泡腔的隆起，即卵丘（cumulus oophorus）。而围绕卵母细胞的一层颗粒细胞呈放射状排列，称之为放射冠（corona radiata）；其余构成卵泡壁的颗粒细胞排成数层，称为粒层。具有大卵泡腔的次级卵泡亦被称为囊状卵泡。

成熟卵泡（mature follicle）又称排卵前卵泡，是卵泡发育的最后阶段，卵泡体积和卵泡腔最大，卵泡液增多，颗粒层变薄，贴近卵巢表面，卵丘根部略有松动。

在卵泡发育成熟并排卵母细胞后，卵泡腔内压下降，卵泡壁塌陷形成褶皱，卵泡腔内剩余的颗粒细胞及卵泡膜细胞黄素化，一些颗粒细胞在血管内皮生长因子(VEGF)的作用下发生血管化，卵泡腔直径增大，最终形成一个富有血管的暂时性内分泌细胞团，该内分泌细胞团被称为黄体(corpus luteum)。在女性特定时期，执行分泌功能后，黄体将逐渐变小并退化成淡黄色的白体(corpus albicans)。

此外，女性出生时两侧卵巢内含有70万—200万个的原始卵泡，每个卵泡被一层颗粒细胞包围，颗粒细胞可在整个儿童时期为卵泡提供营养，并分泌卵母细胞成熟抑制因子，以维持卵泡处于减数分裂前期的原始状态。女性性成熟时原始卵泡降至约40万个，到达更年期仅剩几百个卵泡。正常女性一生中两侧卵巢共排卵约400个，其余大部分的卵泡均在发育的不同阶段退化为闭锁卵泡。进入绝经期后卵巢不再排卵。

（2）输卵管

输卵管(uterine tube)为一对细长弯曲的肌性管道，包裹于子宫阔韧带上缘内，长10—12 cm，平均直径约5 mm。内侧开口于子宫角的宫腔内，外端到达卵巢的上方，游离呈伞状。输卵管管壁由内向外依次分为黏膜、肌层和浆膜。输卵管由内端到外端，根据输卵管的形态可分为四部分：子宫部、峡部、壶腹部和漏斗部。

输卵管子宫部为输卵管位于子宫肌壁内的部分，管腔极细，以输卵管子宫口连通子宫腔。

输卵管峡部直而短，从子宫外侧角水平向外延伸，内连输卵管子宫部，外接输卵管壶腹部。输卵管结扎术多在此处进行。

输卵管壶腹部为从峡部向外逐渐膨大的部分，呈壶腹状，占输卵管全长的1/2以上,管腔壁薄而弯曲,充满了复杂褶皱的黏膜,黏膜为单层上皮,由纤毛细胞、分泌细胞和基底细胞组成。此处是卵子受精处,若受精卵植入此部,则形成宫外孕。

输卵管漏斗部为输卵管的外侧端,由输卵管壶腹部向外膨大呈漏斗状,中央的开口为输卵管腹腔口,与腹膜腔相通;周缘有多个不规则的放射状突起,称为输卵管伞,其与卵巢的输卵管端相接。

(3) 子宫

子宫(uterus)为肌性器官,腔小壁厚,是产生月经和孕育胎儿的场所。子宫位于盆腔中央部,在膀胱与直肠之间。成年女子的正常子宫呈前倾和前屈位。前倾即子宫的长轴与阴道长轴之间形成向前开放的钝角;前屈为子宫体与子宫颈构成凹向前的方向。

如图9.3所示,子宫分为四部分:底部、体部、峡部和颈部。子宫向上约2/3较宽阔的部分为子宫体部;子宫体的上部稍隆突部分为子宫底部,两侧缘与输卵管相通。子宫向下约1/3圆柱形部分为子宫颈部,子宫颈是炎症和癌症的多发部位,子宫颈下半部伸入阴道,称子宫颈阴道部;子宫颈上部与宫体部相连的部分称为子宫峡部,子宫峡部会随妊娠期逐渐扩展,形成明显的子宫下段,此处常作为产科剖腹取胎的部位。子宫属于空腔器官,宫腔内呈倒置的三角形,上部为子宫体腔,下部为子宫颈腔。

子宫壁的结构由内向外依次分为子宫内膜、子宫肌膜和子宫外膜三层(图9.3)。

子宫内膜(endometrium)由单层柱状上皮和固有层组成,其中上皮与输卵管黏膜上皮相似,也是由纤毛细胞和分泌细胞组成;固有层较厚,由结缔组织、子宫腺(uterine gland)以及血管和淋巴管等组成。在结缔组织中有大量的分化程度较低的梭状或星状细胞,称为基质细胞(stromal cell),并含有大量的网状纤维、巨噬细胞、淋巴细胞和浆细胞。子宫腺为内膜上皮向固有层凹陷所形成的单管状或分支管状腺体，主要由分泌细胞构成，末端常有分支。

子宫底部和体部的内膜，根据其结构和功能特点可分为浅深两层：浅层为功能层，靠近子宫腔的内膜部分，是受精卵植入的层次，较厚，每次月经来潮时会发生块状脱落，分娩时会发生整体剥离；深层为基底层，靠近子宫基层，在月经期和分娩期均不脱落，厚度较稳定，并有较强的增生和修复能力，可以产生新的功能层。

子宫内膜的血管来自子宫动脉的分支，通过肌层进入内膜。长的分支为主支，呈螺旋状走行，称为螺旋动脉（spiral artery），其对卵巢激素的周期性变化反应敏感而迅速。螺旋动脉行至内膜浅层时，分支形成毛细血管网后汇入小静脉，经肌层汇合为子宫静脉。

子宫肌膜（myometrium），是子宫壁结构中最厚的，由大量的平滑肌束和少量结缔组织组成，结缔组织中有血管和丰富的未分化间充质细胞，间充质细胞能增殖分化为平滑肌细胞。子宫肌膜从内到外大致可分三层，即黏膜下层、中间层和浆膜下层。黏膜下层和浆膜下层较薄，主要由纵行平滑肌束构成；中间层较厚，由环行和斜行平滑肌束组成，并含有丰富的血管。子宫肌层的收缩是分娩的主要力量来源，还有助于精子向输卵管运行、分娩后子宫止血和月经期经血的排出。

子宫外膜（perimetrium）大部分为薄层结缔组织和间皮组成的浆膜，只有子宫宫颈处为纤维膜。

（4）阴道

阴道（vagina）是由黏膜、肌层和外膜组成的肌性管道，内有很多横纹皱襞，富有伸展性。如图9.3所示，阴道上端包围子宫颈，下端开口于阴道前庭后部。环绕子宫颈周围的部分称阴道穹隆。阴道黏膜呈淡红色，向阴道腔内突起形成横行皱襞，无腺体，由上皮和固有层构成。上皮较厚，为未角化的复层扁平上皮。固有层是由富含弹性纤维和血管的致密结缔组织构成，浅层较紧密，深层较松散。肌层较薄，由较为松散的平滑肌构成，螺旋状排列，分左旋和右旋，交错分布成网格状。阴道外口有由骨骼肌构成的括约肌。外膜是富于弹性纤维的致密结缔组织。

2．外生殖器

女性外生殖器又称女阴（female pudendum），指生殖器官的外露部分，如图9.5所示，其主要包括阴阜、大阴唇、小阴唇、阴蒂、阴道前庭、前庭腺及处女膜等。

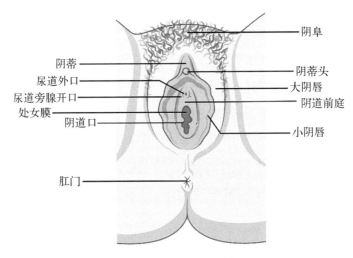

图9.5　女性外生殖器

阴阜（mons pubis）是指耻骨联合前面的皮肤隆起区，皮下富有脂肪。进入青春期，阴阜开始长出阴毛，女性阴毛分布呈尖端向下的三角形。

大阴唇（greater lip of pudendum）为一对纵行的皮肤皱襞，皮下有大量脂肪组织、弹力纤维和少量平滑肌纤维等。左右大阴唇的上下端互相连合，上端向上止于阴阜，下端位于肛门前方约 3 cm 处。大阴唇分内外两个侧面。外侧面的皮肤常有汗腺、皮脂腺及色素，成人女性还生有稀疏的阴毛；内侧面细薄平滑似黏膜，含有皮脂腺，但无阴毛。

小阴唇（lesser lip of pudendum）也是一对纵行的皮肤皱襞，位于大阴唇的内侧，小而薄，表面光滑无阴毛，富于弹性，皮下神经丰富。小阴唇也分内外两个侧面。外侧面色深，与大阴唇内侧面相接；内侧面滑润色浅，似黏膜，富有皮脂腺。小阴唇内缺乏皮下脂肪组织，含有大量弹力纤维、静脉丛以及少量平滑肌。两侧小阴唇在前方汇合形成阴蒂包皮，在后方汇合为阴唇系带。

阴蒂（clitoris）位于小阴唇上端会合处，呈小凸起状。主要由两个小的柱形阴蒂海绵体组成，远端突出形成阴蒂头，海绵体由静脉、平滑肌及结缔组织等构成。阴蒂有丰富的感觉神经末梢。

阴道前庭（vaginal vestibule）是两侧小阴唇之间的裂隙区域，其结构与阴道黏膜类似。阴道前庭两侧黏膜下有两个椭圆形勃起组织，称前庭球，主要由静脉丛组成，可充血勃起。阴道前庭中央有一较大的孔，称为阴道口，口周围有处女膜或处女膜痕；其上方为尿道口，较小，在尿道口边缘有小的开口，称为尿道旁腺开口。

前庭腺（vestibular gland）包括前庭大腺和前庭小腺。前庭大腺又称 Bartholin 腺，为复管泡状腺，是一对豌豆大小的圆形或卵圆形小体，位于阴道口两侧，在前庭球外侧部的后方，与前庭球相接。前庭大腺可分泌含黏蛋白的白色黏液以润滑阴道前庭和阴道口。前庭小腺分布于尿道口周围及阴蒂上，导管多，直接开口于黏膜表面，亦可分泌黏蛋白起润滑作用。

处女膜（hymen）是阴道外口周围的环行或半月形皱襞薄膜，膜的中央有孔。处女膜的形态因人而异，可分为基底部、膜部和游离缘三个部分。处女膜孔缘为游离缘,基底部与阴道口壁相连,在游离缘和基底部之间为膜部。

3. 乳房

如图9.6所示,女性乳房(mamma)为胸部半球形的皮肤隆起,左右成对出现,紧张而富有弹性,是女性分泌乳汁、哺育婴儿的器官。乳房主要由皮肤、脂肪组织、纤维组织和乳腺等构成。乳房中央有圆形凸起,称为乳头(nipple)。乳头周围的颜色较深的环形皮肤区称为乳晕(areola);其表面许多小隆起为乳晕腺(areolar gland),可分泌脂状物滑润乳头。乳腺(mammary gland)是乳房内分泌乳汁的腺体,属于外分泌腺,由腺泡和导管构成。乳腺被脂肪组织和结缔组织分隔成15—20个乳腺叶(lobe of mammary gland),每个乳腺叶又可分成若干乳腺小叶,每个小叶为一个复管泡状腺。导管分为小叶内导管、小叶间导管和总导管(也称输乳管)。每个输乳管的周围都有纤维束与皮肤及胸肌筋膜相连,称为乳房悬韧带。乳腺叶以乳头为中心呈放射状排布,并以输乳管开口于乳头顶端。输乳管会在乳晕下扩大

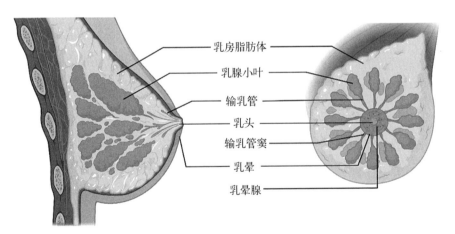

图9.6　女性乳房

成窦,称为输乳窦(lactiferous sinus)。女性进入妊娠和哺乳期,乳房明显增大,乳腺增生,分泌旺盛,称活动期乳腺。停止哺乳以后,乳房变小,乳腺萎缩无分泌活动,称静止期乳腺。

三、男性生殖功能及调节

男性生殖功能是男性生殖器官通过中枢神经系统,在下丘脑-垂体-性腺(HPG)轴的内分泌调节作用下完成的一系列生殖活动,包括精子的发生、成熟、贮存、排放以及授精等。HPG轴是人类生殖的核心,有效的HPG轴功能是正常生殖功能所必需的。促性腺激素释放激素(GnRH)是生殖的主要调节因子,可以控制促性腺激素的分泌,进而调控性腺的功能。

HPG轴属于神经内分泌系统,贯穿整个胎儿期、新生儿期和青春期直到成年期。HPG轴在儿童期保持沉默,神经内分泌重新激活触发青春期的开始。在青春期早期,夜间睡眠引起的GnRH诱导的促性腺激素分泌刺激睾丸发育,性类固醇的最初增加导致男性第二性征的出现。逐渐地,这种悸动的神经内分泌活动贯穿整天,并受到负反馈的调节。男性于青春期达到性成熟和成年生殖能力的顶点。

1. 睾丸功能

睾丸的主要功能包括精子发生和性类固醇(雄激素)的产生,这两个功能发生在睾丸的两个不同区域。精子发生是为繁殖而形成配子的过程,在生精小管中发生。雄激素主要包括睾酮(testosterone)、脱氢表雄酮(DHEA)和雄烯二酮(androstenedione),产生于睾丸间质的小管之间。

(1) 生精小管

生精小管是精子发生的场所,受许多内分泌、旁分泌和自分泌因素控制。生精小管相互紧密缠绕,约占睾丸总体积的三分之二(正常成人睾丸体积为 15—25 mL),每条生精小管的长度约为 1 m。生精小管的结构包括一层外层基底膜,基底膜上排列着密集的支持细胞,随后向管腔内排列着不同发育阶段的生殖细胞。生殖细胞最终发育成精子,并将遗传(和表观遗传)信息传递给下一代。生殖细胞是为数不多的能够进行减数分裂的人类细胞,能够分裂成两个染色体数量减半的细胞(配子)。从生殖细胞到精子的整个精子发生过程既复杂又漫长,大约需要 74 天。据估计,一个健康的成年男性每天产生 1.5 亿至 2.75 亿个精子。精子发生不仅依赖于卵泡刺激素(FSH)刺激,男性 FSH 也称精子生成素;在质量和数量上,正常的精子发育还需要雄激素的作用,尤其是精子(配子)的减数分裂和成熟。

如图 9.7 所示,首先,原始生殖细胞(生殖母细胞)分化为两种类型的精原细胞:A dark(不活跃)和 A pale(活跃)。A dark 精原细胞是储备细胞,处于静止状态等待激活的干细胞。A pale 精原细胞是增殖细胞,它们以自我更新的方式再生或进行有丝分裂,形成 B 型精原细胞。随后 B 型精原细胞进行有丝分裂,产生初级精母细胞。支持细胞分泌的因子决定 A pale 精原细胞是再生还是分化。这种自我更新机制意味着精原细胞是所有其他生殖细胞的祖细胞,并在整个生命过程中决定精子的发育过程。总之,精子发生包括有丝分裂、减数分裂和精子生成三个阶段。有丝分裂期包括第一次有丝分裂,从 A pale 精原细胞向 B 型精原细胞的初始增殖,和第二次有丝分裂,从 B 型精原细胞到初级精母细胞。

其次,精母细胞减数分裂,使初级精母细胞经过染色体复制、同

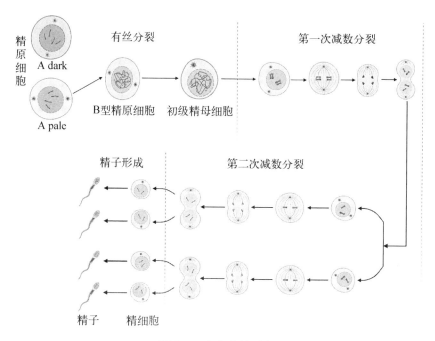

图 9.7 睾丸生精过程

源染色体配对、等位基因交换等,完成第一次减数分裂,形成两个次级精母细胞。次级精母细胞会迅速完成第二次减数分裂,形成染色体数目减半的圆形精子细胞,核型为 23X 和 23Y。

之后,精子形成,这是单倍体生殖细胞(精子细胞)经过一系列形态变化向精子的转化的过程。此时,精子形如蝌蚪,分头部和尾部,头部主要由细胞核和顶体组成,顶体含有多种水解酶类。精子尾部为一条长鞭毛,与精子运动有关。

最后,外形成熟的精子被释放到生精小管的管腔中。生精小管被管周肌样细胞包裹,这些细胞与支持细胞一起形成血液-睾丸屏障。管周肌样细胞具有类似于平滑肌细胞的特性,有助于将支持细胞分泌的睾丸液和精子从小管转移到输出管。这些导管形成附睾,成熟精子在射精前储存在附睾中。在射精过程中精子输送还需要来自男性附属腺的分泌物。实际上，人类精液是精囊腺分泌物（占 65%—75%）、前列腺分泌物（占 25%—30%）和球尿道腺分泌物（占 1% 以下）的混合物，精子只是精液的一小部分，约占 2%—5%。

（2）睾丸间质

睾丸间质仅占整个睾丸体积的一小部分，但其功能作用至关重要。睾丸间质细胞位于生精小管外，是雄性睾酮产生的主要来源，每天产生 3—10 mg 睾酮，占循环总量的 95% 以上。睾丸需要很高的浓度来支撑正常的精子发生，因此，睾丸内睾酮的浓度大约是外周循环的 100 倍。睾酮对胎儿在子宫内的性发育、微小青春期的阴茎生长、青春期第二性征（男性化、变声）的发育以及成年后的瘦肌肉量、红细胞生成、骨骼健康、性欲以及性功能至关重要。

2. 下丘脑-垂体-性腺轴

在人类和其他高等脊椎动物中，繁殖能力的基本功能主要由下丘脑-垂体-性腺轴（HPGA）的内分泌作用调节（图 9.8）。下丘脑的少量特定神经元会分泌促性腺激素释放激素（GnRH）启动（HPGA）的神经内分泌活动。GnRH 被认为是生殖的"指路明灯"，以脉冲式的方式分泌，即以离散爆发的形式从下丘脑正中隆起释放到垂体门脉系统（连接下丘脑和垂体前叶的血管网络）。GnRH 的半衰期很短，目前还不能在垂体门脉循环外进行测量。GnRH 一旦被输送到垂体前叶（腺垂体），就会刺激促性腺激素分泌黄体生成素（LH）和卵泡刺激素（FSH）。这两种激素统称为促性腺激素。LH 和 FSH 进入外周循环，可在静脉血中被测量到。促性腺激素反过来刺激性腺中性类固醇的产生和配子发生。在男性体内，LH 主要负责刺激睾丸中的特殊细胞（睾丸间质细胞）产生睾酮，而 FSH 则通过对支持细胞的作用在调节生精小管和精子发生方面发挥着重要作用。

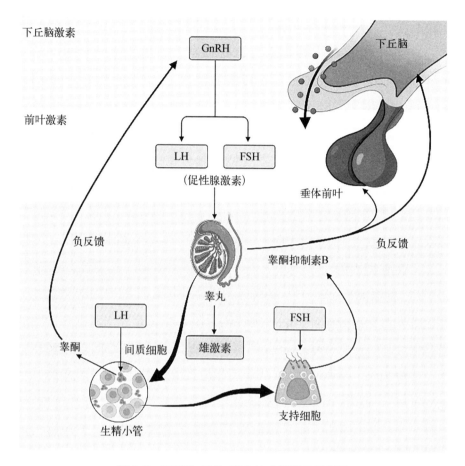

图 9.8 下丘脑-垂体-睾丸轴功能联系示意图

(1) 下丘脑-垂体-性腺轴的激素控制

睾丸的生殖功能包括性类固醇的产生和配子发生,这些都受下丘脑激素(GnRH)和垂体前叶激素(LH 和 FSH)的神经内分泌所控制。

• 促性腺激素

GnRH 是促性腺激素从垂体前叶释放到外周循环中的刺激物。LH 和 FSH 能够触发睾丸中性类固醇和其他肽(尤其是抑制素 B)的产生。这些性腺产物又会负反馈调节 HPGA 的神经内分泌活动。促性腺激素(GTH)的分泌可由上游调节(即通过减少 GnRH 分泌的频率或量)或通过垂体促性腺激素直接抑制。间质细胞产生的睾酮会减缓下丘脑水平的 GnRH 脉冲释放的频率,并抑制垂体释放的 LH。此外,雌二醇形式的芳构化睾酮也可以通过降低 LH 脉冲幅度以及降低垂体对 GnRH 的反应性,其在男性的负反馈调节中发挥重要作用。FSH 分泌的控制主要是由睾丸支持细胞分泌的抑制素 B 调节,而性类固醇(雌二醇和睾酮)的调节作用要小得多。HPGA 的这种负反馈调控是帮助临床医生识别男性生殖轴中特定缺陷水平的一个关键,可以区分原发性(即睾丸)缺陷和继发性(神经内分泌)缺陷。

- 性腺类固醇

LH 刺激间质细胞产生睾酮——男性的主要性腺类固醇激素。芳香化酶可将一部分循环中的睾酮转化为雌二醇。芳香化酶存在于脂肪组织中,因此,在肥胖状态下会观察到芳香化酶活性增加,这可能在临床上表现为雌二醇水平增加,从而引起男性女型乳房(男性乳腺腺状组织的发育)。此外,雌二醇需要通过与雌激素受体结合发挥其作用,这里存在一个阈值效应,即当血清雌二醇水平降至 1×10^{-9} g/L 以下或血清睾酮水平低于 2×10^{-4} ng/L 时,男性的骨骼健康状况会下降。另一种酶,5α-还原酶可将睾酮转化为双氢睾酮(DHT),DHT 不进行芳香化,但能更有效地与雄激素受体结合。

总的来说,外周循环中的睾酮约 44% 与性激素结合球蛋白(SHBG)强结合且不可用,约 54% 与白蛋白弱结合,仅约 2% 参与自由循环。与 SHBG 结合的睾酮不可用,因此外周循环中 SHBG 增加的情况下(如衰老)会减少可用睾酮的量。雄激素作用是由可用睾酮及其代谢产物的联合作用所引起的。对男性而言,这些激素对胎儿期的性发育、青春期的外在迹象(即男性化、变声)和性成熟,以及成年后的骨骼和肌肉健康等都至关重要。

- 其他性腺肽

除睾酮外，睾丸还能够分泌多种不同的性腺肽（gonadal peptide），其中较为重要的有三种：胰岛素样因子3（INSL3）、抗米勒管激素（AMH）和抑制素B（IB）。

间质细胞在HPGA激活期间产生INSL3。INSL3的确切生理作用尚不清楚，但它对睾丸正常下降到阴囊很重要，并已被用作间质功能和间质细胞活性的标志。

支持细胞产生两种重要的肽，AMH和IB。AMH对两性分化至关重要，在睾丸分化早期（胚胎第5周），支持细胞分泌AMH导致米勒管（Müllerian ducts）退化，进而阻止子宫和输卵管的形成。与此同时，雄激素使外生殖器男性化，并引发男性泌尿生殖系统的分化，如中肾管（mesonephric duct）变成附睾、精囊和输精管。在男性体内，AMH会一直保持较高水平，直到青春期开始，此时睾酮分泌增加，刺激支持细胞成熟，从而下调AMH水平。由于AMH是由未成熟的支持细胞分泌的，因此其血清水平可以作为模糊外生殖器阶段婴儿睾丸的独特替代标记物。

IB属于糖蛋白激素，是FSH分泌的关键负反馈调节因子。此外，支持细胞能够支持种群特异性的、有限数量的生殖细胞，支持细胞种群与精子产量密切相关。因此，血清中IB作为支持细胞的分泌产物，已被用作支持细胞种群的替代标志物，而IB的血清水平测量可以深入了解精子形成和不孕症的情况。

（2）下丘脑-垂体-性腺轴的正常发育和功能

下丘脑、垂体前叶和睾丸的正确发育和发挥功能需要在遗传和表观遗传学控制下进行多方面的调节，发育过程中这些关键步骤的中断将表现出内分泌功能障碍。此外，HPGA在生命周期内将以三种不同的波峰发挥作用（图9.9）。目前，控制HPGA激活、沉默和再激活的确切机制在很大程度上仍然未知,但最近的遗传学和生理学研究已经开始阐明这些过程的分子机制,并确定了对 HPGA 正常生长发育和功能至关重要的关键信号通路。

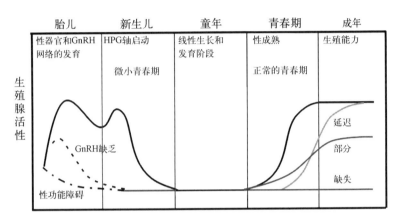

图 9.9 从胎儿到成年生殖腺活性的示意图。

胎儿生活中的性腺功能障碍(即性发育障碍)用──表示,而下丘脑-垂体-性腺轴的不完全激活用---表示(即先天性性腺功能减退症)。青春期发育的图谱包括正常(──)、延迟(──)、部分/停滞和缺失(──)

• 胎儿和新生儿期

不同于其他神经元,GnRH 神经元起源于中枢神经系统之外,即它们主要起源于最初阶段的鼻子(嗅板),并经过显著的迁移后进入大脑。在发育早期,它们沿着嗅觉神经穿过颅底(筛状板)迁移到前脑(弓形核)。在聚集后,它们从妊娠 32 周左右开始以协调的方式分泌 GnRH。GnRH 从下丘脑正中隆起的终末轴突释放到门垂体循环中。

HPGA 的活性随发育而变化。在胎儿早期,HPGA 在子宫内由母体激素,即人绒毛膜促性腺激素(hCG)自妊娠 7 周左右开始驱动,然后在短暂的新生儿窗口期(也称为微小青春期)再次活跃。尽管从出生到出生后 1 周,促性腺激素和睾酮水平都会短暂下降,但此后它们又开始上升,在新生男性婴儿的 1—3 月龄之间达到峰值。当睾酮水平达到成人水平时,HPGA 会被显著激活,这可以更好地观察道青春期前的 HPGA 功能。睾酮分泌的激增伴随着脱氢表雄酮(DHEA)及其硫酸盐形式(DHEAS)等一些弱雄激素水平的上升,在临床上可能表现为"婴儿痤疮"。然而,这些雄激素不会导致性成熟或精子发生,因为雄激素受体尚未在支持细胞上表达;它们也不会导致体毛生长,因为皮肤还没有表达 5α-还原酶来将睾丸激素局部转化为双氢睾酮。

男性在子宫内和出生最初 3 个月的微小青春期的这些事件似乎与最终的成年生殖能力关系不大。但 HPGA 活性的前两波(图 9.9)可以显著影响男性的生殖表型和生育潜力。特别是早期 HPG 的激活(即 LH 刺激的睾酮分泌)对于睾丸正常下降到阴囊以及阴茎的进一步发育是非常重要的。因此隐睾症(雄性睾丸)或小阴茎(非典型的小阴茎)的最早期的迹象都可表明 GnRH 分泌或作用不足。微小青春期的荷尔蒙激增是一个临床上比较重要而且微妙的睾丸生长时期,这个短暂的增殖窗口对于间质细胞、支持细胞和生殖细胞的数量增加也至关重要,这些细胞是未来精子发生的关键。

- 童年和青春期

出生 3 个月后,HPGA 被沉默,在儿童时期有一段相对的静止期,到青春期后重新激活。青春期开始的时间大相径庭,但在正常发育过程中体征的变化基本是一致的。男孩青春期开始的第一个迹象是睾丸体积增大——通常在 11 到 12 岁之间会被观察到,接下来是阴毛的发育(Tanner II 期),生长突增(生长速度峰值),首次排精,以及后续的阴毛以及肌肉力量的突增等(Tanner V 期)。这些青春期开始的外在迹象是 HPGA 重新激活的表现,并且这种情况最初发生在睡眠时的 GnRH 波动中。

- 成年期

青春期达到完全生殖能力的顶峰，HPGA 在除生殖之外的成年人生活中具有一些重要功能。HPGA 的正常功能支持精子发生和性类固醇的产生。睾酮对性欲和性功能很重要，能够支持肌肉的增长，还能够促进红细胞生成和骨骼健康。因此，正常的 HPGA 功能与成年男性在达到生殖目标后的很长时间内都具有相关性。同样，HPGA 功能的破坏可能导致这些功能出现明显的病理性问题。

3. 性功能的内分泌方面

男性生殖依赖于协调的内分泌激素因素和受性心理因素影响的生理反应。

(1) 性欲

性欲的概念与性活动的欲望（包括幻想）有关。性腺类固醇水平和外部（视觉）刺激相结合，产生性激励，随后通过性奖励、情感愉悦和多巴胺释放来加强。性欲与个人（心理）对性的态度密切相关，但也有显著的生物（器质性）和内分泌影响。

睾酮与"男性气概"有关，是刺激性欲的主要激素成分，而双氢睾酮（DHT）和雌二醇的作用相对较小，较弱的肾上腺雄激素（DHEA 以及 DHEAS）基本没有作用。例如，在接受雄激素剥夺治疗的男性以及男性避孕药的研究中均发现性欲下降的情况。同样，在服用外源性睾酮的研究中，研究对象普遍显示性欲上升。催乳素（prolactin）对性欲也有抑制作用。高催乳素血症（hyperprolactinaemia）与性欲下降有关，这可能是催乳素通过诱导性腺功能减退或通过影响对性行为很重要的神经递质多巴胺的分泌而发挥作用。

人们一直认为心理压力会对性欲产生负面影响，压力可能通过减少睾酮分泌以及通过皮质醇对 HPGA 的抑制作用对男性生育能力

(精子发生)产生负面影响。总之,正常的 HPGA 和性腺状态(正常的血清睾酮水平)有助于维持男性的健康性欲。

(2) 勃起功能

从广义上讲,勃起功能是指达到和维持适合满意性行为的勃起的能力,对生殖至关重要。勃起功能包括两种类型:反射性勃起和心因性勃起。反射性勃起由外周神经和下脊髓控制,以响应触觉刺激。勃起的心因性方面涉及大脑的边缘系统,并受到色情或情感刺激。

一般情况下,流入血窦的血液很少,血窦呈裂隙状,海绵体柔软,阴茎就会保持松弛状态。来自神经系统(通过去甲肾上腺素的肾上腺素能输入)、肌肉本身(肌源性控制)以及从内皮释放的循环因子(如前列腺素等)的各种输入都可以调节平滑肌收缩。在性刺激的情况下,大量血液流入血窦,血窦充血而胀大,血液充满海绵体,白膜下的静脉受压,阻断静脉流出(静脉闭塞),产生肿胀(勃起)。从非肾上腺素非胆碱能神经纤维释放的一氧化氮可刺激并增加环鸟苷酸(cGMP)的增加,是启动这一肿胀过程的关键。当 5 型磷酸二酯酶(PDE5)水解环鸟苷酸(cGMP)引起消肿时,情况发生逆转。

(3) 性功能障碍

性功能问题是指由心因性、器质性或内分泌等因素引起的性冲动和性欲问题或勃起功能障碍(ED)。在心因性因素中,压力、焦虑和抑郁等可能导致对性表现的担忧,从而造成自信心丧失和回避行为。压力和禁食也会抑制 HPGA,但与通常由压力和热量不足引发的下丘脑性闭经的女性相比,男性似乎对这种抑制更有抵抗力。与此相反,肥胖会导致男性 HPGA 受到抑制,而女性则没有明显的对应作用。因而身体健康问题(如慢性疾病、肥胖)将成为性功能障碍的主要因素。

据估计，约 80% 的 ED 是由器质性病因引起的，并且 ED 与年龄、身体健康状况和情绪健康之间有很强的相关性。事实上，ED 已成为心血管健康和内皮功能障碍的指标，因为血流量减少和动脉功能不全/狭窄都是 ED 发生的基础。同样，糖尿病、血脂异常和吸烟亦可引起 ED。还有一些其他器质性原因，比如盆腔创伤或手术引起的神经源性的原因。

内分泌因素也可导致性功能障碍，如低睾酮与性欲下降的关联、ED 与射精延迟有关，这可能是由于 HPGA 功能障碍，或者是由于皮质醇或催乳素升高间接抑制了 HPGA，从而导致性腺功能减退。当血清睾酮水平 $<12\times10^{-6}$ mol/L 时，睾酮治疗有利于改善男性的性欲和勃起功能等多个方面。

性功能障碍的治疗要建立在准确识别病因的基础上，主要包括生活方式的改变和心理辅导（戒烟、减肥、锻炼、压力管理），药物（如激素治疗、PDE5 抑制剂、尿道内前列腺素栓剂）或手术干预（如阴茎植入物、阴茎血运重建）等。

四、女性生殖功能及其调节

女性生殖系统主要由下丘脑-垂体-卵巢轴（HPOA）分泌的激素进行调控。促性腺激素释放激素（GnRH）由下丘脑分泌，以响应大脑边缘区域的神经元活动。GnRH 能够调节垂体前叶促性腺激素细胞释放促性腺激素：黄体生成素（LH）和促卵泡激素（FSH）。促性腺激素每隔 1—4 h 短暂释放一次，刺激卵巢细胞合成和分泌雌二醇和孕酮，进而促进和调节月经和排卵。血清中高浓度的雌激素和孕酮向下丘脑提供负反馈，从而抑制 GnRH 的进一步分泌（图 4.1）。

女性的主性器官是卵巢，副性器官包括输卵管、子宫和阴道等。

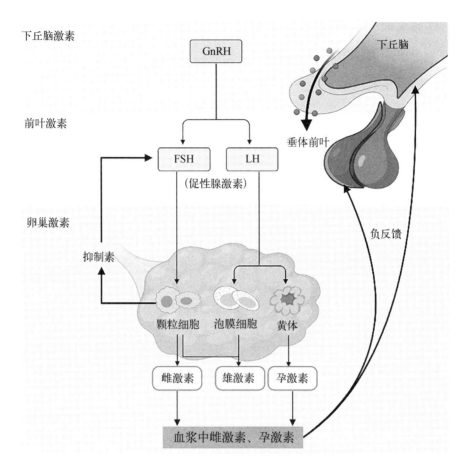

图 9.10　下丘脑-垂体-卵巢轴功能联系示意图

卵巢具有双重功能,包括生殖功能(产生和排出卵子)和内分泌功能(分泌雌激素、孕激素及少量雄激素)。输卵管、子宫以及阴道分别在精子与卵子的输送,精子的获能、受精,女性的妊娠、分娩过程中发挥重要作用。

1. 卵巢的功能及其调节

女性生殖功能最大的特点是从青春期开始到绝经前,卵巢在形态上、功能上会发生周期性变化,被称为卵巢周期(ovarian cycle)。

伴随卵巢周期性变化，子宫内膜也会相应发生周期性脱落和阴道出血的现象，即月经(menstruation)。

(1) 卵巢周期

如图 9.11 所示，女性的卵巢周期一般分为三个阶段：卵泡期、排卵和黄体期。

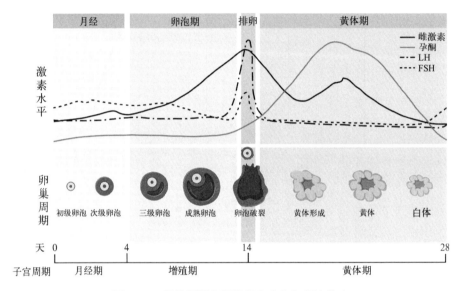

图 9.11　卵巢周期中卵巢激素变化和卵泡发生

- 卵泡期(follicular phase)

女婴出生时就拥有固定数量的生殖细胞(卵子前体)。生殖细胞最初是原始的卵原细胞，在女性胎儿妊娠的第 3 个月和第 4 个月通过有丝分裂大量增殖。大约在同一时期，一些卵原细胞开始进行减数分裂，染色体数目减半为 23 条，从而形成单倍体初级卵母细胞。从妊娠第 4 个月开始，卵原细胞和之后的卵母细胞会通过凋亡自发丢失，这一过程被称为闭锁。最终 99.9% 以上的原始卵原细胞会在婴儿出生时消失。

存活下来的生殖细胞(单倍体卵母细胞)会停滞在减数分裂前

期,被称为初级卵母细胞。到妊娠第 7 个月时,每个有活力的初级卵母细胞周围都会发育出一层卵泡颗粒细胞,形成原始卵泡。因此,女性出生时卵巢中就存在所有原始卵泡,每个原始卵泡都含有初级卵母细胞,用于未来的生殖。

所谓卵巢储备(ovarian reserve),是指在任何特定时间内女性卵巢中卵母细胞或原始卵泡的数量。出生时,卵巢中大约有 70 万—200 万个原始卵泡,每个卵泡中都有一个初级卵母细胞。初级卵母细胞不再经历进一步的有丝分裂,而是停滞在减数分裂 I 的前期阶段,直到达到性成熟。

性成熟(青春期结束)后,FSH 和 LH 会促使这些原始卵泡发育,卵巢的生卵功能开始出现月周期性变化。在每个卵巢周期中,FSH 诱导卵巢中的卵泡生长,约 15—20 个原始卵泡被激活开始成熟化并被募集以加速生长。通常在每个周期中,只有一个卵泡完全成熟并实现排卵。这个优势卵泡会在排卵时释放卵母细胞,并促进之前募集的其他卵泡闭锁。在女性的整个生育期内,通过排卵只会排出约 400 个卵子。

- 排卵(ovulation)

排卵是指成熟卵泡的卵泡壁破裂,卵母细胞与其周围的放射冠一起从卵巢排出的过程。排卵多发生在下次月经来潮前 14 天左右。排卵前,成熟卵泡分泌的雌二醇(E_2)达到一个峰值,可对下丘脑起正反馈调节作用,促使下丘脑大量释放 GnRH,进而引起垂体释放促性腺激素,此时出现 LH/FSH 峰。而月经周期中 LH 峰被认为是即将排卵的可靠信号,在 LH 峰作用下排卵前的卵泡黄素化,同时产生少量孕酮。LH/FSH 峰与孕酮协同作用,从而激活卵泡液内蛋白溶酶,使卵泡壁隆起尖端部分的胶原被消化形成小孔,该小孔称为排卵孔(stigma)。随后卵母细胞以及包围它的透明带和放射冠一起随卵泡液由卵巢排出。卵子排出后，会立即被输卵管伞捕获并送入输卵管内，之后卵子向子宫方向移动。卵子可由两侧卵巢轮流排出，或由一侧卵巢连续排出。

- 黄体期（luteal phase）

在卵泡发育成熟并排卵后，卵泡腔内细胞黄素化和血管化形成黄体，黄体能够以低密度脂蛋白胆固醇为主要前体，合成并分泌孕酮、雌二醇和雄烯二酮等类固醇激素的主要前体。根据卵细胞是否受精，黄体可分为月经黄体和妊娠黄体。如果没有怀孕，所形成的黄体被称为月经黄体，月经黄体可以维持14天左右。雌二醇和孕酮水平会在黄体期后期下降，细胞逐渐变小，黄体退化，最终失去分泌功能以及其淡黄色的外观特征，形成无血管的致密结缔组织瘢痕——白体。如果着床，黄体不会退化，可在黄体生成素和胎盘分泌的人绒毛膜促性腺激素（HCG）的作用下继续长大，形成妊娠黄体，妊娠黄体可维持3个月左右在孕早期发挥作用。妊娠3个月后胎盘将接替黄体的内分泌功能，之后妊娠黄体逐渐退化，并为白体所替代。

（2）卵巢的内分泌功能

女性生殖系统中，卵巢分泌的性激素主要包括雌激素，主要为雌二醇（E_2）和雌酮（estrone）；孕激素，主要为孕酮（progesterone）；以及少量的抑制素和雄激素等其他激素。

雌激素属于类固醇类激素，在非妊娠期女性体内主要由卵巢分泌，肾上腺皮质等也能分泌微量的雌激素。而在妊娠期间，到妊娠3个月后胎盘会成为分泌雌激素的主要组织。根据雌激素合成双重细胞学说，卵巢雌激素的合成主要由卵巢内颗粒细胞和泡膜细胞两种细胞共同参与完成。卵巢的内泡膜细胞在LH的作用下先以胆固醇为原料合成孕烯醇酮（pregnenolone），之后再生成雄激素。雄激素由内膜细胞弥散至颗粒细胞，在FSH的作用下，颗粒细胞表达雌激素合成必需的芳香化酶,将雄激素转变为雌激素。而颗粒细胞中缺乏将孕酮转变为雄激素所需的17α-羟化酶和17,20-裂解酶等,因此其合成雌激素需依赖于内膜细胞的雄激素的供应。我国学者还证实颗粒细胞产生的孕酮也可被内泡膜细胞作为底物转化为雄激素。雌激素的代谢方式主要包括氧化(主要为羟化反应)、结合(葡萄糖醛酸、硫酸盐及脂肪酸结合)和O-甲基化代谢等。雌激素主要是在肝脏中代谢成为失活或活性较弱的水溶性代谢物,从尿液或粪便中排出体外。雌激素可参与多种生理过程,比如促进青春期女性内外生殖器的生长发育,促进卵泡发育成熟和排卵,促进女性副性征的形成以及影响物质代谢和骨骼的生长等。

女性孕激素可由卵巢、肾上腺及以及胎盘产生。卵巢孕激素主要由卵巢的黄体细胞分泌,颗粒细胞也能少量合成,以孕酮为主,属于C-21类固醇激素。孕激素的主要功能是在女性月经周期的后半期促进子宫内膜的分泌变化为子宫植入受精卵做准备;降低子宫肌的兴奋性维持妊娠;促进乳房小叶和腺泡的发育,但不能导致腺泡分泌乳汁;具有致热作用,可使基础体温升高约0.5℃。

(3) 卵巢的激素调节作用

FSH受体只存在于卵巢的颗粒细胞膜上,在黄体晚期,随着FSH水平的增加,颗粒细胞的数量也在增加,颗粒细胞分泌的雌二醇也会对FSH水平做出反应。在雌二醇的作用下,颗粒细胞受到FSH的刺激会形成LH受体,从而促进这些细胞也对LH产生反应,并分泌少量孕酮和17α-羟孕酮。然后,这两种激素会对脑垂体产生正反馈,而脑垂体在高雌激素水平的刺激下又会释放LH。

FSH还会刺激颗粒细胞芳香化酶和3β-羟基类固醇脱氢酶(3β-HSD)的产生。卵巢的内膜细胞上有LH受体,可在LH的作用下产生雄烯二酮和少量睾酮。雄烯二酮被输送到颗粒细胞,通过芳香化酶转化为雌酮,并最终通过17β-羟基类固醇脱氢酶Ⅰ型(17β-HSD)转化为雌二醇。FSH还会刺激颗粒细胞分泌抑制素,从而抑制FSH。抑制素有两种类型:抑制素B在卵泡早中期达到峰值,在排卵时达到第二个峰值;抑制素A在黄体中期达到峰值。抑制素的分泌被GnRH抑制,而受到胰岛素样生长因子-1(IGF-1)的促进。

雌激素水平在儿童时期较低,在青春前期开始上升,到青春期第二性征开始发育时达到临界水平。峰值水平会诱发月经初潮,其水平在女性的生育期内保持在一个类似的周期性波动,并与排卵同步。但只有未结合的雌激素和孕酮才具有生物活性,能刺激生殖系统的目标器官(乳房、子宫和阴道)。然而,血液中的大部分雌激素和孕酮都与蛋白质结合在一起。一般来说,雌激素和孕酮会抑制促肾上腺皮质激素的释放,但其在排卵前后会刺激促性腺激素的分泌。雌激素和孕酮还对骨骼、皮肤和肌肉等其他主要组织产生直接和间接的影响。

2. 青春期

青春期是儿童期到成人期的过渡阶段。世界卫生组织将该期的年龄范围定为10—19岁。这一时期全身发育,由于下丘脑与垂体分泌的促性腺激素量增加及作用加强,使性腺发育和性激素分泌逐渐增加,内外生殖器均进一步发育。青春期既与第二性征的发育有关,也与身高和体重的快速增长有关。

青春期开始的时间因人而异,既与环境因素有关,也与遗传因素有关。不同阶段的发育速度也受不同因素的影响。由于健康和营养状况的改善,在过去几十年中,女孩的青春期平均发生在10—14岁之间。

(1) 青春期的引发

引发青春期的机制可能与调节GnRH释放的中枢影响因素包

括神经递质和肽,如 γ-氨基丁酸(GABA)和 KISS1 有关。这些以及其他因素会先抑制儿童期 GnRH 的释放,随后又启动其释放,从而在青春期早期诱导青春期的发生。其中,KISS1 是一种作用于 GnRH 神经元上游的神经肽,可与位于下丘脑 GnRH 神经元上的 G 蛋白偶联受体 GPR54 结合并激活该受体。KISS1 是 GnRH 神经元的主要激活剂之一,也是青春期开始和维持正常生殖功能的先决条件。

瘦素(LP)是一种由脂肪细胞产生的激素,瘦素浓度较高的女孩体内脂肪比例会增加,青春期也会提前到来。缺乏瘦素的动物不会进入青春期,而给予替代瘦素则可恢复其青春期。在青春期前男孩和女孩血液中的瘦素浓度都会增加。

许多其他因素也会影响青春期的开始和发展。比如遗传因素,母亲性成熟较早的女孩,其青春期会提前到来。生活在城市地区的女孩和失明女孩的青春期开始时间也较早。不同种族群体的青春期开始年龄也存在差异。

(2) 性早熟

性早熟(precocious puberty)是指男童 9 岁前、女童 8 岁前出现青春期过早启动的疾病。以女孩多见,表现为第二性征发育、血清中促性腺激素和性腺类固醇激素(如雌二醇和睾酮)水平超过青春期前水平,并作用于敏感的靶器官与组织。其中,GnRH 的早期脉冲式分泌激活是最常见的机制,通常是特发性的,但也有极少数是由于下丘脑肿瘤等严重疾病引起的。

(3) 青春期延迟

青春期延迟(delayed puberty)是指超过同龄人群青春期发育平均年龄 2—2.5 个标准差仍无青春期启动表现的疾病。一般将男童 14 岁时睾丸体积小于 4 mL、女童 13 岁时无乳房开始发育作为判断青春期延迟的标准。临床上，一般将女孩如果13岁时乳房仍未发育，或者14岁时还没有月经初潮并伴有多毛症，或有饮食失调、过度运动或分泌物异常等，抑或15岁时还没有初潮；将男孩如果14岁时睾丸还如同儿童时期，或在16岁时还不出现骨骼加速增长，可认为是青春期延迟。

青春期延迟是由于体质发育迟缓所致，通常发生在那些原本健康但身体发育比平均水平慢的儿童身上。这些孩子会比其他同龄孩子矮小，往往很瘦，而且有青春期延迟的家族史。有时，青春期发育迟缓可能继发于慢性疾病（如克罗恩病或囊性纤维化）、营养不良（如吸收不良）、过度运动（如竞技运动员）或身体和心理压力。

（4）青春期的生理变化

在青春期早期，下丘脑在雌激素和孕激素对GnRH释放的抑制作用不那么敏感。这导致GnRH的释放增加，进而刺激促性腺激素（LH和FSH）的分泌。促性腺激素的分泌会刺激性激素（主要是雌激素）的分泌，从而促进第二性征的发育。

当儿童的肾上腺皮质开始分泌肾上腺雄激素前体并最终增加脱氢表雄酮（DHEA）和硫酸脱氢表雄酮（DHEAS）的分泌时，就会出现肾上腺初潮。肾上腺初潮发生在青春期开始前几年，被认为是刺激阴毛和腋毛生长的原因。DHEA是一种弱雄激素激动剂，是肾上腺皮质最丰富的产物，其被认为可通过转变为更强效的雄激素、睾酮和双氢睾酮，从而导致青春特征出现（阴毛初现）。DHEA在肾上腺外被硫酸化为DHEAS，这是肾上腺雄激素活性的稳定标志物。阴毛初现是雄性激素分泌的生理表现，它还包括阴毛和腋毛的生长、成人体味和痤疮。

对于大多数女孩来说，青春期的第一个标志是乳房开始发育，平均年龄约为11岁。通常接下来是阴毛的生长，然后是腋毛的生长。

不过,也有少数女孩的阴毛生长开始于乳房发育之前。女性出现第一次月经称为初潮。月经初潮通常发生在所有其他生理变化之后,大约在青春期初现迹象的 2.5—3 年之后。月经初潮开始后,会有一段短暂的无排卵周期,并且随着初潮年龄的增加,这段无排卵周期的时间往往会延长。

与青春期同时出现的还有潜在的身体生长高峰,在月经初潮之前或前后达到顶峰。体型发生变化,体内脂肪增加,骨盆和臀部变宽,其部分原因是臀部和大腿脂肪堆积。月经初潮后,由于骨骺融合,生长突增受到限制。月经初潮期的月经周期通常不规则,可能需要长达 5 年(平均 2—3 年)的时间才能变得规律。

青春期变化的顺序被称为性成熟分级或 Tanner 分期。Tanner 分期是以医生 James Mourilyan Tanner 命名的,他于 1969 年发表了关于青春期身体变化顺序的描述。Tanner 分期是由第二性征的发育决定的,包括外生殖器大小和外观的变化、阴毛的发育,以及女孩从月经期(乳房萌芽期)到成年女性乳房发育的过程。Tanner 分期可分为五个不同的阶段,从Ⅰ期(青春期前)到Ⅴ期(成熟成人)。

3. 月经周期

月经是子宫通过子宫颈和阴道周期性地排出的血液和碎裂的子宫内膜。月经是由于卵巢分泌的孕激素和雌激素水平迅速下降造成的,如果卵子没有受精、着床和怀孕,在女性的整个生育期内每个周期都会出现月经。绝经是指月经永久停止。

两次月经第一天之间的时间间隔称为月经周期(menstrual cycle)。月经周期的中位数为 28 天(成年女性通常为 21—35 天;青少年时期的女性为 21—45 天)。月经周期通常相对稳定,在月经初潮后和绝经前的几年变化最大,此时排卵不太规律。月经不调更可能是无排卵。

根据月经周期中子宫和卵巢的形态和功能变化,月经周期可分为:月经期、增生期和黄体期。

(1) 月经期

月经周期的第 1—4 天为月经期(menstrual phase),与增生期的早期有所重叠。月经周期开始时,由于排出的卵子未受精,黄体退化,孕激素和雌激素支持作用消失,子宫内持续收缩,毛细血管破裂、坏死,内膜功能层脱落,最后坏死脱落的内膜组织与血液一起经阴道排出,称为月经来潮。月经平均出血时间约为 5 天(通常为 3—7 天)。每个周期的平均失血量约为 30 mL(正常范围为 15—80 mL),通常在第 2 天最多。基于纤维蛋白溶解素和其他抑制凝结因素的作用,经血通常不会凝结(除非出血量较大)。如果经血排出不畅,会引发较明显的腹痛,称为痛经。

(2) 增生期

月经周期的第 5—13 天为增生期(proliferative phase),又称卵泡期(排卵前),在这一阶段优势卵泡发育,并分为三个阶段:募集、选择和优势。募集发生在月经周期的第 1—4 天,此时 FSH 会从现有的非增殖卵泡群中募集多个卵泡。在月经周期的第 5—7 天,从募集的卵泡中选择一个卵泡排卵,其余卵泡闭锁。到月经周期的第 8 天,一个卵泡成为优势卵泡,促进自身生长,抑制其他卵泡的成熟,从而成为优势成熟卵泡,随后在排卵过程中排出卵子。

如图 9.12 所示,在这一阶段,垂体前叶的促性腺激素细胞几乎不含 LH 和 FSH。雌激素和孕酮水平也很低。然而,来自下丘脑的 GnRH 脉冲会刺激垂体前叶释放 LH 和 FSH。FSH 的分泌略有增加,刺激了募集卵泡的生长,循环 LH 水平的上升较慢(通常在 FSH 达到峰值后的 1—2 天)。募集的卵泡最终能够产生雌二醇,而雌二醇反过来又会刺激 LH 和 FSH 的合成,但同时也会通过负反馈机制抑制它们的分泌。这通常会导致只有一个卵泡成熟,且只有一个卵子被释放到输卵管中。在卵泡晚期(后半期),被选中排卵的卵泡逐渐成熟,并积聚颗粒细胞,颗粒细胞间积聚的卵泡液增加,融合成卵泡腔,形成窦状卵泡。

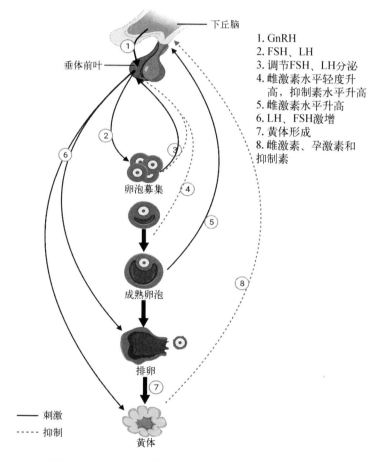

图 9.12　下丘脑-垂体-卵巢轴对月经周期和排卵的调节

窦状卵泡随着卵泡液的增多而增大,其直径在排卵前达到约 500 μm。促性腺激素水平下降,其中 FSH 比 LH 受影响明显。此时,

FSH 和 LH 的水平开始出现分化,这是因为雌二醇对 FSH 分泌的抑制作用大于对 LH 的作用,以及发育中的卵泡会产生抑制素,这种激素会抑制 FSH 的分泌,但不会抑制 LH 的分泌。随着雌二醇水平持续上升并达到最高值时,对下丘脑和垂体会产生的正反馈效应会导致 LH 水平急剧上升,排卵随之而来。

雌二醇水平通常在排卵开始时达到峰值,此时孕酮水平也开始上升。储存在垂体中的 LH 会在 36—48 小时内大量释放,这个过程被称为"LH 激增"。出现 LH 激增的主要原因是,高水平的雌二醇通过正反馈机制触发垂体的促性腺激素细胞分泌 LH。此外,GnRH 和孕酮的刺激也会引起 LH 激增。LH 激增会刺激酶的释放和激活,使卵泡壁开始分解,并在大约 16—32 小时内释放出成熟的卵子。在 LH 激增期间,雌二醇水平下降,但孕酮水平继续上升。

(3) 黄体期

黄体期(luteal phase)又称分泌期,是月经周期的第 15—28 天。黄体期的持续时间最长,平均为 14 天(通常为 11—17 天)。如果在这 14 天内没有怀孕,黄体就会退化。黄体期缩短可能预示着黄体功能不足(LPD),建议的 LPD 诊断标准是黄体期缩短至 <9 天。黄体主要分泌孕酮,其分泌量不断增加,在排卵后 6—8 天达到高峰,峰值约 25 mg/d。孕酮会刺激子宫内膜的发育,子宫内膜进一步增厚,分泌大量含糖原的黏液,这是受精发生并建立妊娠后受精卵着床和怀孕所必需的。

在黄体期的大部分时间里,循环中的雌二醇、孕酮和抑制素水平较高,垂体的负反馈会导致 LH 和 FSH 水平下降。卵子在排出后可存活约 12—24 小时(精子可存活 3—5 天)。如果没有怀孕,卵子会解体,孕酮水平下降。大约 12—16 天后,子宫内膜组织以月经出血的形式排出,月经周期再次开始。

4. 妊娠

(1) 妊娠的维持

在黄体期,孕酮会刺激子宫内膜从增殖型转变为分泌型,分泌型子宫内膜血管丰富,由螺旋动脉组成。腺分泌型子宫内膜可分泌趋化因子、生长因子和细胞黏附分子,所有这些物质都会为着床创造并维持有利的环境。

如图 9.13 所示,排卵和受精后,受精卵在输卵管的壶腹中停留长达 3 天,经历一系列细胞分裂、分化,最终形成桑椹胚(受精卵分裂产生的细胞群)。这一过程不受输卵管和子宫内激素的影响,可在体外受精(IVF)过程中进行。然后,桑椹胚沿着峡部进入子宫,整个过程大约需要 10 个小时,并以胚胎的形式进入子宫。胚胎继续发育,受精后 3—6 天,胚胎变成囊胚并漂浮在子宫内膜腔中。

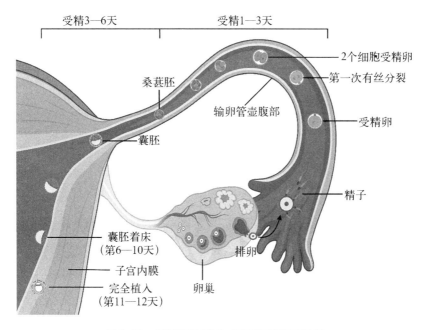

图 9.13 受精卵的形成、运行和着床示意图

囊胚会分泌多种物质，通过提高子宫内膜的成熟度来增加植入的机会。植入的成功取决于发育中的囊胚和成熟的子宫内膜之间的精确同步。然后，囊胚植入增厚的子宫内膜，植入完成。

植入后，胚胎会主动分泌人类绒毛膜促性腺激素（HCG），阻止黄体分解为白细胞。这使得黄体能够继续分泌孕酮，从而维持增厚的子宫内膜以继续妊娠。黄体的功能在妊娠的第6—7周开始下降，将出现"黄体胎盘过渡期"，大约发生在妊娠的第7—9周，在这段时间里孕酮的分泌功能逐渐从黄体转移到发育中的胎盘。这一过程对于维持胚胎存活的妊娠至关重要，因为孕酮是妊娠最重要的激素，它可以凭借一己之力维持早期妊娠，如果黄体过早丧失，就会发生流产。

（2）胎盘

囊胚外层的胚泡细胞被称为滋养外胚层，受精后5天就能够被识别。这些细胞最终形成胎盘（placenta）。胎盘是由胎儿部分的羊膜（amnion）和叶状绒毛膜（chorion frondosum）及母体部分的底蜕膜（decidua basalis）共同构成的。

绒毛膜为母体和胎儿之间的营养和气体交换提供了很大的表面积。母体的血液通过螺旋动脉输送，在绒毛间隙中循环，而胎儿的血液则在绒毛血管的绒毛核心中流动。因此，胎儿和母体的血液是不会混合的。

滋养层细胞是绒毛内的关键细胞，它们具有增殖、入侵、迁移以及通过聚集和融合并进行分化的能力。受精后10天，侵入的滋养层细胞形成两个独立的层。内层称为细胞滋养层，是单个快速分裂的细胞。外层较厚，称为合胞滋养细胞，是由多核细胞组成的合胞层，排列在胎盘绒毛的胎儿侧绒毛间隙中。

目前推测合胞滋养细胞以两种不同的形式存在，每种形式似乎都能产生下丘脑样激素：GnRH、促肾上腺皮质激素释放激素（CRH）

和促甲状腺素释放激素(TRH)，或者产生垂体样激素：HCG、促肾上腺皮质激素(ACTH)和人绒毛膜促甲状腺激素(hCT)。因此，合胞滋养细胞是胎盘中激素分泌的主要场所。由于合胞滋养细胞的表面积大，而且它们位于绒毛间隙中，因此这些激素可以比胎儿循环高得多的浓度几乎完全释放到母体血流中。

蜕膜(妊娠期间的子宫内膜)是母体激素分泌的场所，它能维持和保护妊娠不受母体免疫系统的影响。蜕膜分泌的皮质醇可与胎儿孕酮和HCG协同抑制潜在的免疫排斥反应。蜕膜还能产生蜕膜催乳素，这是一种多肽激素，其化学和生物特性与垂体催乳素相同，它的产生是由孕酮诱导的。催乳素被释放到羊水中，不会受到多巴胺激动剂(如溴隐亭和多巴胺)的影响。鉴于催乳素的调控并不依赖于多巴胺，因此它能降低胎儿羊膜对母体方向的渗透性，从而调节通过胎膜的液体和电解质运动。垂体催乳素也会在胎儿循环(来自胎儿垂体)和母体循环(来自母体垂体)中分泌，而母体摄入多巴胺激动剂会抑制这两种分泌。

松弛素是一种肽类激素，由黄体(仅限孕妇)、胎盘、蜕膜和绒毛膜产生。它在母体中的主要功能似乎是使宫颈成熟(软化)、抑制子宫收缩和放松耻骨联合，为分娩做好准备。在胎儿体内，它与胎膜结合，提高细胞因子水平，进而激活基质金属蛋白酶(MMP)，引起一系列事件，最终导致胎膜破裂。

(3) 分娩

人类妊娠期持续40周。在此期间，子宫静止期和宫颈闭锁孕育着胎儿。临近分娩时，妊娠的抑制作用开始解除，在母体和胎儿的旁分泌和内分泌信号下，子宫和宫颈发生了一系列变化，最终导致分娩的开始。这个阶段子宫收缩、宫颈扩张，胎膜破裂，整个过程历时数小时甚至更久，最终导致胎儿排出和分娩。

人类的生产是由于子宫从静止状态中被解除，而不是突然释放刺激因子的主动过程。而早产可能是由于感染、炎症或其他病理紊乱导致的分娩激活，从而使正常的足月生产级联反应短路或不堪重负。

- 分娩过程

分娩是一个正反馈的过程可分为三个阶段。

第一阶段：首先是有规律的子宫收缩，其频率、强度和持续时间都在增加，从而导致宫颈扩张。

第二阶段：从第一阶段结束至宫颈完全扩张到 10 cm 开始，到胎儿娩出结束。这是胎儿排出的阶段。

第三阶段：从胎儿娩出开始，至胎盘娩出结束。这是胎盘分离和排出阶段。胎盘娩出 2 小时后，子宫肌层收缩，血管血栓形成，以阻止胎盘部位出血。

- 分娩的启动机制

人类在分娩的生理学方面已经做了大量工作，分娩的启动可能是由多方面的因素引起，其中母体、胎盘、胎儿、性类固醇激素和前列腺素(PG)等都在其中发挥着作用。

在母胎区，子宫平滑肌具有各种特性，有助于将妊娠进行至足月，然后帮助娩出成熟胎儿。其中，子宫内膜转变为蜕膜，其最初的免疫抑制作用可维持妊娠；到足月时，炎症信号的激活和主动免疫抑制的退出都有助于分娩的开始。宫颈是防止上行感染的屏障，并在孕早期的大部分时间内维持宫颈机能，同时允许基质发生变化，从而增加组织顺应性，使其日后能够分娩流出和扩张。

在人类妊娠中，雌激素和孕酮的含量都会维持较高水平，雌激素能够增加子宫收缩程度，孕酮则抑制子宫收缩，它们比例的微妙变化对足月和分娩都很重要。在妊娠后期，雌激素的分泌量继续增加，但孕酮的分泌量保持不变甚至略有下降。在妊娠末期，雌激素与孕酮的比值会明显升高，这可能会增强子宫的收缩力。

催产素是一种由垂体后叶分泌的肽类激素，与子宫收缩之间存在着正反馈调节。分娩过程中，宫颈受到刺激或伸展，可通过下丘脑引起神经性反射，导致垂体后叶分泌催产素的速度和分泌量增加。此外，子宫肌上催产素受体表达的增加也会增强妊娠后期子宫肌对催产素的敏感性。

胎盘和羊膜是类固醇激素、生长因子和其他介质的重要来源，通过免疫、代谢和生理屏障维持妊娠，并在足月时协助过渡到分娩的开始。羊膜的抗张强度可抵御撕裂，可构成一个无血管过滤器，并免受过早引起蜕膜或子宫肌层激活的羊水成分的扰乱。绒毛膜具有激活子宫内激素的酶。前列腺素作为妊娠期间合成及分泌的一种重要激素，可由妊娠期子宫肌层、子宫蜕膜、羊膜、绒毛膜以及宫颈黏膜等合成和释放，能够促进宫颈成熟，诱发子宫收缩，从而启动分娩。羊膜中合成的生物活性肽和 PG 有助于促进妊娠后期子宫收缩，可能是足月过程中 PG 的主要来源。

至于胎儿的作用，随着成熟，会直接导致激素的变化，从而帮助分娩。胎儿的成熟会使胎儿下丘脑-垂体-肾上腺轴被激活，分泌大量皮质醇；而在妊娠后期胎儿的垂体分泌的催产素也会增加，这些都可以作为子宫刺激剂刺激子宫的收缩。此外，妊娠后期，胎儿的胎肺分泌的如肺表面活性物质结合蛋白、血小板活化因子等因子也具有促进子宫肌收缩的作用。

此外，妊娠期间，子宫肌的拉伸、宫颈伸展或刺激等机械因素也都可以调控分娩的启动。

- 子宫肌收缩的生理学原理

肌动蛋白与肌球蛋白之间的相互作用、单个子宫肌细胞兴奋性的增强以及细胞之间相互影响能够使细胞同步收缩,从而引起子宫收缩。当肌动蛋白和肌球蛋白两丝结合时,单个子宫肌细胞就会收缩。这一反应需要细胞内钙的增加,由催产素或前列腺素 F2α,或两者同时引起细胞内钙的增加。细胞外钙可通过钙通道进入子宫肌细胞。子宫肌细胞的收缩可能会受到孕酮和细胞内环磷酸腺苷(cAMP)的抑制。

此外,子宫收缩相关蛋白包括催产素受体、前列腺素 F 受体和间隙连接蛋白-43(connexin-43),这些蛋白在妊娠末期都会不同程度地增加。

• 子宫间隙连接

间隙连接(gap junction)是由连接子构成的细胞间通信连接。肌细胞之间的交流是通过间隙连接形成的,它有助于电流和代谢物的通过。间隙连接由连接子(connexon)构成,每一个连接子由 6 个穿膜的连接蛋白组成的筒状,中央有直径 1.5 nm 的通道。间隙连接是耦合细胞之间交换废物、代谢物和离子等的通道。间隙连接的最佳数量和类型对维持子宫肌层的同步性非常重要。

通过电子显微镜可以发现,两个对立细胞的质膜上都有一种叫作"连接蛋白"的膜间蛋白,它们从两层膜中伸出,横跨两层膜之间的缝隙,这就是间隙连接,属于激发流的低阻抗通道。它们允许相邻细胞之间进行交流,这种交流可能是电子交流,也可能是新陈代谢交流,或两者都有。电信号(如动作电位)可迅速传递到所有相邻细胞,从而导致有效收缩,形成功能性同步。这些间隙连接在临产前会增加,在分娩过程中会更多。

雌激素和前列腺素会促进间隙连接的形成,而孕酮则会抑制间隙连接的形成。有研究表面,间隙连接对各种物质的通透性可能受钙离子和环磷酸腺苷(cAMP)的调节。

5. 更年期

更年期(menopause)是一个自然现象,标志着女性生命中自发排卵的终结,从而标志着生育能力的结束。更年期症状因人而异,差别很大,有些女性症状很少或没有症状,而有些妇女则会出现月经紊乱、潮热、阴道刺激、睡眠障碍、疲劳和体重增加等典型症状,这些很可能是由雌激素缺乏引起的。

女性的更年期通常从40多岁开始,持续约5—7年。其间,卵巢功能逐渐减退,雌二醇分泌不稳定且水平逐渐变低,排卵水平迅速下降,月经周期不规律。绝经后的卵巢不再分泌雌二醇,但会继续分泌处于绝经前水平的雄烯二酮和睾酮。这时,雄烯二酮通过外周的芳香化作用产生的雌酮是主要的循环雌激素。由于卵巢功能衰竭导致雌激素水平较低,从而失去了负反馈作用,同时颗粒细胞产生的抑制素减少,引起促性腺激素(LH 和 FSH)水平升高,这也是绝经后妇女的典型血检结果。在更年期月经周期的2—5天之间测得的 FSH 若>10 mIU/mL 则表明卵巢衰老。

思考与练习:

1. 简要概述男性生殖系统的组成和功能。
2. 简要概述女性生殖系统的组成和功能。
3. 简要概述男性生殖功能的主要调节机制。
4. 简要概述女性生殖功能的主要调节机制。

本章参考文献

[1] 邵水金,朱大诚.解剖生理学:第3版[M].北京:人民卫生出版社,2021.
[2] 李新华,赵铁建.解剖生理学:第3版[M].北京:中国中医药出版社,2017.
[3] 李继承,曾园山.组织学与胚胎学:第9版[M].北京:人民卫生出版社,2018.
[4] Goldstein M. Anatomy of the Male Reproductive System. In: Goldstein M (ed)

Atlas of Male Infertility Microsurgery. Springer, 2023: 3-5.

[5] Mjaess G, Aoun F, Roumeguère T, et al. The Male Reproductive System Anatomy. In: Goonewardene SS, Brunckhorst O, Albala D, et al (eds) *Men's Health and Wellbeing*. Springer, 2022: 1-12.

[6] Kalthur SG, Kalthur G. Anatomy and Development of the Male Reproductive System. In: Gunasekaran K, Pandiyan N (eds) *Male Infertility: A Clinical Approach*. Springer, 2017: 1-15.

[7] Carrascosa P, Capuñay C. Normal Radiologic Anatomy of Female Reproductive System. In: P. Carrascosa P, Capuñay C, Baronio JM, et al (eds) *Clinical Atlas of CT Virtual Hysterosalpingography*. Springer, 2021: 7-39.

[8] Nunziato JD, Valea FA. 3 - Reproductive anatomy: Gross and Microscopic Clinical Correlations. In: Gershenson DM, Lentz GM, Valea FA, et al (eds) *Lobo Comprehensive Gynecology (Eighth Edition)*. Elsevier, 2022: 47-75.e41.

[9] Rock KD, Starnes HM, Belcher SM. Reproductive system, female. In: Wexler P (ed) *Encyclopedia of Toxicology (Fourth Edition)*. Elsevier, 2023, 8: 167-202.

[10] Nordhoff V, Wistuba J. Physiology of Sperm Maturation and Fertilization. In: Nieschlag E, Behre HM, Kliesch S, et al (eds) *Andrology: Male Reproductive Health and Dysfunction*. Springer, 2023: 55-75.

[11] Wistuba J, Neuhaus N, Nieschlag E. Physiology of Testicular Function. In: Nieschlag E, Behre HM, Kliesch S, et al (eds) *Andrology: Male Reproductive Health and Dysfunction*. Springer, 2023: 15-54.

[12] Gingold JA, Jain M, Jalai C. Hypothalamic-Pituitary-Ovarian Axis and Control of the Menstrual Cycle. In: Falcone T, Hurd WW (eds) *Clinical Reproductive Medicine and Surgery: A Practical Guide*. Springer, 2022: 1-22.

[13] Iyer TK, Thacker HL. Menopause. In: Falcone T, Hurd WW (eds) *Clinical Reproductive Medicine and Surgery: A Practical Guide*. Springer, 2022: 201-233.

[14] Vogazianou A. Anatomy and Physiology of the Female Reproductive System. In: Llahana S, Follin C, Yedinak C, et al (eds) *Advanced Practice in Endocrinology Nursing*. Springer, 2019: 739-752.

[15] Andrew A. Dwyer and Sofia Llahana. Anatomy and Physiology of the Male Reproductive System. In: Llahana S, Follin C, Yedinak C, et al (eds) *Advanced Practice in Endocrinology Nursing*. Springer, 2019: 838-751.

[16] Gao L, Rabbitt EH, Condon JC, et al. Steroid receptor coactivators 1 and 2 mediate fetal-to-maternal signaling that initiates parturition. *J Clin Invest*. 2015, 125 (7): 2808-2824.

第十章
免疫学研究前沿进展

吴言为

本章学习目标

1. 了解免疫学的发展历程及现状；
2. 了解免疫系统的组成；
3. 熟悉免疫器官的分类、结构及功能；
4. 熟悉免疫细胞的种类和功能；
5. 掌握模式识别受体的种类和特点；
6. 了解T细胞亚群的分类、表型及功能；
7. 掌握抗体药物的作用机制；
8. 熟悉抗体药物的现有靶点；
9. 了解抗体药物未来发展趋势；
10. 了解CAR-T细胞治疗的现状。

人们常常听到"免疫"这个词，一般会简单地认为免疫就是指人体的抵抗力，实际上，免疫是指机体对外来物质（包括病原微生物、毒素等）的识别、排斥或消灭等一系列反应过程。这些反应可能是保护性的,也可能会导致自身组织损伤。免疫系统的功能主要涉及三个方面:免疫防御(immune defense)、免疫监视(immune surveillance)和免疫自稳(immune homeostasis),这些功能一旦失调,即产生免疫病理反应。当防御保护功能过高时,会出现过敏反应;当防御保护功能过低时,则会得免疫缺陷综合征。当免疫监视功能过低时,可能会形成肿瘤等。当免疫自稳功能失调时,可能会患自身免疫性疾病等。因此,认识免疫系统的解剖学特点及生理学功能、了解免疫学研究的前沿动态,有助于全面了解机体免疫状态、解析疾病发病机制、开发免疫治疗策略。

一、免疫学研究概述

按传统定义,免疫(immune)即指免除传染病。长期以来,人类与各种瘟疫不倦地斗争。18世纪,英国的一名医生观察到挤奶女工在患牛痘后不易得天花的事实后,发明了牛痘法以预防天花,这是人类利用免疫干预手段成功控制严重传染病的一个典范,代表着现代医学的重要成就之一。采用疫苗预防天花也代表了真正意义上的"免疫"应用。该时期也被认为是免疫学科的开创时期。

19世纪至20世纪初,免疫学各分支学科大体建立健全,这一时期被称为经典免疫学时期。其中,人体免疫系统的解剖结构和生理功能的研究是这一时期的代表性成果之一。如比利时的科学家发现了血清补体成分,俄国的科学家发现了巨噬细胞清除异物的功能等。

20世纪60年代后,随着解剖学的发展,科学家又发现并确认了胸腺和淋巴细胞的免疫功能。此时,在一系列基础科学研究取得重大进展的背景下,免疫学逐渐发展成为一个更为专业化的领域。现代免疫学范畴也早已超越了单纯抗感染免疫,而是一门机体识别和清除非已成分的科学。

现今,随着细胞生物学、分子生物学和遗传学等学科的影响,免疫学已经成为生命科学中的一项前沿领域,并且在现代医学中扮演着重要的角色。科学家们正在努力探讨生物的基本生理规律——免疫的自身稳定机制。医学中的许多重要问题,如自身免疫、超敏反应、肿瘤免疫、移植免疫、免疫遗传等,也必将得到更好的解决。

二、免疫系统

免疫系统(immune system)是机体执行免疫应答和维持免疫功能的系统,由免疫器官、免疫细胞以及免疫分子等组成。免疫系统具有免疫监视、防御、调控的作用。

1. 免疫器官

免疫器官可以分为中枢免疫器官和外周免疫器官(图 10.1)。中枢免疫器官包括骨髓和胸腺,它们是免疫细胞发育、成熟和分化的场所。外周免疫器官包括脾脏、淋巴结、扁桃体、黏膜免疫系统,它们是 T 细胞和 B 细胞定居、增殖并执行免疫应答的关键区域。

(1)胸腺

胸腺(thymus)位于胸骨柄后方的前纵隔上部,腺体后面附于心包及大血管前面,由不对称的左右两叶组成。胸腺的大小和结构随年龄不同而变化。在新生儿时期,胸腺质量为 15—20 g,青春期时的质量最大,为 30—40 g,而后随年龄增长逐渐萎缩变小,老年时期,人体的胸腺质量仅有 10—15 g,其大部分被脂肪组织所替代,变为浅黄色。

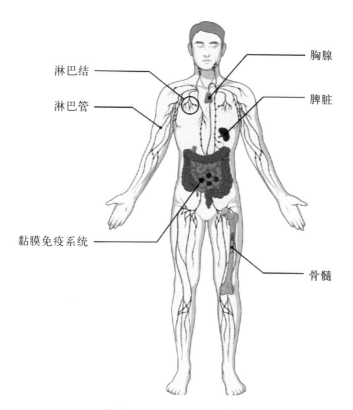

图 10.1 人体主要免疫器官

胸腺是 T 细胞分化和成熟的地点，其状态直接影响机体细胞免疫功能，并且对机体体液免疫功能也产生间接影响。

· 胸腺的解剖结构

胸腺表面覆盖着结缔组织薄膜，并延伸到腺实质内部，将其分隔成许多胸腺小叶。每个小叶又被分为皮质（cortex）和髓质（medulla）两个区域。小叶的外层是皮质，而内层则是髓质（图 10.2）。

· 胸腺的细胞组成

胸腺内的细胞主要由胸腺细胞（thymocyte，大约占 95%）和胸腺基质细胞（thymus stromal cell，大约占 5%）构成。

胸腺细胞：骨髓中的前 T 细胞经血流进入胸腺即成为胸腺细胞。

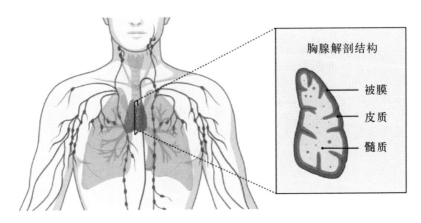

图 10.2　胸腺的解剖结构

胸腺细胞主要分布于胸腺皮质,少量散在分布于胸腺髓质。不同分化阶段的胸腺细胞表面标志不同,根据 CD4、CD8 的表达情况可分为双阴性细胞($CD4^- CD8^-$)、双阳性细胞($CD4^+ CD8^+$)以及单阳性细胞($CD4^+ CD8^-$ 或 $CD4^- CD8^+$)。

胸腺基质细胞:胸腺基质细胞指的是胸腺内不属于胸腺细胞的其他细胞,包括胸腺上皮细胞、巨噬细胞和树突状细胞等。近年来的研究还在胸腺内发现了肥大细胞和 B 细胞。胸腺上皮细胞相互连接形成网络,并表达多种表面分子和分泌多种胸腺激素,是胸腺微环境的重要组成。

• 胸腺的功能

胸腺是 T 细胞发育的主要场所。胸腺可以被看作是由高度特化的胸腺上皮细胞构成的三维网络,里面填塞着不同发育阶段的 T 细胞。在上皮细胞所提供的各种信号的支持下,从骨髓迁入的前 T 细胞在胸腺展开既定的发育程序:经历增殖、定向分化、TCR 重排、β 选择、阳性选择和阴性选择等过程,形成一个具有高度多样性,并能有效区分"自我"和"非我"的 T 细胞库。T 细胞一旦成熟,便随血流离开胸腺进入外周免疫器官或外周血。

胸腺具有免疫调节功能。胸腺基质细胞可以产生胸腺素、胸腺生成素、胸腺激素和 IL-7 等因子,并表达 MHC Ⅰ类分子和 MHC Ⅱ类分子,从而促进胸腺细胞分化和成熟。此外,胸腺也在调控外周成熟 T 细胞方面发挥作用。

胸腺具有屏障作用。胸腺皮质区域内的毛细血管及其周围结构在阻止血液中大分子物质进入胸腺方面发挥屏障作用,被称为血-胸腺屏障(blood-thymus barrier)。

(2) 骨髓

骨髓(bone marrow)存在于骨骼内的松质腔和长骨的骨髓腔中,由多种类型的细胞和网状结缔组织组成。根据其不同的组织结构,骨髓可分为红骨髓和黄骨髓,为柔软富有血液的组织。红骨髓具有活跃的造血功能。初生时期,骨内充满的全部是红骨髓。成年后,红骨髓主要位于一些扁骨、不规则骨和长骨的骨骺中,其中以胸骨、椎骨和髂骨的骨骺中最为丰富,同时这些区域也是造血功能最活跃的区域。黄骨髓主要由脂肪组织构成,仅有少量幼稚细胞团,造血功能微弱。

骨髓是机体主要的造血器官,它有如下功能:

骨髓是产生各类免疫细胞的场所。骨髓中存在着多能造血干细胞,其具有分化成不同谱系血细胞的能力。造血干细胞可分化为髓样祖细胞和淋巴样祖细胞,并最终产生粒细胞、单核细胞、红细胞、血小板以及淋巴细胞、自然杀伤细胞(NK 细胞)等(图 10.3)。

骨髓是 B 淋巴细胞分化成熟的场所。骨髓中造血干细胞分化成淋巴样祖细胞后循不同途径进一步分化。其中,一部分淋巴样祖细胞经血液进入到胸腺中,进一步发育成为成熟 T 淋巴细胞。而另一部分淋巴样祖细胞则在骨髓内继续分化为成熟 B 淋巴细胞。与 T 细胞在胸腺中的发育过程类似,B 细胞在骨髓中也经历了选择性发育以

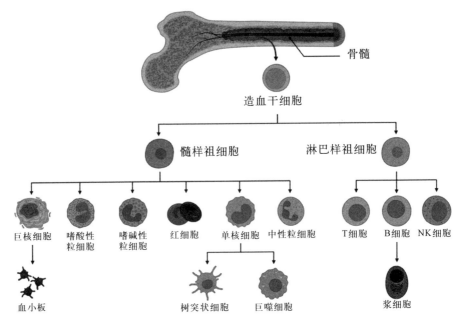

图 10.3 骨髓造血干细胞的发育分化

及表型的改变。成熟 B 细胞最终进入血液循环,并定居于外周免疫器官。

骨髓是再次免疫发生时血清中抗体的主要来源。初次体液免疫应答发生时产生的记忆性 B 细胞定居在外周免疫器官,当其再次接受相同抗原刺激时,激活并分化为可产生抗体的浆细胞,浆细胞经淋巴液和血液进入骨髓,并在骨髓中持续产生大量抗体,成为血清抗体的主要来源。

(3) 脾脏

脾脏(spleen)属于外周免疫器官。脾脏位于腹腔的左上方,呈扁椭圆形,颜色呈暗红,质地柔软而易碎。其位置在左季肋区,位于胃底和膈膜之间,与第 9 至第 11 肋骨相对应,长轴与第 10 肋骨一致。脾脏可以分为内面和外面,上下两条缘,以及前端和后端。内面呈凹陷,与胃底、左肾、左肾上腺、胰腺尾部和结肠的左曲相邻,因此也被称为脏面。在脏面的中央位置有一条沟,是神经和血管进出的地方,被称为脾门。外面则较为平滑且凸起,与膈膜相对,因此也称为膈面。

- 脾脏的解剖结构

脾脏实质包括三个部分:白髓、红髓和边缘区。

白髓由密集的淋巴组织组成,包括动脉周围淋巴鞘和淋巴滤泡。前者是 T 细胞居住区;后者是 B 细胞居住区。淋巴滤泡可分为未受抗原刺激的初级滤泡和受抗原刺激后形成的生发中心,即次级滤泡。

红髓主要包括脾窦和脾索,其血流速度较慢,有助于充分接触抗原与吞噬细胞,是免疫细胞发挥吞噬作用的主要地点。

白髓与红髓的交界处即为边缘区,其是血液和淋巴细胞进出的重要通道。

- 脾脏的功能

脾脏是人体最大的淋巴器官,具有储血、造血、清除衰老红细胞和进行免疫应答的功能。

脾脏是免疫细胞定居的场所。脾脏是成熟淋巴细胞定居的地方,其中 T 细胞约占 40%,B 细胞约占 60%。

脾脏是免疫应答发生的场所。同样作为外周免疫器官,脾脏与淋巴结的主要差异在于:脾脏主要对血液来源的抗原产生免疫应答,而淋巴结则主要对引流淋巴液来源的抗原产生免疫应答。

脾脏能够合成生物活性物质。脾脏是免疫细胞合成并分泌细胞因子以及补体等生物活性物质的重要场所。

脾脏具有过滤作用。人体体内约 90% 的循环血流经脾脏,脾脏可清除其中的病原体、衰老细胞及免疫复合物等,从而净化血液。

此外,脾脏还是机体储存红细胞的血库。

(4) 淋巴结

淋巴结(lymph node)是呈椭圆形的淋巴组织小体,广泛分布于全身淋巴通道上。身体较隐蔽的凹窝处多成串出现,如腋窝、腹股沟、器官门或胸腹腔大血管附近。淋巴结一侧凸隆,并与输入淋巴管连通;另一侧凹陷形成淋巴结门,与输出淋巴管连通。人体各部位的淋巴管,一般会汇至附近的淋巴结,当身体局部发生感染时,细菌、病毒等病原体可经淋巴管扩散到附近的淋巴结。此时局部淋巴结内的细胞迅速增殖,体积增大,即发生局部淋巴结肿大。局部淋巴结不能清除这些病原体时,则病变还可沿该局部淋巴结的输出管向远处蔓延和扩散。因此,了解局部淋巴结的位置和淋巴导流的方向,具有重要的临床意义。

• 淋巴结的解剖结构

淋巴结的表面被密集的结缔组织薄膜所覆盖,被膜深入淋巴结内形成许多间隔(又称小梁),构成淋巴结的网状支架。淋巴结分为皮质和髓质两个部分,两者通过淋巴窦连通。靠近外围的部分被称为皮质,皮质又被划分为浅皮质区、深皮质区和皮质淋巴窦(图10.4)。

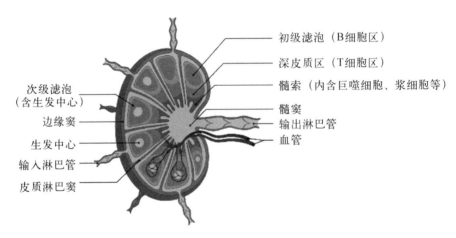

图 10.4　淋巴的结构

浅皮质区:又称为胸腺非依赖区,是 B 细胞聚集的区域。在浅皮质区内,包含一些由淋巴细胞组成的团块,通常被称为淋巴滤泡或淋巴小结。淋巴滤泡分为两类：初级滤泡和次级滤泡。初级滤泡指未受抗原刺激的淋巴滤泡，主要由静止的成熟 B 细胞组成。次级滤泡则指受抗原刺激的淋巴滤泡，其内出现大量增殖分化的 B 细胞，叫作生发中心(germinal center)。

深皮质区：又叫胸腺依赖区，是 T 细胞聚集的区域。在这个区域内，存在许多由内皮细胞构成的毛细血管后微静脉，也称为高内皮小静脉，它们在淋巴细胞再循环的过程中扮演着重要角色。

淋巴窦：在淋巴结内，凡是淋巴所循行的通道，称为淋巴窦。淋巴从输入管进入淋巴结的淋巴窦，再经输出管流出。当淋巴流经淋巴窦时，淋巴才获得了由淋巴组织所产生的淋巴细胞。

髓质：淋巴结的中央部分称为髓质，由髓窦和髓索组成。髓索内包含 B 细胞、T 细胞、浆细胞、肥大细胞和巨噬细胞。髓窦内的巨噬细胞较为丰富，其主要功能是进行滤过。

• 淋巴结的功能

淋巴结是淋巴细胞定居的场所。在胸腺和骨髓中发育成熟的 T 淋巴细胞和 B 淋巴细胞随即定居于淋巴结中。其中，T 淋巴细胞约占淋巴细胞总数的 75%，而 B 细胞则约占 25%。

淋巴结是免疫应答发生的主要场所。抗原提呈细胞在淋巴结内将经过加工处理的抗原呈现给 T 淋巴细胞，激活它们并促使其增殖和分化。因此，淋巴结是免疫应答主要发生的地方。

淋巴结参与淋巴细胞再循环的过程。淋巴结深皮质区的高内皮小静脉在淋巴细胞再循环中扮演着关键角色。循环中的淋巴细胞穿过高内皮小静脉进入淋巴结实质，然后通过输出淋巴管进入胸导管（全身最长的淋巴导管，又称左淋巴导管）或右淋巴导管再回到血液循环。

淋巴结具有过滤作用。当侵入机体的病原体或毒素流经淋巴结时,可被淋巴结内的巨噬细胞吞噬或其他机制清除。因此,淋巴结具有重要的滤过作用。

2. 免疫细胞

免疫细胞(immunocyte)泛指所有直接参与免疫应答的细胞以及与免疫应答相关的细胞。免疫细胞主要包括以下几种:T淋巴细胞、B淋巴细胞、单核/巨噬细胞、树突状细胞(dendritic cell,DC)、粒细胞等。免疫细胞是免疫系统的重要组成成分,参与调节机体固有免疫和适应性免疫。

(1) T淋巴细胞

T淋巴细胞(T lymphocyte)简称T细胞,是介导细胞免疫、调节机体免疫功能的重要免疫细胞。T细胞起源于骨髓造血干细胞,随后在胸腺发育和分化,成熟后则离开胸腺,定居于脾脏、淋巴结等外周免疫器官。外周血中T细胞占淋巴细胞总数的65%—70%。

T细胞可以分为多个亚群,不同亚群具有不同的表面标志和功能。T细胞根据其TCR类型不同可分为αβ T细胞和γδ T细胞;根据分化抗原的不同αβ T细胞又可分为CD4 T细胞和CD8 T细胞;CD4 T细胞根据其介导的功能不同又可细分为Th1、Th2、Th9、Th17、Treg等亚型;CD8 T细胞是一类细胞毒性T细胞,在肿瘤免疫和抗病毒感染免疫中发挥重要作用;此外,还存在一类专一识别脂类抗原、非MHC限制的自然杀伤T细胞。

(2) B淋巴细胞

B淋巴细胞(B lymphocyte)简称B细胞,主要介导体液免疫,也是机体重要的免疫细胞。与T细胞相似,B细胞也起源于骨髓造血干细胞,但其随后在骨髓中发育和分化,成熟后离开骨髓定居到脾脏、淋巴结等外周免疫器官。外周血中B细胞占淋巴细胞总数的

20%—25%。

(3) 固有免疫应答中的免疫细胞

• 单核/巨噬细胞

单核/巨噬细胞指的是血液中的单核细胞(monocyte, MC)以及组织中的巨噬细胞(macrophage)。单核/巨噬细胞具有很强的吞噬能力,特别是巨噬细胞,在固有免疫和适应性免疫中均发挥重要作用。在固有免疫中,巨噬细胞可通过吞噬作用来消灭和清除病原体或异物,并参与调节炎症反应;在适应性免疫中,巨噬细胞主要承担免疫调节和抗原呈递的作用。

• 自然杀伤细胞

自然杀伤细胞即NK细胞,属于淋巴细胞谱系的细胞群。NK细胞具有细胞毒效应,无需抗原预先致敏就能自发地杀伤靶细胞。由于NK细胞不表达T淋巴细胞/B淋巴细胞特有的表面标志物如TCR、BCR、CD4、CD8等分子,所以又曾被命名为裸细胞(null cell)。在形态上,NK细胞的胞质中富含苯胺,激活后颗粒物明显增多。NK细胞来源于骨髓干细胞,存在骨髓或胸腺两条分化成熟路径。NK细胞主要分布于外周血。NK细胞的主要功能是参与适应性免疫的细胞免疫应答,在肿瘤免疫、抗病毒感染中发挥重要作用。同时,NK细胞在固有免疫中也起重要作用。

• 树突状细胞

树突状细胞(DC)起源于造血干细胞,有髓系DC(mDC或DC1)和淋系DC(pDC或DC2)两类。来自骨髓或胸腺的mDC和pDC都是没有成熟的树突状细胞。这些未成熟的树突状细胞表达较低水平的MHCⅡ分子、共刺激分子和黏附分子(如ICAM-1、DC-SIGN),但高表达Fc受体、CR和Toll样受体等,它们能够通过吞噬和胞吞作用吸收抗原,但抗原的加工和呈递能力较弱,主要释放TNF-α、IL-

6、IL-1等细胞因子。一旦这些未成熟的树突状细胞摄取了抗原或者受到了炎症刺激，它们就会进入成熟阶段，表型和功能都会发生变化：它们会高表达MHCⅡ分子、共刺激分子和黏附分子，但不再表达Fc受体、CR和病原体受体，抗原的吸收和加工能力下降，但具有强大的抗原呈递能力，主要释放IL-12、IL-4等细胞因子。

• 粒细胞和肥大细胞

粒细胞（granulocyte）也称多形核白细胞，其来源于骨髓干细胞，参与适应性免疫和固有免疫，在炎症中发挥作用。粒细胞包括中性粒细胞、嗜酸性粒细胞和嗜碱性粒细胞。肥大细胞（mast cell）主要分布于黏膜或结缔组织中，表面表达FcεR，在IgE抗体作用下可发生脱颗粒，参与Ⅰ型超敏反应。

三、免疫学前沿进展

在人类与疾病的不断抗争中，免疫学不断发展。近年来，免疫学更是成了生物医学领域的前沿学科，从基础理论到临床应用、从纵深发展到交叉融合，均取得了突破性进展。目前免疫学研究的热点很多，本章节主要介绍基础免疫学研究相关热点（如天然免疫识别机制的研究进展、新型免疫细胞亚群的发现等），并结合免疫学相关技术的发展（如单细胞测序、蛋白质组学、基因编辑技术等）介绍有关肿瘤免疫治疗、自身免疫疾病治疗、感染性疾病治疗的应用性前沿进展（如抗体药物的研发、CAR-T细胞治疗的研究及应用等）。

1. 基础免疫学研究前沿进展

（1）天然免疫的识别和调控机制研究进展

近年来，天然免疫的识别和调控机制成为免疫学研究的热点领域。哺乳动物的先天免疫系统主要依靠模式识别受体（pattern recognition receptor，PRR）来识别一系列病原体，如病毒、细菌等，同时触发机体的免疫反应和炎症发生。目前已发现的模式识别受体主要有六大类：Toll 样受体（TLR）、RNA 识别受体、DNA 识别受体、NOD 样受体（NLR）、C 型凝集素受体及其他一些模式识别受体。这些模式识别受体主要分布在细胞表面、细胞内体、溶酶体或者细胞胞浆内，这些受体在配体的刺激下可启动特定的信号通路，从而针对不同的病原体做出对应的免疫应答和炎症反应。

· Toll 样受体家族

目前，已有十多种哺乳动物的 Toll 样受体（TLR）分子被发现。其中，TLR1—TLR9 在人和小鼠中均有表达，且相对保守；TLR10 只存在于人体内；TLR11—TLR13 则仅存于小鼠体内。根据 Toll 样受体在亚细胞上的定位，其可分为两大类：一类为细胞膜表面的 Toll 样受体，包括 TLR1、TLR2、TLR4、TLR5 和 TLR6；另一类为细胞内溶酶体、内体和内质网膜上表达的 Toll 样受体，包括 TLR3、TLR7、TLR8 和 TLR9。2011 年的诺贝尔生理学或医学奖得主便是在 Toll 样受体的发现和识别领域取得了开创性工作成果。

如表 10.1 所示，不同 Toll 样受体分别识别不同的病原体相关分子模式（PAMP），如 TLR2 识别病原微生物的脂磷壁酸（LTA）、TLR3 识别 dsRNA、TLR4 识别细菌脂多糖（LPS）、TLR5 识别鞭毛蛋白（flagellin）、TLR7/TLR8 识别 ssRNA、TLR9 识别 CpG 基序等。此外，Toll 样受体还能识别在炎症或组织损伤时产生的损伤相关的分子模式（DAMP），包括热休克蛋白、纤维蛋白原、裂解产物或透明质酸等。目前，尽管已经发现了 Toll 样受体分别选择识别的配体，但是有关 Toll 样受体识别相应配体的结构基础仍有许多空白，值得进一步研究。另外，Toll 样受体激动剂和拮抗剂的研发对于感染性疾病或自身免疫性疾病的治疗也具有重要的临床意义。

表 10.1　Toll 样受体定位及相应配体

受体	定位	外源性配体	内源性配体
TLR1	细胞膜	三酰基脂多肽	—
TLR2	细胞膜	脂磷壁酸（LTA）、酵母聚糖、脂多肽（Pam3CSK4）	HMGB-1、透明质酸片段
TLR3	溶酶体内体	dsRNA、聚肌胞苷酸（poly（I∶C））	RNA（死细胞来源）
TLR4	细胞膜	脂多糖（LPS）、融合蛋白、衣壳蛋白	Mrp8/14、透明质酸片段、肺表面活性蛋白 A、HMGB-1、氧化磷脂、HSP70/60/gp96
TLR5	细胞膜	鞭毛蛋白	—
TLR6	细胞膜	二酰基脂肽、酵母多糖、LTA	—
TLR7	溶酶体内体	咪喹莫特（R-837）、咪唑醌醇（R-848）、ssRNA	核内小 RNA
TLR8	溶酶体内体	R-848、ssRNA	核内小 RNA
TLR9	溶酶体内体	CpG DNA、疟原虫色素	HMGB-1、染色质-IgG 复合物
TLR10	溶酶体内体	尚未鉴定出	—
TLR11	细胞膜	穿孔素样分子	—

　　PAMP/DAMP 被 Toll 样受体识别后，可启动胞内信号传导，从而诱导目的基因的表达。根据接头蛋白的不同，Toll 样受体的信号转导分为 MyD88 依赖和 TRIF 依赖（或 MyD88 非依赖）信号转导途径。TLR 信号通路被认为是连接先天免疫和获得性免疫的桥梁。一方面，Toll 样受体的活化可启动炎症反应从而调控天然免疫应答；另

一方面，Toll 样受体通过调节抗原提呈细胞，从而指导抗原特异性免疫反应。

除了急性微生物感染外，TLR 信号通路在慢性炎症（如哮喘）和自身免疫性疾病（如系统性红斑狼疮）等疾病中也具有重要的研究意义。持续暴露于 PAMP 可能导致 TLR 信号通路激活从而释放大量炎症因子，这可能是导致临床上长期慢性感染和炎症的原因之一。因此，在分子、细胞和整体水平上研究 Toll 样受体，可以为感染性疾病、免疫缺陷性疾病以及免疫应答相关疾病的发病机制和治疗提供依据。

- 病毒 RNA 识别受体家族

病毒感染是威胁人类健康的重要危险因素之一，而对于机体识别病毒 RNA 的机制探索是找到解决办法的重要钥匙。近年来，对胞浆 RNA 识别机制的研究有了新的进展。在天然免疫反应中，除了 TLR3/TLR7/TLR8 以外，能够识别病毒 RNA 的模式识别受体还有维 A 酸诱导基因 I 样受体（RLR）家族，含三四肽重复序列 1 的干扰素诱导蛋白（IFIT1）、DExD/H 解旋酶家族成员 DDX1－DDX21－DHX36 复合体以及 DHX9、NLR 家族成员 NOD2 和 RNA 活化蛋白激酶（PKR）。以下重点介绍 RLR 家族。

RLR 家族包括 RIG－I（retinoic acid-inducible gene I）、MDA5 和 LGP2，其中 RIG－I 的研究最为详尽。

RIG－I 又称 DDX58A，属于 DExD/H 家族，主要分布于胞质中。RIG－I 包含 925 个氨基酸残基，N 端有两个重复的胱天蛋白酶（caspase）活化和募集结构域（CARD），位于中间的解旋酶结构域和 C 端的 RNA 结合结构域。近年来，很多研究报道 RIG－I 在细胞内抗病毒信号通路中发挥重要作用。RIG－1 最早被发现能够结合双链 RNA，在人工合成双链 RNA poly（I∶C）刺激下可以介导 I 型

IFN 的产生。随后的研究则认为,RIG-I 更倾向于识别 5'端带有三磷酸基团的 RNA,而 5'端带有三磷酸基团的病毒单链 RNA 也能激活 RIG-I 信号通路。此外,某些病毒中的 5'双磷酸 RNA 也能被 RIG-I 所识别进而鉴别"非我"来源的 RNA,从而激活抗病毒免疫应答。

MDA5 和 RIG-I 分别识别不同的病毒类型,MDA5 更倾向于识别长双链 RNA(1—2 kb)。研究认为,$2'$-O-核糖甲基化是机体天然免疫区分"自我"和"非我"RNA 的结构基础之一。研究提示,病毒 RNA 的 $2'$-O-核糖甲基化能帮助病毒逃避宿主的 MDA5 依赖的 I 型 IFN 介导的抗病毒反应。

RNA 病毒的种类繁多及其变异性使其得以逃避机体的有效识别和清除。阐明机体对 RNA 病毒的识别机制有利于人们更好地认识病毒致病的机理,而且帮助研究人员寻找调控抗病毒免疫的方法。

• DNA 识别受体家族

在机体被感染或组织损伤情况下,外源 DNA 或自身 DNA 在胞浆内累积,可触发机体免疫反应,产生一系列细胞因子。近几年,科学家们在病毒 DNA 识别受体的发现方面取得了突破性进展。除了 TLR9,机体识别病毒 DNA 的模式识别受体还包括环 GMP-AMP 合酶(cGAS)、DNA 依赖的干扰素调节因子激活物(DAI)、黑色素瘤缺失因子 2 样受体家族(ALR)等。此外,在自身 DNA 识别方面,可通过以下方式将自身 DNA 运送至活化免疫细胞的胞内:Fc 受体、B 细胞受体(BCR)交联、LL37 以及 HMGB1。越来越多的研究表明,cGAS 是体内介导免疫应答的主要 DNA 受体,也是目前最受关注的新型 DNA 受体。

cGAS 是一种生物合成酶,也在细胞内担当 DNA 感受器的角色。

其主要功能是识别细胞质中异常存在的双链 DNA，并催化第二信使 cGAMP 的生成。这一过程激活了 STING/IRF3 信号通路，进而引发 I 型干扰素的产生，从而启动了机体的抗病毒天然免疫应答。cGAS 不仅可以识别外源 DNA，如来自细菌和病毒的 DNA，还可以感知来自细胞内部的 DNA，如来自肿瘤细胞、线粒体损伤和细胞凋亡的 DNA。cGAS 与其下游信号通路的激活与病原微生物感染、肿瘤以及自身免疫性疾病的发生有着紧密的联系，近年来已引起广泛关注，成为抗病毒、抗肿瘤和抗炎药物研发的热门新靶点。

• NOD 样受体家族

识别胞内细菌等感染的 NOD 样受体（NLR）是在天然免疫反应中同样发挥重要作用的 PPR。NLR 由 3 个结构域构成：C 端含有亮氨酸重复序列（LRR），主要负责发现和识别配体；NACHT 结构域位于中间位置，对于 NLR 的寡聚化和激活至关重要；而 N 端则是蛋白质相互作用结构域，能与下游途径中的分子和效应蛋白结合，从而启动下游信号传递通路。不同的 NLR 可以识别胞浆内不同的 PAMP 和内源性分子，从而激活下游的 caspase-1，进而剪切 IL-1β 和 IL-18，使其成熟分泌。目前，NLR 家族已有至少 22 种人源受体和 34 种鼠源受体被报道，但大部分的 NLR 的生理功能尚不清楚。

含有 NACHT、LRR 和 PYD 结构域蛋白质（NALP）是 NLR 中最大的亚家族，具有特征性的 PYD 效应结构域，且大部分 NALP 活化能形成炎症小体（inflammasome）。其中，目前对 NLRP3 炎症小体的研究最为热门。NLRP3 炎症小体由 3 个主要组成部分构成，包括 NLRP3（又称 cryopyrin 或 NALP3）、凋亡相关斑点样蛋白（ASC，含有 CARD 结构），以及含半胱氨酸的天冬氨酸蛋白水解酶 1（caspase-1）。通常认为，NLRP3 炎症小体的活化包括启动和激活两个阶段。启动阶段由革兰氏阴性菌细胞壁成分脂多糖（LPS）等"第一信号"刺激产生,激活NF-κB信号通路有助于促进NLRP3、pro-IL-1β和pro-IL-18的转录,为NLRP3炎症小体的激活和功能发挥提供了物质基础。此时,NLRP3翻译后会被泛素标记,导致无法寡聚化。直到去泛素酶BRCC3介入去泛素化过程,NLRP3才会具备活性。激活阶段则是在ATP、尼日利亚菌素(nigericin)或单尿酸钠晶体(MSU)等"第二信号"的刺激下产生,NLRP3识别PAMP或DAMP后,聚集形成盘状结构并募集接头蛋白ASC。ASC-ASC相互作用形成纤维结构进一步组装炎症小体。最后,Pro-caspase-1与ASC结合激活NLRP3炎症小体。NLRP3炎症小体的激活能够产生具有酶活性的caspase-1,剪切细胞质中的Pro-IL-1β,形成成熟的IL-1β、IL-18并释放至细胞外。经过十多年的研究,关于NLRP3炎症小体活化的上游因素已有较多报道。目前认为,NLRP3炎症小体的激活机制与线粒体功能障碍、溶酶体破坏和K^+外流等相关。

由于能被多种类型的病原体或危险信号所激活,NLRP3炎症小体在多种疾病过程中都发挥了关键作用,包括NLRP3相关周期性综合征、脓毒症、痛风、炎症性肠病、多发性硬化等炎症性疾病以及2型糖尿病、神经退行性疾病、肿瘤等人类重大疾病。目前,针对NLRP3炎症小体的药物研发取得了一定的进展,但仍然面临很多挑战。

除了上述的多种模式识别受体外,还有C型凝集素受体以及其他多种固有免疫模式识别受体如清道夫受体、补体受体、淋巴细胞活化信号分子SLAM等可以识别不同的配体或分子。针对模式识别受体的研究还有很多未知领域值得进一步探索,加深对模式识别受体的研究也有利于药物新靶点的发现和疾病的防治。

(2) T细胞亚群的分化及功能研究进展

获得性免疫是人体内非常重要的一种免疫反应,这种免疫反应主要是由 CD4$^+$ T 辅助细胞(Th 细胞)所调控。对 Th 细胞分化表型、功能及调节机制的研究对于揭示 T 细胞在诱导免疫应答与耐受、自身免疫疾病的发病、过敏反应的诱导均具有非常重要的意义。对 T 细胞亚群的分化及功能研究一直是免疫学研究的热点。初始 CD4$^+$ T 细胞受到抗原刺激后,会在不同细胞因子环境下分化成具有不同效应功能的 CD4$^+$ T 细胞亚群,包括 Th1、Th2、Th17、Treg 以及近年来发现的 Tfh 等细胞亚群。

• T 细胞亚群功能特点

Th1 和 Th2 细胞亚群的分化理论最早在 1988 年被提出。Th1 细胞主要分泌大量 IFN-γ,在清除细胞内病原体方面扮演重要角色;而 Th2 细胞则分泌大量 IL-4,在清除细胞外病原体、辅助 B 细胞产生抗体以及引发机体产生过敏反应等方面发挥着关键作用。在当时,Th1/Th2 细胞分化理论很好地解释了机体免疫中细胞免疫和体液免疫产生的生物学机制,但无法解释自身免疫疾病的发生与发展。

2005 年,Th17 细胞亚群被发现,该细胞亚群可分泌大量 IL-17A、IL-17F 等细胞因子,被认为在炎症性疾病和自身免疫性疾病发生发展中发挥重要作用。近年来的研究发现,Th17 细胞还存在异质性,分为致病性 Th17 细胞和非致病性 Th17 细胞。目前,科学家们对于 Th17 细胞的分化与调控机制的认识越来越清晰。

滤泡辅助性 T 细胞(Tfh)是新发现的一群位于生发中心的独立的 CD4$^+$ T 细胞亚群。Tfh 细胞的分化依赖调控因子 BCL6 的表达,细胞表面高表达 CXCR5,并能分泌细胞因子 IL-21。一方面,Tfh 细胞对于生发中心的形成具有重要的调控作用;另一方面,Tfh 细胞对于 B 细胞的亲和力成熟、抗体类别转换、浆细胞分化和记忆 B 细胞产生等过程起重要调节作用。因此,明确 Tfh 细胞的分化机制和功能调节对于自身免疫性疾病和感染性疾病的防治研究具有重要意义。

与 Th1/Th2/Th17 以及 Tfh 发挥免疫促进作用不同，抑制性 T 细胞(Treg)主要发挥免疫抑制作用，从而起到平衡免疫稳态的作用。目前认为，Foxp3 是 Treg 的标志性转录因子，且 Treg 细胞具有 $CD4^+CD25^+$ 表型特点。近十年对 Treg 的研究主要集中在对 Treg 亚群分化及功能调控和 Treg 相关疾病(自身免疫疾病和癌症等)的研究。

• T 细胞亚群之间的交叉调控和可塑性

Th 细胞亚群在分化过程中会形成相应的正反馈，如 IFN-γ 可以促进 Th1 细胞分化，IL-4 可以促进 Th2 细胞分化，IL-21 可促进 Th17 细胞分化。同时，T 细胞亚群之间也存在相互抑制作用，比如促进 Th1 分化的 IL-12 和 IFN-γ 会抑制 Th2 细胞的分化，而促进 Th2 细胞分化的 IL-4 又会抑制 Th1 细胞的分化。TGF-β 会对 Th1、Th2 细胞的分化产生抑制作用，而 IFN-γ、IL-4 则对 Th17 细胞分化具有抑制作用。

此外，以前认为分化完全的 T 细胞亚群具有不可逆性，但越来越多的证据显示，Th 细胞亚群间具有一定的可塑性(plasticity)。据报道，Th17 细胞具有高度的可塑性，可以在特性细胞因子或抗原的刺激下分化为 Treg，也可以分化为 Th1 样细胞。在实验性自身免疫性脑脊髓炎(EAE)模型研究中发现致病性的 Th 细胞更可能是一种 IFN-γ、IL-17 双阳性的细胞。而 Treg 细胞在炎症环境下也会分泌炎症细胞因子。这些都表明 Th 细胞的分界似乎变得不太清晰。

2. 免疫学相关技术的发展

(1) 单细胞测序

单细胞测序(Single-cell Sequencing)是一种具有革命性意义的技术，它允许研究者对单个细胞的基因组以及蛋白组进行测序和分析。在免疫学中,这项技术使研究者能够更深入地了解免疫细胞的多样性、功能和表达模式。其中,单细胞转录组测序可用于识别罕见的细胞亚群,揭示免疫反应中细胞的动态变化,以及探索免疫细胞在疾病发展和治疗中的作用。此外,单细胞免疫组(包括TCR测序和BCR测序)则能明确机体内T淋巴细胞或B淋巴细胞的多样性,反映机体免疫系统在特定时间段内应对外界刺激应答的能力,探究感染、肿瘤、自身免疫疾病等相关疾病发生、发展的分子机制。

(2) 蛋白质组学

蛋白质组学(Proteomics)是研究细胞或组织中所有蛋白质的组成、结构和功能的技术,目前应用非常广泛。在免疫学中,蛋白质组学可用于识别免疫细胞中不同蛋白质的表达水平和修饰状态。运用蛋白质组学技术,研究者可以发现新的免疫调节因子、标记特定类型的免疫细胞,以及解析蛋白质相互作用网络,从而深入了解免疫系统的功能和调控机制。

(3) 基因编辑

基因编辑(gene editing)如CRISPR/Cas9已经改变了免疫学研究的面貌。这些技术使研究者能够精确地编辑免疫细胞的基因,以改变其功能、修复缺陷或增强其抗病能力。基因编辑在免疫治疗、疫苗设计和疾病模型构建中都有广泛的应用。例如,研究者可以利用基因编辑改变T细胞的受体亚型,使其更有效地识别和杀死肿瘤细胞。这些新技术和方法的应用正在推动免疫学研究向前迈进,并为人们深入了解免疫系统的复杂性和多样性提供了强大的工具。

3. 应用免疫学研究前沿进展

(1) 抗体药物的研究及应用

近年来,抗体药物已发展为进展最快、复合增长率最高的一类生物技术药物。尤其在治疗肿瘤、自身免疫性疾病、感染性疾病等领域,抗体药物取得了令人惊叹的突破性进展。靶向"免疫检查点"如PD‑1、PD‑L1 的抗体药物获批上市并迅速成为肿瘤治疗的一线药物;针对细胞因子的抗体药物如 TNF‑α 抗体、IL‑17 抗体等已在炎症性肠病、类风湿性关节炎、银屑病等自身免疫疾病中的广泛应用;中和抗体在病毒感染性疾病的预防和治疗领域亦显示出了巨大的潜力。

• 抗体药物作用机制

抗体药物属于生物大分子,针对的抗原通常有很多表位,即抗原决定簇。抗原表位包括连续表位(liner epitope)和构象表位(conformation-dependent epitope)。通常确定表位的方法包括:竞争性免疫检测、基因分段表达、肽库、质谱及结构生物学等。抗体药物的作用机制通常是多样的,具体包括以下几种:

靶点封闭作用:如靶向 VEGF 的抗体 Avastin,抗体作为拮抗剂,封闭靶抗原的功能表位,阻断其效应。

阻断信号转导:如靶向 HER2 的抗体 Herceptin,抗体特异性结合靶抗原,阻断其下游信号通路,终止其生物学效应。

抗体中和作用:抗体与靶抗原结合,中和其效应分子,如针对炭疽的抗体药物 Raxibacumab 可以中和炭疽芽孢杆菌毒素从而发挥治疗作用。

免疫应答作用:抗体本身可以介导抗体依赖的细胞介导的细胞毒性作用以及补体依赖的细胞毒性效应,从而杀伤靶细胞,如抗体药物 Rituximab。

免疫调节作用:特异性抗体与人 T 细胞抗原结合,阻断 T 细胞增殖及其功能,例如抗 CD3 抗体药物 Orthoclone。

靶向载体作用:抗体作为靶向载体,特异性强、亲和力好,可与化学药物或同位素交联，形成抗体药物偶联物（ADC），以发挥靶向杀伤作用。例如，T-DM1就是一种ADC药物，它的一头是靶向HER2的单抗，另一头是抑制微管聚集的化疗药美登素。T-DM1主要用于治疗HER2阳性的晚期乳腺癌患者，相比于目前已有的HER2靶向药其有效率和生存期都更胜一筹。

- 现有抗体药物的主要靶点

截至2022年06月30日，全球范围内一共有162种抗体药物被至少一个药品监管机构批准上市。162种获批的抗体疗法涉及91个靶点。其中最受欢迎的20个靶点主要应用于癌症治疗（PD-1/PD-L1、CD20、VEGF、EGFR、HER2、CD3、CD19、CD22、GD2）、免疫相关疾病（TNF-α、IL-6R、IL-23、IL-17A、IL-1）、感染性疾病（SARS-CoV-2刺突蛋白、狂犬病病毒GP）、CNS疾病（CGRP）和血液类疾病（C5、凝血因子IX）。

- 抗体药物未来发展趋势

纵观国际和中国抗体药物的研究情况和市场反应，目前，全球抗体药物的发展呈现以下趋势：

一是随着第一代重要抗体药物专利的到期，对生物类似药物的研发日益重视。美国、欧盟和中国相继发布了生物类似药物的研发与评价指南，以促进生物类似药的快速发展。

二是新技术的突破推动了新型抗体药物的发展。ADC药物、双特异性抗体等新型结构抗体取得了迅速进展。

三是新的治疗靶点和机制的抗体药物在临床应用上取得了重大突破。靶向免疫检查点的抗体药物成了肿瘤免疫治疗的新兴领域。PD-1/PD-L1抗体在治疗黑色素瘤、非小细胞肺癌等多种恶性肿瘤方面取得了显著的进展。此外，还有一系列免疫检查点抑制抗体处于研发状态。

四是抗体药物的研究领域也越来越广泛,不仅包括肿瘤、自身免疫疾病、感染性疾病等,还涉及眼科疾病、心脑血管疾病以及生物安全防控等多个领域。

目前,抗体药物已成为世界生物技术药物的支柱产品,它具有其他药物无法比拟的优势。尤其是近年来基因组学、表观蛋白组学、系统生物学等新兴前沿学科的发展,进一步推动了抗体药物新靶点、新结构、新功能的原始创新。

(2) CAR-T细胞治疗的研究及应用

嵌合抗原受体T细胞(CAR-T细胞)治疗是通过基因工程技术,将患者的T细胞改造,使其表达特异性识别肿瘤细胞表面抗原的嵌合抗原受体(Chimeric Antigen Receptor,CAR),再将这些经过改造的T细胞在体外扩增后再回输给患者,从而增强机体的抗肿瘤免疫能力的疗法。该疗法结合了针对肿瘤的精确识别和免疫细胞的强效杀伤能力,展现出巨大的治疗潜力。

• CAR-T细胞治疗研究历程及现状

1989年,以色列科学家首次提出了嵌合抗原受体即CAR的概念。为了将这项技术投入疾病治疗,科学家们运用来源于抗体的单链抗体片段scFv成功构建了3个不同癌症标靶的嵌合抗原受体,第一代CAR-T由此诞生。从20世纪90年代至今,CAR-T免疫疗法的研究经历了30多年,包括概念的提出、设计、基础研究到动物实验、临床试验等。2017年,第一个CAR-T细胞疗法被美国食品药品管理局(FDA)批准上市。随着CAR-T相关技术迭代更新,CAR-T类型不断增多,如今CAR-T研发已经进入了第五代(通用CAR-T)。

目前,CAR-T免疫疗法在急性B淋巴细胞白血病(B-ALL)、非霍奇金淋巴瘤(NHL)及多发性骨髓瘤(MM)等血液系统恶性疾病的治疗中已取得巨大成功,为肿瘤患者带来了新的希望。

- CAR-T细胞治疗面临的挑战

虽然CAR-T细胞治疗在血液肿瘤中取得了成功,但在实体瘤中的应用仍面临各种挑战,包括:(1)抗原异质性:实体瘤内的肿瘤细胞可能表达不同的抗原,导致抗原异质性。这使得单一靶向抗原的CAR-T细胞可能无法有效清除所有肿瘤细胞。(2)抗原逃逸:肿瘤细胞可能通过下调或失去靶标抗原逃避CAR-T细胞的攻击,从而降低治疗效果;(3)免疫抑制肿瘤微环境:实体瘤通常伴随有免疫抑制的微环境,如肿瘤细胞可能分泌免疫抑制因子(如TGF-β、IL-10),抑制T细胞的功能和活性;(4)细胞渗透和归巢难:实体瘤往往具有较为致密的基质,且缺乏相应的趋化因子,使得CAR-T细胞难以有效渗透和迁移,限制了其在肿瘤部位的杀伤作用;(5)副作用:虽然CAR-T治疗可以引发强烈的免疫反应,但在实体瘤中,过度的炎症反应可能导致严重的细胞因子释放综合征(CRS),影响患者的安全性,此外,CAR-T细胞引发的神经毒性在实体瘤治疗中也可能更加复杂,需谨慎管理。

- CAR-T细胞治疗新策略

为应对上述挑战,研究者们正在探索多种策略,例如:(1)多靶点CAR-T细胞:开发能够同时靶向多个抗原的CAR-T细胞,以应对抗原异质性。(2)联合疗法:与免疫检查点抑制剂或其他疗法联合使用,以增强疗效。(3)微环境调节:通过改变肿瘤微环境或引入免疫增强剂,增强CAR-T细胞的活性和渗透能力。通过以上策略的实施,CAR-T治疗在实体瘤中的应用前景将得到改善,进一步拓展其治疗范围。

总之,CAR-T治疗是一项充满希望的技术,正在为肿瘤患者提供新的治疗选择。随着技术进步和临床研究的深入,CAR-T细胞治疗在未来有望克服现有的挑战,拓展治疗范围,为更多患者带来希望。

思考与练习:

1. 免疫器官的分类、解剖结构、功能分别是怎样的?
2. 机体天然免疫的识别和调控机制是怎样的?
3. 不同 $CD4^+$ T 细胞亚群的功能特点是怎样的?其如何参与疾病的发生发展?
4. 举例说明抗体药物在肿瘤、自身免疫性疾病、感染性疾病等领域的应用。

本章参考文献

[1] Murphy KM, Weaver C. *Janeway's Immunobiology (9th Revised edition)*. Garland Publishing Inc, 2016.

[2] 曹雪涛. 免疫学前沿进展:第 4 版[M]. 北京:人民卫生出版社, 2017.

[3] 周光炎. 免疫学原理[M]. 上海:上海科学技术出版社, 2007.

[4] 龚非力. 医学免疫学:第 2 版[M]. 北京:科学出版社, 2007.

[5] Parkin J, Cohen B. An overview of the immune system. *Lancet*. 2001, 357(9270): 1777-1789.

[6] Mebius RE, Kraal G. Structure and function of the spleen. *Nat Rev Immunol*. 2005, 5(8): 606-616.

[7] Kay NE, Ackerman SK, Douglas SD. Anatomy of the immune system. *Semin Hematol*. 1979, 16(4): 252-282.

[8] 张颖, 李真, 王全逸, 等. cGAS-STING 信号通路相关靶向药物的研究进展[J]. 药学进展, 2022, 46(08): 564-576.

[9] Wu YW, Tang W, Zuo JP. Toll-like receptors: potential targets for lupus treatment. *Acta Pharmacol Sin*. 2015, 36(12): 1395-1407.

[10] Swanson KV, Deng M, Ting JP. The NLRP3 inflammasome: molecular activation and regulation to therapeutics. *Nat Rev Immunol*. 2019, 19(8): 477-489.

[11] He Y, Hara H, Núñez G. Mechanism and Regulation of NLRP3 Inflammasome Activation. *Trends Biochem Sci*. 2016, 41(12): 1012-1021.

[12] Muñoz-Planillo R, Kuffa P, Martínez-Colón G, et al. K⁺ efflux is the common trigger of NLRP3 inflammasome activation by bacterial toxins and particulate matter. *Immunity*. 2013, 38(6): 1142-1153.

[13] Yang D, He Y, Muñoz-Planillo R, et al. Caspase-11 Requires the Pannexin-1 Channel and the Purinergic P2X7 Pore to Mediate Pyroptosis and Endotoxic Shock. *Immunity*. 2015, 43(5): 923-932.

[14] Rühl S, Broz P. Caspase-11 activates a canonical NLRP3 inflammasome by promoting K(+) efflux. *Eur J Immunol*. 2015, 45(10): 2927-2936.

[15] Di A, Xiong S, Ye Z, et al. The TWIK2 Potassium Efflux Channel in Macrophages Mediates NLRP3 Inflammasome-Induced Inflammation. *Immunity*. 2018, 49(1): 56-65. e4.

[16] Mosmann TR, Coffman RL. TH1 and TH2 cells: different patterns of lymphokine secretion lead to different functional properties. *Annu Rev Immunol*. 1989, 7: 145-173.

[17] Yasuda K, Takeuchi Y, Hirota K. The pathogenicity of Th17 cells in autoimmune diseases. *Semin Immunopathol*. 2019, 41(3): 283-297.

[18] Scheinecker C, Göschl L, Bonelli M. Treg cells in health and autoimmune diseases: New insights from single cell analysis. *J Autoimmun*. 2020, 110: 102376.

[19] Zhou L, Chong MM, Littman DR. Plasticity of CD4+ T cell lineage differentiation. *Immunity*. 2009, 30(5): 646-655.

[20] Qiu R, Zhou L, Ma Y, et al. Regulatory T Cell Plasticity and Stability and Autoimmune Diseases. *Clin Rev Allergy Immunol*. 2020, 58(1): 52-70.

[21] Zander R, Kasmani MY, Chen Y, et al. Tfh-cell-derived interleukin 21 sustains effector CD8+ T cell responses during chronic viral infection. *Immunity*. 2022, 55(3): 475-493. e5.

[22] Olatunde AC, Hale JS, Lamb TJ. Cytokine-skewed Tfh cells: functional consequences for B cell help. *Trends Immunol*. 2021, 42(6): 536-550.

[23] Zhu J. T Helper Cell Differentiation, Heterogeneity, and Plasticity. *Cold Spring Harb Perspect Biol*. 2018, 10(10): a030338.

[24] Adams GP, Weiner LM. Monoclonal antibody therapy of cancer. *Nat Biotechnol*. 2005, 23(9): 1147-1157.

[25] Jin S, Sun Y, Liang X, et al. Emerging new therapeutic antibody derivatives for cancer treatment. *Signal Transduct Target Ther*. 2022, 7(1): 39.

[26] Yasunaga M. Antibody therapeutics and immunoregulation in cancer and autoimmune disease. *Semin Cancer Biol*. 2020, 64: 1-12.

[27] Xiao ZX, Miller JS, Zheng SG. An updated advance of autoantibodies in autoimmune diseases. *Autoimmun Rev*. 2021, 20(2): 102743.

- [28] Chau CH, Steeg PS, Figg WD. Antibody-drug conjugates for cancer. *Lancet*. 2019,394(10200): 793-804.
- [29] Fu Z, Li S, Han S, et al. Antibody drug conjugate: the "biological missile" for targeted cancer therapy. *Signal Transduct Target Ther*. 2022,7(1): 93.
- [30] Manier S, Ingegnere T, Escure G, et al. Current state and next-generation CAR-T cells in multiple myeloma. *Blood Rev*. 2022,54: 100929.
- [31] Zhao Z, Chen Y, Francisco NM, et al. The application of CAR-T cell therapy in hematological malignancies: advantages and challenges. *Acta Pharm Sin B*. 2018,8(4): 539-551.
- [32] Gruell H, Vanshylla K, Weber T, et al. Antibody-mediated neutralization of SARS-CoV-2. *Immunity*. 2022,55(6): 925-944.